Natürlich ganz gesund

Mit Homöopathie und Bachblüten durch den Alltag

Jörg Pantel

Natürlich ganz gesund

Mit Homöopathie und Bachblüten durch den Alltag

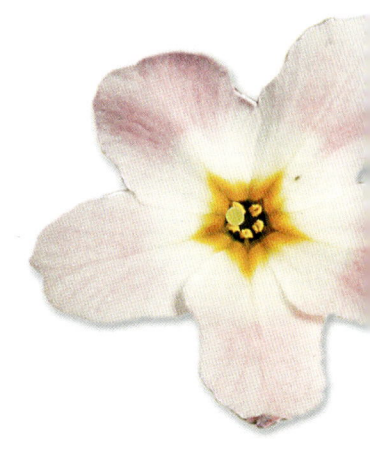

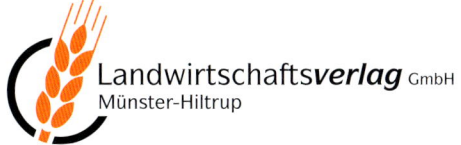

Landwirtschafts**verlag** GmbH
Münster-Hiltrup

Inhalt

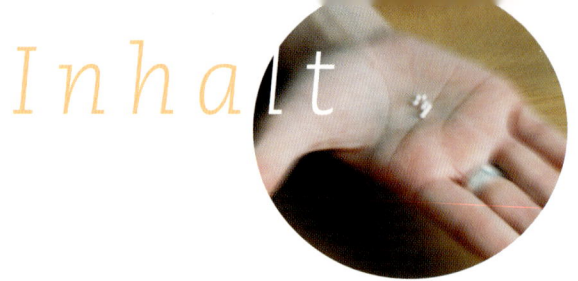

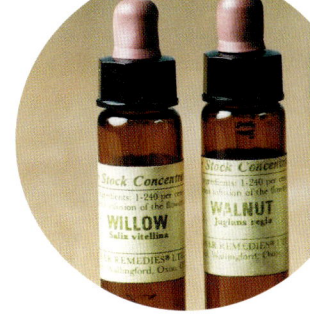

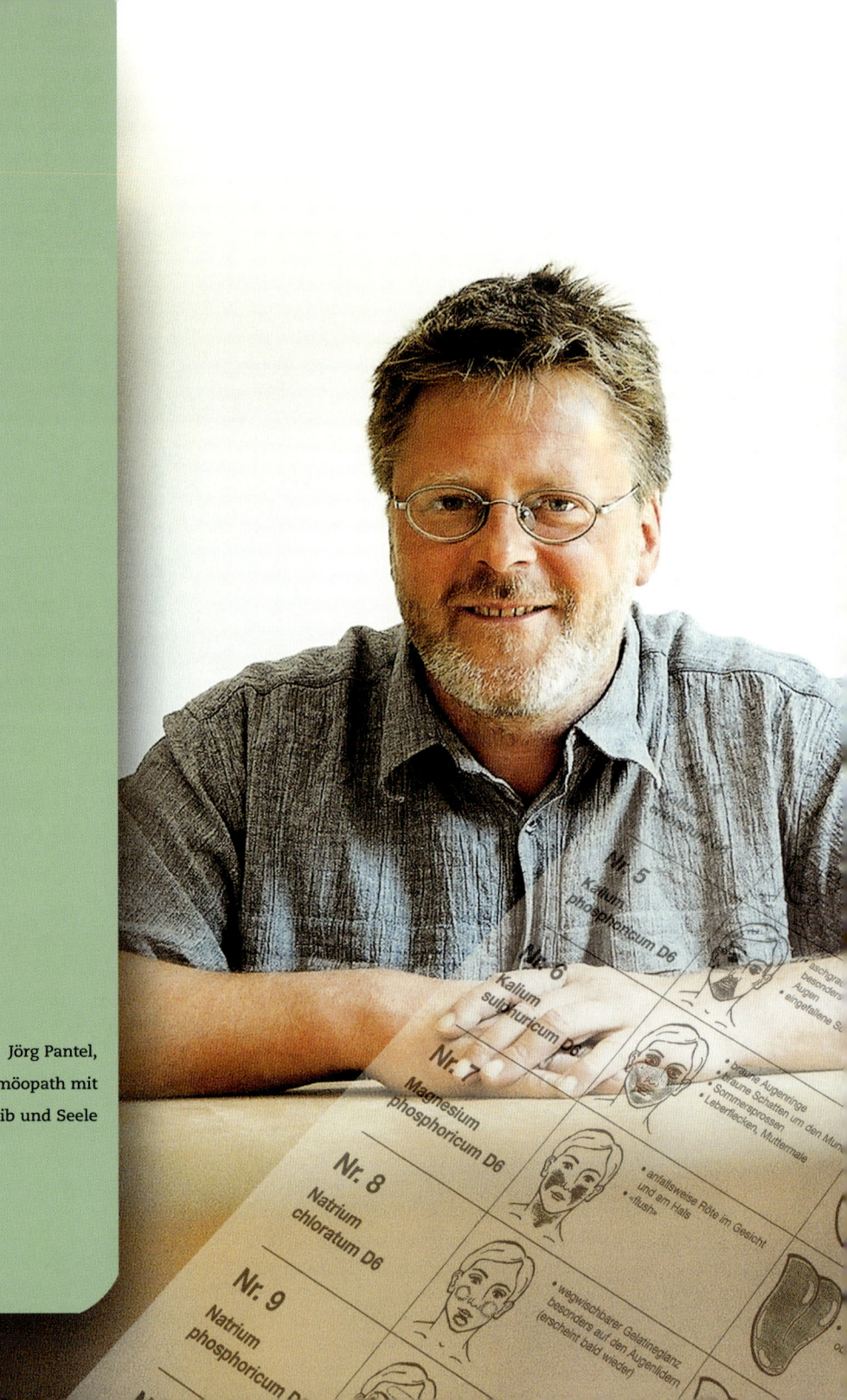

Jörg Pantel,
Homöopath mit
Leib und Seele

Einleitung

GESUNDHEIT IST DER ZUSTAND körperlichen, geistigen, emotionalen und sozialen Wohlbefindens. Jede Abweichung davon können wir als **Krankheit** definieren. Das körperliche Symptom ist nicht die eigentliche Krankheit, sondern Ausdruck derselben. Vielfach stellt das Symptom nur den Versuch unseres Organismus dar, das Gleichgewicht und somit die Gesundheit wieder herzustellen. (z.B. Fieber, Hautausschläge, Durchfall usw.) Oft gibt uns das Symptom wichtige Hinweise auf die eigentliche Krankheit („Etwas liegt mir schwer im Magen", „Das steckt mir noch in den Knochen", „Ich habe die Nase voll bis oben hin" usw.).

Das Symptom zu bekämpfen bedeutet, die Sprache unseres Körpers zu ignorieren und das Krank-Machende gewähren zu lassen. **Therapie** bedeutet also, der Ursache für die Erkrankung auf den Grund zu gehen, diese zu beseitigen und gleichzeitig den Organismus in seinen Bemühungen zu unterstützen, gesund zu werden. Das nennt man **Heilung**.

Dies ist kein Plädoyer gegen die Schulmedizin. In einigen Bereichen kommen wir ohne sie nicht aus, wenn ich an die chirurgischen Methoden und an die Notfallmedizin denke. Und sind beispielsweise die Mandeln vereitert, dann sind Antibiotika angesagt. Doch wenn nach vorsichtigen Schätzungen mehr als 20 000 Patienten in jedem Jahr auf Grund der Behandlung, nicht wegen der Erkrankung wohlgemerkt, sterben und Zigtausende an Nebenwirkungen leiden, dann müssen wir nach anderen Wegen suchen.

Die Schulmedizin beschränkt sich vielfach auf die Behandlung der Symptome. Sind sie verschwunden, freut sich der Arzt. Dabei sind es doch gerade die Symptome, die uns Hinweise auf die eigentliche Erkrankung geben, sie sind Warnsignale und Hinweistafeln in einem. Niemandem würde es einfallen, aus dem Auto die Ölkontrollleuchte auszubauen, wenn diese zu leuchten beginnt. Wir schauen, warum sie brennt, füllen Öl nach oder dichten den Motor ab, wenn dies nötig ist, weil Öl austritt. Die Schulmedizin beschränkt sich häufig darauf, das Lämpchen auszubauen oder es zu ignorieren. Und wundert sich, wenn plötzlich der Motor den Geist aufgibt.

Es sind gerade die Symptome, die uns Hinweise auf die eigentliche Erkrankung geben.

Im alten China wurden die Ärzte nur dann bezahlt, wenn die Leute gesund blieben. In anderen Kulturen wurden die Ärzte sogar bestraft, wenn jemand krank wurde. Diese Maßnahmen passen sicher nicht in unsere Kultur. Aber ein Umdenken ist notwendig. Nicht nur unser Gesundheitssystem steht vor dem Zusammenbruch. Auch um die Volksgesundheit ist es nicht zum Besten gestellt, wenn wir allein die Zahl der chronisch Kranken betrachten oder die Resistenz vieler Erreger gegen Antibiotika. Besinnen wir uns doch auf die seit Jahrhunderten bewährten Methoden der Erfahrungsmedizin. Geben wir ihnen den Stellenwert, der ihnen zusteht.

Verschiedene Beweggründe haben dazu geführt, dass ich seit inzwischen 16 Jahren als Heilpraktiker tätig bin. Neben einer gewissen Eignung oder Begabung für dieses Metier, der Freude an diesem Beruf, aber auch auf Grund meiner eigenen Krankengeschichte, war es mir von Anfang an ein Bedürfnis, den Menschen Alternativen zur Schulmedizin bieten zu können. Alternativen, die ohne Nebenwirkungen auskommen, die ebenso effizient wirken wie die herkömmlichen Methoden, ja diesen in manchen Fällen sogar überlegen sind – nicht ohne Grund werden die Methoden der Heilpraktiker häufig dann in Anspruch genommen, wenn die Schulmedizin nicht helfen kann –, die ohne Tierversuche auskommen, die die Selbstheilungskräfte des Menschen stärken und ihm dazu verhelfen, die Krankheit zu überwinden. Diese Alternativen sind kostengünstig, was heute mehr denn je eine große Rolle spielt, und wahrlich heilsam, da sie den Kranken auf allen Seins-Ebenen stärken und gesunden lassen.

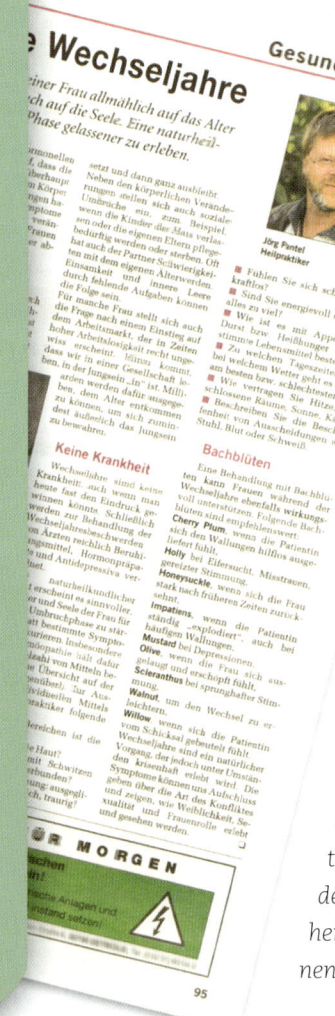

Und so behandle ich mit diesen Methoden und habe sie in zahlreichen Seminaren und Vorträgen vorgestellt. Darüber hinaus schreibe ich seit 1996 Beiträge für die Gesundheitsseite des „Landwirtschaftlichen Wochenblatts Westfalen-Lippe". Die behandelten Themen sind im Wesentlichen: die Heilkräfte verschiedener Pflanzen; Krankheitsbilder, ihre Bedeutung und Behandlungsmöglichkeiten; verschiedene Methoden der Naturheilkunde und ganzheitlichen Medizin; Anleitungen zum Gesund-Bleiben; Ursachen von Krankheit und die Sprache der Symptome; Selbsthilfe und Eigenbehandlung; Alternativen zur Schulmedizin und die Gesundheit von Geist und Seele.

Auf Grund des großen Interesses an diesen Beiträgen und Themen habe ich mich entschlossen, einen Teil der Artikel in diesem Buch zusammenzufassen. An dieser Stelle möchte ich allen Lesern und Leserinnen für ihr Interesse, ihre Anfragen, Vorschläge, Erfahrungsberichte und auch für ihre Kritik danken. Sie haben damit wesentlich zu diesem Buch beigetragen.

Und wenn Sie nach der Lektüre noch Fragen oder Anregungen haben: Mailen Sie mir unter pantel@muenster.de oder besuchen Sie meine Homepage im Internet: www.pantel.muenster.de.

Mein Dank gilt außerdem Angelika Radzuwait für die Eröffnung von Möglichkeiten, Zusammenstellung vieler Beiträge, Anregungen und Freundschaft. Einen herzlichen Dank auch an Brigitte Laarmann für die vielen Jahre der Betreuung mit Lob, Kritik und Kürzung, außerdem für die Themenvorschläge, die Bearbeitung der Beiträge und das Einverständnis, die zu einem Teil von ihr stammenden Überschriften zu verwenden.

Dieses Buch widme ich meinen Eltern, die mir das Leben geschenkt und immer zu mir gestanden haben.

Jörg Pantel

Potenzierung (Verdünnung) und Dosierung der Bachblüten und der homöopathischen Mittel müssen vom behandelnden Arzt oder Heilpraktiker individuell festgelegt werden.

Homöopathie – Was krank
macht, ist auch heilsam

WAS KRANK MACHT, kann auch heilen: Dies ist eins der Grundprinzipien der klassischen Homöopathie. Oder mit anderen Worten: Eine Substanz, die bei Gesunden bestimmte Symptome hervorrufen kann, ist gleichzeitig im Stande, eben diese oder ähnliche Symptome beim Kranken zu beseitigen.

Nehmen wir ein Beispiel: Sie trinken Kaffee. Sie spüren, wie Ihre Aufmerksamkeit sich erhöht. Sie werden körperlich und geistig aktiver, evtl. auch unruhig, ungeduldig und leicht erregbar. Herzklopfen kann auftreten, der Blutdruck steigt. Unter Umständen werfen Sie sich nachts schlaflos im Bett hin und her und können Ihre Gedanken nicht abstellen. Kommt nun ein Patient mit einer ähnlichen Symptomatik in meine Praxis, dann verordne ich ihm Kaffee. Aber nicht ein Tässchen, sondern homöopathisch potenzierten Kaffee, den man in der Apotheke unter dem Namen **Coffea** rezeptfrei beziehen kann.

Und damit sind wir bei dem zweiten Grundprinzip der Homöopathie: Der Arzneistoff wird mit Alkohol oder destilliertem Wasser in einem bestimmten Verhältnis (z.B. 1:10 = D-Potenzen oder 1:100 = C-Potenzen) verschüttelt. D1 bedeutet von der Verdünnung her 1:10, D2 bedeutet 1:100, D3 1:1000 usw. Doch je mehr die Verdünnung fortschreitet, umso tiefer und nachhaltiger wirkt die Arznei. Potenzierung bedeutet Verstärkung, durch den Verschüttelungsprozess wird die Wirkung der Arznei verstärkt. Selbst wenn keine Moleküle der Ausgangssubstanz mehr in der Lösung enthalten sind, wirkt diese sanft und zuverlässig auf Grund der verstärkten Heilenergie. In unserem Falle nimmt der Schlaflose nun einige Tropfen oder auch Kügelchen von **Coffea**, beispielsweise in D12, und wird so zur Ruhe kommen.

Das dritte Grundprinzip ist: Das passende Medikament wird für die Gesamtheit der Symptome des Kranken ausgewählt. Der Homöopath hat immer den ganzen Menschen mit all seinen Wesensmerkmalen und Eigenarten und all seiner körperlichen Beschwerden im Blick.

Das vierte Grundprinzip ist die Prüfung des Arzneimittels am gesunden Menschen. In zahllosen Selbstversuchen haben Probanden im Laufe der letzten mehr als 200 Jahre einige Tausend Substanzen geprüft und

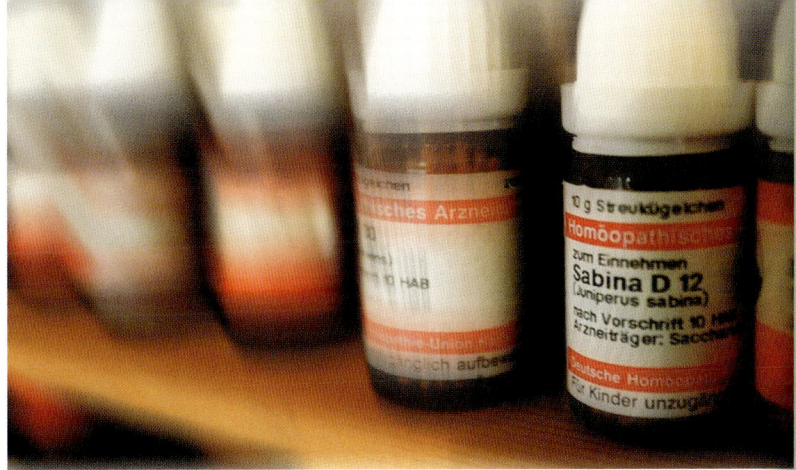

alle aufgetretenen Symptome schriftlich fest gehalten. Es handelt sich hierbei um Substanzen aus dem Tierreich (z.B. Bienengift [**Apisinum**]), aus dem Pflanzenreich (z.B. Tollkirsche [**Belladonna**]) oder auch Mineralien und Elemente (wie Quecksilber [**Mercurius**]).

Die gesammelten Symptome sind in umfangreichen Büchern festgehalten (Repertorien). In diesen forscht der Homöopath, bis er die Arznei gefunden hat, die den vom Kranken geschilderten Symptomen am ähnlichsten ist (Ähnlichkeitsprinzip).

Homöopathie unterscheidet sich also von der Schulmedizin, indem sie Symptome als notwendige Reaktionen des Organismus betrachtet und von daher nicht unterdrückt, während Letztere sich gerade daran orientiert, die Symptome zu beseitigen, weil sie diese als die eigentliche Krankheit betrachtet. Homöopathie stärkt die Lebenskraft und harmonisiert die Lebensenergie, sie unterstützt den Organismus in seinen Bemühungen, Krankheit zu überwinden. Diese Heilung stärkt den Patienten auf allen Ebenen und so wird er in Zukunft widerstandsfähiger gegen Erkrankungen sein.

Mit der klassischen Homöopathie hat der Heilpraktiker die Möglichkeit, individuell und tief greifend, dauerhaft, ohne Nebenwirkungen und zudem kostengünstig zu heilen. Akute und chronische Erkrankungen, Folgen emotionaler Verletzungen, Störungen wie Ängste, Unruhe, Ungeduld, Reizbarkeit, Schlaflosigkeit usw. sowie auch körperliche Verletzungen lassen sich erfolgreich damit behandeln. Selbstverständlich sind in akut bedrohlichen Situationen die Medikamente der Schulmedizin (Antibiotika, Kortisone etc.) einzusetzen.

Heilung durch homöopathische Mittel stärkt den Patienten auf allen Ebenen und so wird er in Zukunft widerstandsfähiger gegen Erkrankungen sein

Bachblüten – Blüten für die Seele

NACH DEM ENGLISCHEN Arzt Dr. Edward Bach ist eine alternative Behandlungsmethode benannt: die Bachblütentherapie. Lange Zeit führte dieses Verfahren in Deutschland ein Schattendasein. Doch seit einiger Zeit ziehen die Bachblüten auch bei uns immer größere Kreise.

Edward Bach, geboren 1886, hatte schon in jungen Jahren die Vision eines ganz neuen Heilverfahrens. Doch schlug er zunächst eine ganz „normale" Medizinerkarriere ein, arbeitete unter anderem als Chirurg und später als Bakteriologe. Bei seinen Untersuchungen entdeckte er, dass Menschen mit unterschiedlicher Persönlichkeitsstruktur auch eine unterschiedliche Besiedlung mit Keimen in ihrer Darmflora aufweisen. Diese Entdeckung nutzte er beim Einsatz der Homöopathie zur Behandlung von Krankheiten. Nachdem Grundsatz „Ähnliches heilt Ähnliches" entwickelte er aus Darmbakterien homöopathische Heilmittel für Patienten mit unterschiedlichen Persönlichkeitsmerkmalen. In den darauf folgenden Jahren gelang es ihm, diese Mittel durch verschiedene Pflanzen zu ersetzen. Dabei verwendete Bach ausschließlich die Blüten der jeweiligen Pflanze, weil er darin die „Krönung und Vollendung" der Pflanze sah.

Die Bachblütentherapie wird heute nach folgende Grundsätzen Edward Bachs eingesetzt:
- Behandle den Menschen und nicht seine Krankheitssymptome!
- Ursachen von Krankheiten sind negative Gemütszustände wie Angst, Sorgen, Traurigkeit, Ungeduld, Unzufriedenheit usw.
- Die Heilmittel müssen Einfluss auf die Seele haben, um Krankheitsursachen zu beseitigen.
- Ziel ist die größtmögliche Entfaltung und Stabilität der jeweiligen Persönlichkeit.

Blüten aus freier Natur

EDWARD BACH entwickelte die Blütentherapie in Wales, wo er seine Heilpflanzen fand und sammelte. Noch heute werden die Blüten so gesammelt und zubereitet, wie Bach es vor 70 Jahren erprobte.

Die Bachblüte Chicory

Edward Bach sah in den Blüten die „Krönung und Vollendung" der Pflanzen.

Bei den Bachblüten handelt es sich um wässrige Auszüge von wild wachsenden, ungiftigen Pflanzen und Bäumen wie Ulme, Buche, Ginster, Enzian und Ackersenf. Die einzige Ausnahme ist das Quellwasser, das als Heilmittel bei Patienten eingesetzt wird, die nach starren Prinzipien leben. Die gesammelten Blütenblätter werden in eine Schüssel mit Quellwasser gestreut, bis die Oberfläche der Schüssel mit Blüten bedeckt ist. Die Schüssel stellt man in die Sonne, wodurch die Heilkräfte der Blüten auf das Wasser übertragen werden. Außerdem werden bestimmte Blüten ausgekocht. Diese Auszüge werden durch die Zugabe der gleichen Menge Alkohol haltbar gemacht. Dann werden sie mit Wasser auf das Verhältnis 1:240 verdünnt. Doch diese Flüssigkeit stellt immer noch ein Blüten-Konzentrat dar, das in Vorratsflaschen, die so genannten „Stockbottles", gefüllt wird.

Seit Juni 1994 sind die Bachblüten in Deutschland zwar apothekenpflichtig; sie müssen jedoch nicht vom Arzt verschrieben werden. Sie sind also von jedermann über die Apotheke zu beziehen.

Wirkungen auf die Seele

INSGESAMT BESCHRIEB Dr. Bach 38 Seelenzustände, die alle eine „negative" Struktur des menschlichen Charakters darstellen, zum Beispiel Pessimismus, mangelndes Selbstvertrauen oder Rücksichtslosigkeit. Für jeden Seelenzustand fand Bach eine Blüte oder Pflanze, die geeignet ist, die negativen Wirkungen aufzulösen oder den positiven Seelenzustand zu verstärken. So werden zum Beispiel bei Ungeduld und Gereiztheit als positive Wirkungen Geduld und Sanftmut gestärkt.

Dr. Edward Bach unterteilte seine 38 Blütenessenzen in sieben Gruppen:

Gruppe 1 – für Menschen, die unter Angstzuständen leiden;
Gruppe 2 – für Menschen, die überempfindlich auf äußere
              Einflüsse reagieren;
Gruppe 3 – für mutlose und verzweifelte Menschen;
Gruppe 4 – für unsichere Menschen;
Gruppe 5 – für übermäßig um andere besorgte Menschen;
Gruppe 6 – für Menschen, die an Einsamkeit leiden;
Gruppe 7 – für Menschen mit ungenügendem Gegenwartsinteresse.

**Die Bachblüte
Star of Bethlehem**

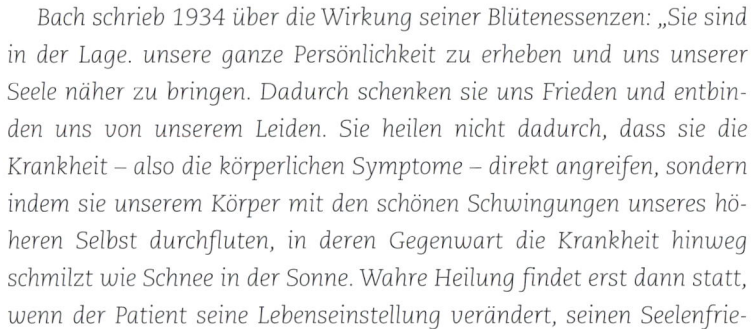

Bach schrieb 1934 über die Wirkung seiner Blütenessenzen: „Sie sind in der Lage. unsere ganze Persönlichkeit zu erheben und uns unserer Seele näher zu bringen. Dadurch schenken sie uns Frieden und entbinden uns von unserem Leiden. Sie heilen nicht dadurch, dass sie die Krankheit – also die körperlichen Symptome – direkt angreifen, sondern indem sie unserem Körper mit den schönen Schwingungen unseres höheren Selbst durchfluten, in deren Gegenwart die Krankheit hinweg schmilzt wie Schnee in der Sonne. Wahre Heilung findet erst dann statt, wenn der Patient seine Lebenseinstellung verändert, seinen Seelenfrieden findet und ein inneres Glücksgefühl verspürt." Dieses bedeutet für den Therapeuten, dass er zunächst viel Einfühlungsvermögen aufbringen muss, um bei einem Patienten den vorherrschenden negativen Seelenzustand zu erfassen.

Für wen geeignet?

ZUR EINNAHME WERDEN aus den Vorratsflaschen zwei Tropfen jeder in Frage kommenden Blüte in ein 30-ml-Fläschchen gefüllt. Anschließend wird zu einem Drittel Alkohol und zu zwei Dritteln ein gutes Wasser hinzugefügt (zum Beispiel Volvic). Die Einnahmeflasche kann auch ohne Alkohol zubereitet werden.

Wie viele Tropfen ein Patient täglich einnehmen muss, ist sehr unterschiedlich. Meistens sind es mehrmals täglich zwei Tropfen. Sehr empfindliche und sensible Personen nehmen zum Teil nur alle zwei Tage zwei Tropfen. Die Tropfen werden so lange eingenommen, bis die Beschwerden verschwinden und noch einige Tage darüber hinaus.

Die Bachblüten können von Menschen jeden Alters bedenkenlos eingenommen werden. Wechselwirkungen mit anderen Medikamenten bestehen nicht. Auch werden Medikamente, die der Patient einnehmen muss, nicht in ihrer Wirkung gemildert. Durch bestimmungsgemäßen Gebrauch lassen sich Nebenwirkungen vermeiden. Kommt es zu starken Reaktionen (psychisch oder physisch) oder zu einer Erstverschlimmerung, so sind diese, wie zum Beispiel auch in der Homöopathie, positiv zu bewerten: Sie zeigen an, dass der Heilungsprozess in Gang kommt.

Ein Blick in die Seele hilft dem Körper

ARBEITET EIN HEILPRAKTIKER mit der Blütentherapie nach Bach, muss er genau erkennen, in welcher seelischen Verfassung sich seine Patienten befinden. Hat er darüber ein klares Bild, kann er die richtige Blüte zur Behandlung der körperlichen Beschwerden auswählen.

Anhand von zwei Fallbeispielen möchte ich die Behandlung mit den Bachblüten erklären.

Plötzlich überfordert

EINE 35-JÄHRIGE FRAU rief mich zu einem Hausbesuch, weil sie unter akuten Ischiasbeschwerden litt. Sie spürte starke Schmerzen auf der rechten Seite, die bei der geringsten Bewegung auftraten und in die oberen Körperregionen und nach unten bis in die Wade hinein ausstrahlten. Die Patientin beschrieb die Schmerzen als stechend. Zudem litt sie an eiskalten Füßen. Durch Fußreflexzonenmassage konnte ich ihre Beschwerden etwas lindern. Zudem verordnete ich ihr das homöopathische Medikament **Bryonia** (Zaunrübe).

Doch nach zwei Tagen ging es ihr nur geringfügig besser. Beim zweiten Besuch erzählte mir die Patientin, dass sie sich in letzter Zeit häufig übernommen und zuviel Arbeit aufgebürdet habe. Unter dieser Belastung litt nun ihr Rückenbereich in ähnlicher Weise, als wenn wir zu schwer an einer Last zu tragen haben.

Auch während sie nun krank im Bett lag, hatte die Patientin ständig das Gefühl, dass ihr alles über den Kopf wachsen würde. Ich verordnete nun die Bachblüte **Elm**, die aus den Blütenständen der Ulme hergestellt wird. Schon nach wenigen Minuten spürte die Patientin Entspannung und Linderung ihrer Beschwerden und war nach sehr kurzer Zeit in der Lage, aufzustehen. Zudem half ihr **Elm**, die vor ihr liegenden Aufgaben mit den richtigen Augen zu betrachten und mit Mut, Zuversicht und Vertrauen anzugehen.

Elm ist eine Blüte für Menschen, die unter dem plötzlichen Empfinden leiden, ihrer Aufgabe und Verantwortung nicht mehr gewachsen zu sein. Dies zeigt sich auf der körperlichen Ebene häufig in akuten Rückenbeschwerden.

Zwei Blüten eingesetzt

NICHT IMMER KOMMT der Heilpraktiker bei der Behandlung von Krankheiten mit einer Bachblüte aus. Es kommt auch vor, dass zwei oder mehr Blüten gleichzeitig oder nacheinander im Verlauf einer Behandlung eingesetzt werden. In dieser Vorgehensweise besteht ein Unterschied zur klassischen Homöopathie, die während der Behandlung einer Krankheit nur mit einem einzigen Mittel arbeitet.

Auch bei einem 30-jährigen Patienten, der unter einer chronischen Magenschleimhautentzündung litt, setzte ich in der Behandlung zwei Bachblüten ein. Der Mann beschrieb sich als einen gutmütigen Menschen, der von seinen Mitmenschen allzu oft ausgenutzt wird und deshalb in der Firma alle Drecksarbeit verrichten müsse. Er könne sich nicht wehren und mache zudem auch noch gute Miene zum bösen Spiel.

Ich verordne ihm **Agrimony** aus der Blüte des Odermennigs und **Centaury** aus der Blüte des Tausendgüldenkrauts. **Agrimony** gibt man Menschen, die ihre Sorgen überspielen und ihren Ärger herunterschlucken (Bezug zum Magen). **Centaury** ist ein Mittel für diejenigen, die nicht „Nein" sagen können und sich für andere aufopfern.

Nach zwei Wochen berichtete mir der Patient, dass er ziemlich aggressiv auf die Einnahme der Blütenessenzen reagiert habe. Er habe seinem Arger, den er ja immer heruntergeschluckt hatte, endlich Luft gemacht und ordentlich auf den Tisch gehauen – zur Verwunderung seiner Kollegen. Es gelinge ihm nun hervorragend, auch mal „Nein" zu sagen, wenn es nötig sei, und er könne sich plötzlich durchsetzen. Seine Magenprobleme verschwanden in gleichem Maße und sind nicht wieder aufgetreten.

Tropfen für den Notfall

VIELE PATIENTEN, die bereits gute Erfahrungen mit der Bachblütentherapie gemacht haben, halten in ihrer Hausapotheke auch **Notfalltropfen** aus Bachblüten bereit. Diese Tropfen stellen eine Mischung aus fünf der 38 Blütenessenzen dar:

• **Cherry Plum** – gegen die Angst, die Kontrolle zu verlieren, und gegen Zwangshandlungen,
• **Clematis** – gegen Ohnmacht und Realitätsverlust,
• **Impatiens** – gegen alle überschießenden Reaktionen wie Stress, Ungeduld, Reizbarkeit und innere Anspannung,
• **Rock Rose** – gegen Panik und Todesangst, bei Schockzuständen,

- **Star of Bethlehem** – bei Schockzuständen, bei Betäubung und nach traumatischen Erlebnissen.

Diese Notfalltropfen können bei Unfällen, Verbrennungen oder Schockzuständen eingenommen werden. Sie helfen aber auch bei bevorstehenden Ereignissen wie Zahnarzt- oder Prüfungsterminen. Außerdem nehmen Sie die Anspannung nach Auseinandersetzungen und erleichtern den Aufenthalt in stressgeladener Atmosphäre.

Zur Einnahme gibt man zwei Tropfen aus der Vorratsflasche auf ein Glas Wasser und trinkt dieses schluckweise aus. Man kann auch öfter aus der Einnahmeflasche vier Tropfen einnehmen, bis der schockartige Zustand abgeklungen ist.

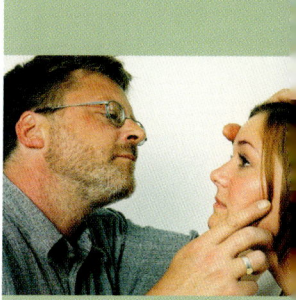

Äußerliche Anwendung

DIE BLÜTENESSENZEN sind auch zur äußerlichen Anwendung geeignet. Für Umschläge, Kompressen und Wickel geben Sie etwa vier Tropfen aus der Vorratsflasche auf eine Schüssel mit 1/2 l Wasser. Außerdem gibt es eine Notfallsalbe (**Rescue Cream**). Sie enthält neben den fünf Blüten der Notfalltropfen zusätzlich **Crab Apple**. Diese Blüte reinigt von negativen Eindrücken und Beeinflussungen und wirkt ebenso auf der körperlichen Ebene, zum Beispiel bei Hautausschlägen und Vergiftungserscheinungen. Die Salbe kann bei Verbrennungen, Verstauchungen, Schnitten helfen, man trägt sie dünn auf die betroffenen Stellen auf.

Buchtipps

ÜBER DIE BEHANDLUNG mit Bachblüten gibt es eine Fülle von Literatur. Die folgenden Bücher kann ich zur Lektüre empfehlen:

- Julian und Martine Barnard: DAS BACH-BLÜTEN-WUNDER.
  München: Heyne, 7. Aufl. 1999.
- Götz Blome: DAS NEUE BACH-BLÜTEN-BUCH.
  Freiburg: Verlag Hermann Bauer, 18. Aufl. 2002.
- Nora Weeks: EDWARD BACH. ENTDECKER DER BLÜTENTHERAPIE: SEIN LEBEN – SEINE ERKENNTNISSE.
  München: Hugendubel, 3. Aufl. 1993.
- Mechthild Scheffer: DIE ORIGINAL BACH-BLÜTEN THERAPIE.
  München: Hugendubel (Irisiana), 2. Aufl. 2000.
- Edward Bach: BLUMEN DIE DURCH DIE SEELE HEILEN.
  München: Hugendubel (Irisiana), 17. Aufl. 1999.

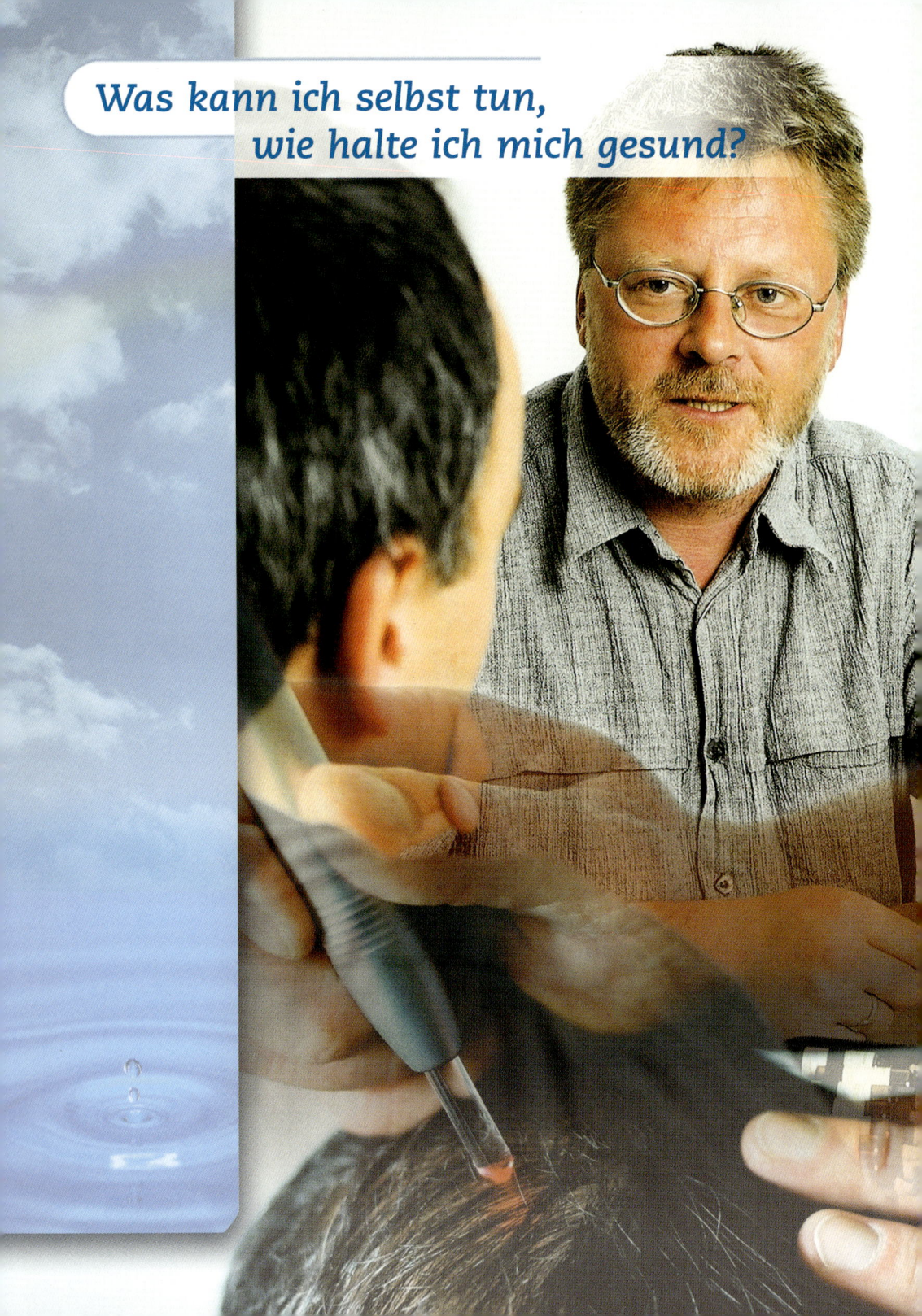

Was kann ich selbst tun, wie halte ich mich gesund?

Igitt, Urin!?

DER GANZ BESONDERE SAFT, den jeder ausscheidet, findet in den Medien seit einiger Zeit als Heilmittel gegen vielerlei Beschwerden großes Interesse. Doch diese Entdeckung ist nicht neu. Urin wird schon seit Menschengedenken zur Behandlung von Krankheiten verwendet.

Viele von Ihnen werden sich bestimmt noch an eine „Hallo Ü-Wagen"-Sendung mit Carmen Thomas vor einigen Jahren erinnern. Das Thema lautete: Urin – ein ganz besonderer Saft. Dieser Sendung nebst des sich daran anschließenden Buches gleichen Titels folgten viele Diskussionen. Auf der einen Seite fanden sich die Befürworter dieser Behandlungsart. Auf der anderen Seite standen erstaunlicherweise weniger die Skeptiker. Vielmehr waren es Personen, die die Anwendung ihrer eigenen Ausscheidung aus einem tief verwurzelten Ekel heraus grundsätzlich ablehnten.

Die Menschen behandeln sich seit Tausenden von Jahren mit ihrem eigenen Urin. Die Behandlungsmethode wird schon im Alten Testament erwähnt, ebenso von allen griechischen und römischen Ärzten. Sie ist aber letztendlich wohl in den meisten Kulturen zu finden. Wie andere Therapien, so entstand auch die Urinbehandlung zu Zeiten, als der Mensch zu Heilungszwecken auf all das zurückgriff, was natürlicherweise vorhanden war. Denken wir beispielsweise an die Behandlung mit Licht, mit Farben, mit Wasser, Luft und (Heil-)Erde. Und sind es nicht gerade diese „primitiven" Methoden, die in den letzten Jahren vermehrt Zuspruch fanden und nun – endlich – sogar den Segen der Wissenschaft erteilt bekommen haben?

Ekel vor dem Unreinen

Die Eigenharn-Therapie wurde immer wieder wegen ihrer „Unreinheit" verschmäht und führte über die Jahrhunderte im Verborgenen ein Schattendasein. Für die meisten Menschen steht der Ekel als scheinbar unüberwindbares Hindernis dieser Behandlungsmethode im Wege. Haben wir doch von klein auf gelernt, dass das Pinkeln etwas Anrüchiges darstellt. Wir verrichten es nicht in der Öffentlichkeit und waschen uns anschließend die Hände, um wieder „rein" zu sein. Als kleine Kinder hat-

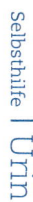

Selbsthilfe | Urin

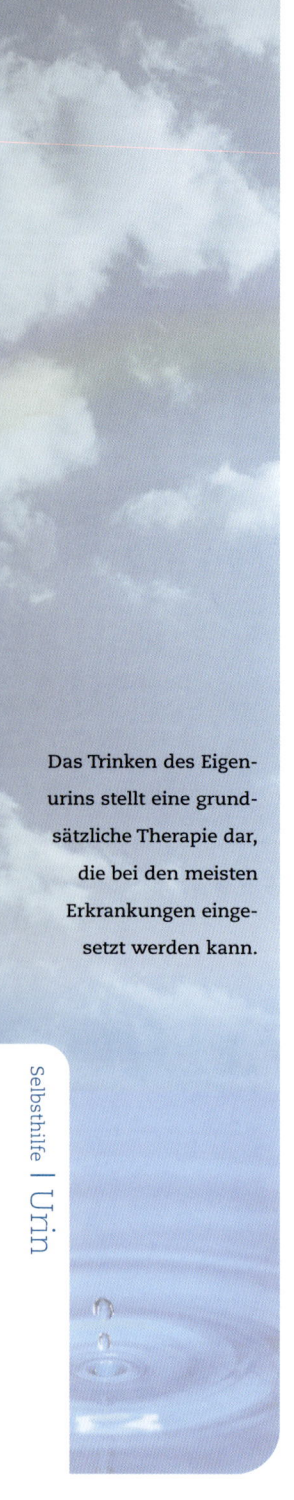

ten wir zunächst keine Bedenken, mit unseren Ausscheidungen herumzuspielen. Uns wurde nicht eklig. Der Ekel kam erst mit unserer Erziehung.

Und nun wird geraten, sich diesen „unreinen" Urin zu Heilungszwecken zuzuführen. Dazu kann gesagt werden, dass Urin von gesunden Menschen keimfrei ist. In Notzeiten wurden damit Wunden und sogar Spritzen desinfiziert. Harnbestandteile werden zu Medikamenten verarbeitet. Tiere trinken instinktiv ihren Urin im Krankheitsfall und Pflanzen gedeihen gar besser auf Gelände, das mit unseren Ausscheidungen gedüngt wurde.

Trinkkur über Wochen

ZUMINDEST DAS TRINKEN des eigenen Urins stellt doch eine ziemliche Hürde für die meisten Menschen dar und kostet eine große Überwindung. Geschmacklich lässt sich der Urin durch verschiedene Kräuterzusätze veredeln. Hilfreich ist auch anfangs die Verdünnung mit Wasser oder die Verwendung von „dünnem" Urin nach vermehrtem Trinken, bevor man sich dem Morgen-Urin zuwendet, dem die stärksten Heilkräfte zugeschrieben werden.

Das Trinken des Eigenurins stellt eine grundsätzliche Therapie dar, die bei den meisten Erkrankungen eingesetzt werden kann. Eine Ausnahme sind Krankheiten der Harn- und Geschlechtsorgane. Problematisch ist die gleichzeitige Einnahme von Medikamenten. Das Trinken muss kurmäßig – das heißt mindestens drei bis vier Wochen – erfolgen, um bleibende Verbesserungen zu bewirken.

Gurgeln und Mundspülungen werden unter anderem bei Hals- und Zahnfleischentzündungen angewandt. Im Krieg war das Gurgeln mit Eigenurin oftmals das einzige Mittel bei Diphtherie – und es war häufig vom Erfolg gekrönt.

Urin: Die beste Kosmetik

WENIGER SCHWIERIGKEITEN haben viele Menschen mit der äußerlichen Anwendung von Urin in Form von Einreibungen. Es kommt höchstens die Sorge auf, daß andere die Urinbehandlung riechen könnten.

Wir unterscheiden Ganzkörper-Einreibungen (Basisbehandlung) und Teil-Einreibungen im Bereich von Krankheitssymptomen. Eigenurin gilt als das beste Kosmetikum, erfrischt die Haut, macht sie glatt und beseitigt Hautunreinheiten. Dem Haar wird Glanz und Geschmeidigkeit ge-

Das Trinken des Eigenurins stellt eine grundsätzliche Therapie dar, die bei den meisten Erkrankungen eingesetzt werden kann.

geben. Ebenso verschwinden Schuppen. Ich habe gute Erfolge gesehen beim Einsatz gegen Warzen und Hautpilze (insbesondere Fußpilz), bei Ekzemen, Wundheit, ja sogar bei äußeren Hämörrhoiden und offenen Beinen. Eigenurin wird auch noch bei anderen Erkrankungen im Bereich der Haut eingesetzt. Zur äußerlichen Anwendung zählen auch Umschläge und Kompressen sowie Spülung von Augen und Nase.

Weitere Einsatzfelder

Die Injektion von Eigenurin bleibt dazu befugten Therapeuten vorbehalten. Sie wird angewendet, um den Körper allgemein zu stärken (Basistherapie). Vor der Injektion muss der Urin sterilisiert werden, wodurch er verändert wird.

Recht verbreitet ist die Eigenurin-Nosode. Der Begriff Nosode kommt aus der Homöopathie. So bezeichnet man homöopathische Mittel aus Krankheitserregern und Körperstoffen. Der homöopathisch aufbereitete Urin hat eine sehr sanfte, aber nachhaltige Wirkung und wird insbesondere zur generellen Stärkung der Lebenskräfte sowie zur Entgiftung eingesetzt.

Über ein Klistier lässt sich Urin in den Darm einbringen. Diese Methode hat sich speziell bei Erkrankungen der Verdauungsorgane bewährt, unterstützend bei Allergien und ausgleichend bei Hormonstörungen.

Buchtipps
- Johann Abele und Kurt Herz: Die Eigenharnbehandlung. Heidelberg: Haug, 9. Aufl. 1994.
- Carmen Thomas: Ein ganz besonderer Saft – Urin. Köln: VGS Verlagsgesellschaft, 1993.
- Ulrich E. Hasler: Die Apotheke in uns. Heidelberg: Haug, 1994.
- Hans Höting: Lebenssaft Urin. München: Goldmann, 1994.

Selbsthilfe | Urin

Echinacea

EINE ALTE INDIANISCHE *Heilpflanze erfreut sich seit einigen Jahren in Deutschland riesiger Nachfrage: Gemeint ist Echinacea, der Sonnenhut. Er wird insbesondere zur Vorbeugung gegen Grippe und Erkältungskrankheiten eingesetzt, hilft dem Körper aber auch insgesamt, seine Immunabwehr zu verbessern.*

Echinacea stärkt die Abwehrkräfte

SCHNELL EIN PAAR TROPFEN *Echinacea-Extrakt, ehe die Erkältung richtig ausbricht? Viele Untersuchungen zeigen, dass der Sonnenhut-Saft tatsächlich die körpereigenen Abwehrkräfte stärkt.*

In der amerikanischen Volksmedizin ist die Echinaceapflanze schon seit langem bekannt. Die Indianer Nordamerikas benutzten sie als hilfreiche Heilpflanze und verwendeten die Wurzel und die Blätter zur Heilung von Wunden verschiedenster Art. Bei den Sioux-Indianern stand sie im hohen Ansehen gegen Schlangenbisse.

In die neuzeitliche Medizin wurde die Droge im Jahr 1885 eingeführt, als ein Dr. Meier sie auf marktschreierische Art anpries: „Alternative bei allen Tumor- und Syphiliserkrankungen. Chronische Wunden, wie Magengeschwüre, Karbunkel, Pusteln, verheilen schnell und aktiv. Es hilft unfehlbar bei Gangrän [Geschwür]. Es ist spezifisch bei Fieber. Typhus kann in zwei bis drei Tagen abgewendet werden. Es heilt Bisse vom Bienenstich bis zum Schlangenbiss. Es hat Tollwut geheilt.“

Wissenschaft war skeptisch

SOLCHERLEI ANPREISUNGEN *machen natürlich skeptisch. Doch der Erfolg bei der Behandlung mit dem Echinacea war so groß, dass die Menge, die jährlich verarbeitet wurde, mehrere tausend Pfund allein im Bundesstaat Kansas betrug. Nun rührte sich jedoch bald verständlicherweise der Widerstand der Schulmedizin, die keine wissenschaftliche Nachweisbarkeit der Wirkung feststellen konnte. Dies führte zu einem Rückgang der Verwendung von Echinacea, bis schließlich in den 60er Jahren das Interesse aufgrund der Ergebnisse von klinischen Studien* neu erwachte. Von da an wurde Echinacea Bestandteil einer ganzen Reihe von Arzneispezialitäten. Man kennt von der Gattung Echinacea neun Spezies, zum Teil in mehreren Variationen, ohne die Gartenzüchtungen einzurechnen.

Medizinisch verwendet werden drei Arten: Echinacea angustifolia, pallida und purpurea. Zu Deutsch: der schmalblättrige, der blassfarbene und der purpurfarbene Sonnenhut. Verwendet werden das oberirdisch blühende Kraut und die Wurzeln.

Weites Anwendungsgebiet

DAS ANWENDUNGSGEBIET von Echinacea kann man folgendermaßen zusammenfassen: Echinacea sollte angewendet werden in allen Fällen, in denen eine Steigerung der körpereigenen Abwehrkräfte möglich, angezeigt und sinnvoll ist. Von daher ist das Anwendungsgebiet außerordentlich weit gefächert. Besondere Aufmerksamkeit verdienen Grippe und andere Erkältungskrankheiten. Hinzu kommen eitrige Prozesse, Geschwüre, Furunkel, Wundrose, schwer heilende Gewebeschäden und eine Wundbehandlung im weitesten Sinne, außerdem alle chronisch-entzündlichen Erkrankungen. Allerdings ist bei schweren Infekten eine Kombination von Echinacea mit anderen Heilmitteln sinnvoll und nützlich.

Versuche mit Kaninchen

ECHINACEA WIRKT, ohne selbst Bakterien zu töten, indem es dem Körper ermöglicht, seine Abwehrfunktion zu verstärken. Diese Funktion untersuchte ein Wissenschaftler namens Woestmann durch Stimulierung der unspezifischen Abwehr bei Kaninchen. Die Steigerung der Abwehr wurde gemessen an der Leuchtkraft der weißen Blutkörperchen aus dem Vollblut.

Der Wissenschaftler fand heraus, dass sowohl der Pflanzenpresssaft als auch die daraus hergestellten homöopathischen Mittel bis zu starken Verdünnungen eine deutliche Steigerung der Leuchtkraft der weißen Blutkörperchen bewirkten. Dies lässt den Schluss zu, dass Echinacea eine objektiv messbare Wirkung auf die allgemeinen Abwehrkräfte besitzt. Dadurch werden Fremdkörper, Mikroben und Gewebstrümmer von diesen Zellelementen aufgenommen und auf diese Weise Erreger und Zerfallstoffe beseitigt.

Selbsthilfe | Echinacea

Pflanzenextrakt

IN DER PFLANZENHEILKUNDE verwenden wir Auszüge aus der ganzen Pflanze in Form von Salben, Tropfen, Tabletten, Injektionen oder Tinkturen. Sie werden innerlich und äußerlich angewendet.

Nach meinen Erfahrungen kann man mit dem Extrakt aus der ganzen Pflanze und den homöopathischen Potenzen bis hin zu D8 auch dann noch erfolgreich behandeln, wenn das reine Echinacin, also der Auszug aus der Pflanze, keine Wirkung mehr hervorgebracht hat.

Das Biochemische Institut der Universität in Frankfurt konnte sogar in Versuchen eine virushemmende Wirkung des roten Sonnenhutes **(Echinacea purpurea)** nachweisen. Dieser Effekt zeigte sich besonders gegen Influenzaviren, also Grippeviren, und gegen Herpesviren. Ich selbst habe vor etwa zehn Jahren **Echinacea angustifolia** eingebracht als Mittel bei der Behandlung von AIDS-Kranken. Leider liegen diesbezüglich noch keine Untersuchungsergebnisse vor.

Allergien möglich

IN DEN LETZTEN JAHREN sind auch Nebenwirkungen bzw. Allergien gegen Echinacea bekannt geworden. Die Wochenzeitschrift DIE ZEIT berichtete von einer Bilanz mit mindestens 36 Zwischenfällen in sechs Jahren, darunter 13 schweren und drei tödlichen. Besonders gefährlich scheint danach das Spritzen von Echinacin, also dem Auszug aus der Pflanze, zu sein.

Bei der Injektion des Echinacin kam es zu einem lebensbedrohlichen allergischen Schocksyndrom. Da es nun eine Tatsache ist, dass wir gegen jeden beliebigen Stoff aus unserer Umwelt und somit gegen jede beliebige Pflanze auch allergisch reagieren können, ist diese Tatsache der allergischen Reaktion auf Echinacea nicht weiter verwunderlich. Und gemessen an dem, dass allein die Firma Madaus im Jahre 1993 2,4 Mill. Packungen Echinacea verkaufte, ist doch der Anteil der Nebenwirkungen und bedrohlichen Zustände im Vergleich zu anderen Arzneimitteln außerordentlich gering.

Keine Dauereinnahme

DOCH WAS FÜR ALLE anderen Arzneimittel gilt, ist auch bei Echinacea zu beachten: Sie sollten das Mittel nicht unbedenklich wegen jeder Kleinigkeit einnehmen. Auch sollte die Dauer der Einnahme – wie auf dem Beipackzettel vermerkt – allerhöchstens acht Wochen betragen.

Nach eigenen Beobachtungen ist es so, dass die Wirkung von Echinacea, wenn überhaupt, schon nach wenigen Tagen eintritt. Sollte sich innerhalb einer Woche keine Besserung eingestellt haben, so ist Echinacea für den entsprechenden Patienten einfach das falsche Medikament und man sollte auf ein anderes der immunsteigernden Mittel zurückgreifen. Personen, die allergisch gegen Korbblütler sind, sollten auf andere Immun-Therapeutika zurückgreifen. Neben Echinacea zählt auch der Lebensbaum (Thuja) zu den Pflanzen, deren Extrakte die Abwehrkräfte stärken. Weiterhin gilt die Mistel als immunstimulierendes Mittel.

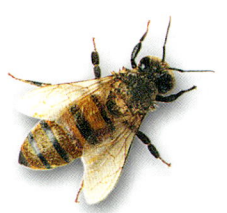

Gesundes aus dem Bienenstock

HONIG UND ANDERE BIENENPRODUKTE werden seit Jahrtausenden als Heilmittel eingesetzt. In der Naturheilkunde spielen sie bis heute eine wichtige Rolle. Honig ist das bekannteste Produkt der Bienen. Sie stellen aber auch noch andere Produkte her, die nicht so bekannt, aber sehr wertvoll für die menschliche Gesundheit sind. Dazu zählen Propolis, Gelee Royal und Pollen sowie das Bienengift.

Honig und andere Bienenprodukte werden seit Jahrtausenden als Heilmittel eingesetzt.

Kittharz tötet Keime

PROPOLIS IST DAS KITTHARZ der Bienen. Die Bienen kleiden damit ihren Stock oder ihre Baumhöhle aus und verkitten Risse. Mit Propolis überziehen die Insekten alle als Fremdkörper empfundenen Gegenstände und Tiere. Somit können diese „Leichen" keine Infektionsgefahr für den Bienenstock darstellen. Die Grundsubstanz des Propolis sind Harze von Pappeln, Rosskastanien, Birken, Ulmen, Erlen, Buchen und Nadelbäumen, welche die Bienen sammeln und mit ihren eigenen Fermenten versetzen. Der Imker gewinnt Propolis mit einem Gitter, das er über den Bienenbau unter einen undichten Bienenstockdeckel legt.

Chemiker haben eine große Zahl von chemischen Verbindungen in diesem Bienenharz isoliert. Es hat eine starke antimikrobielle Wirkung. In der Heilkunde setzt man es ein zur Behandlung von Entzündungen der Mundschleimhaut, des Zahnfleisches und des Rachens, bei Ohren-

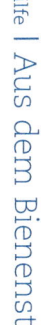

Selbsthilfe | Aus dem Bienenstock

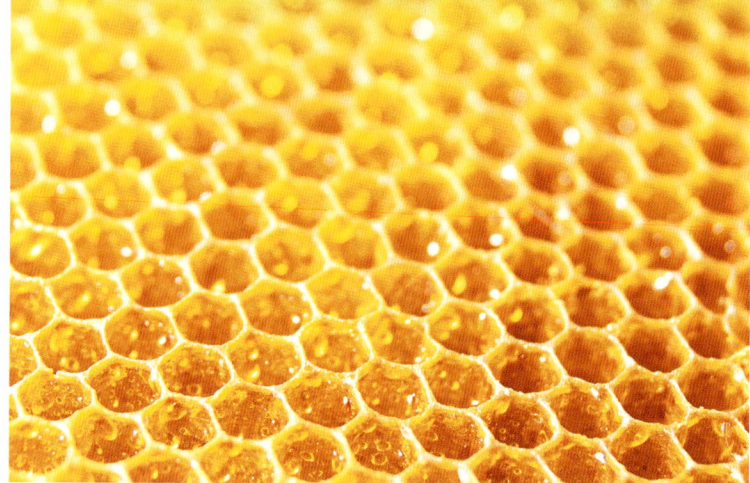

entzündungen und sogar bei Brustdrüsenentzündungen. Auch Scheidenentzündungen, entzündete Hämorrhoiden, Prostatabeschwerden und Leberentzündungen sprechen häufig gut auf Propolis an.

Gute Erfolge erzielt man weiterhin bei der Behandlung von Augenentzündungen. Die Augen werden mehrmals täglich mit stark verdünntem Propolis-Elixir gespült. Gerstenkörner werden mit Propolissalbe behandelt.

Ein weiteres Anwendungsgebiet sind schlecht heilende Verletzungen, Verbrennungen, Wunden, Geschwüre und Hautentzündungen sowie Akne. Selbst die Schuppenflechte spricht gut auf die Propolisbehandlung an. Andere Behandler fanden es hilfreich bei Durchblutungsstörungen, Krampfadern, rheumatischen Beschwerden, Bandscheibenbeschwerden und Schleimbeutelentzündungen.

Auf Grund seiner Fähigkeit, den Hormonhaushalt zu harmonisieren, lässt sich Propolis auch zur Behandlung von Beschwerden in den Wechseljahren einsetzen. Menstruationsbeschwerden werden ebenfalls günstig von Propolis beeinflusst. Ganz allgemein wirkt Propolis kräftigend und mild anregend auf den gesamten Organismus. Es stärkt Immunsystem und Herz und beugt Arterienverkalkung vor.

Königlicher Saft

GELEE ROYAL ist ein ganz besonderer Saft, der von den Arbeiterbienen produziert wird. Sie geben ihn aus ihren Schlunddrüsen ab. Die Flüssigkeit dient zunächst als Nahrung für alle Larven des Bienenstaates, später werden damit nur die Königinnenlarven und dann die Königin gefüttert.

Der gehaltvolle Saft bewirkt, dass die kleinen Bienenlarven schnell heranwachsen und die Bienenkönigin täglich so viele Eier ablegen kann, wie es ihrem eigenen Körpergewicht entspricht. Wenn eine weibliche Bienenlarve mehr als drei Tage Gelee Royal gefüttert bekommt, so entwickelt sich aus ihr eine Königin. Ist ein Bienenstock im Begriff, so genannte Tochterkolonien zu gründen, erhalten einige der weiblichen Larven so viel Gelee Royal, dass sie geradezu darauf schwimmen. Von diesem Überfluss kann nun der Imker jeden Tag etwas absaugen. Dies ist aber nur im Mai und Juni möglich.

Die eindrucksvolle Wirkung des Gelee Royal beruht auf seiner außergewöhnlich hohen Nährstoffdichte und einer üppigen Wirkstofffülle.

Gelee Royal ist sehr gut haltbar – bei kühler Lagerung problemlos bis zu einem Jahr. Bei der Einnahme muss man es mit Honig, Joghurt oder Quark mischen, weil es sehr sauer ist. Auf Grund seiner außergewöhnlich gesunden Zusammensetzung kann es bei allen Beschwerden körperlicher Art eingesetzt werden. Vorsicht ist geboten bei der Dosierung – Überdosierung kann zu Schäden führen.

Blütenpollen

DIE BIENEN ERNTEN bei ihren Besuchen in der Blüte den Pollenstaub. Diesen tragen sie zu kleinen Bällchen geformt zwischen ihren Hinterbeinen in den Bienenstock hinein. Sie benötigen ihn für die Aufzucht der Bienenbrut. Auch die Blütenpollen sind als Heil- und Kräftigungsmittel universell beim Menschen einsetzbar. Einige Anwendungen sind: Leberfunktionsstörungen, Potenzstörungen, Prostatabeschwerden, Verzögerung des Altersprozesses, Regelung der Darmtätigkeit, Anämie. Blütenpollen sind auch hilfreich als Sexualstimulans, bei Unfruchtbarkeit, Menstruationsstörungen, klimakterischen Beschwerden sowie nach einer Tumortherapie.

Bienengift

BIENENGIFT WIRD insbesondere bei der Behandlung von entzündlichen Gelenkerkrankungen eingesetzt. Es wirkt stark durchblutungsfördernd. Bedingt durch das Gift schüttet die Nebennierenrinde das Hormon Cortisol aus, was dann die Verwendung des Cortisons entbehrlich macht. Gewonnen wird das Bienengift, indem man die Bienen durch elektrische Reizung zur unwillkürlichen Abgabe von Bienengift bringt.

In der Homöopathie spielt das Bienengift unter dem Namen Apisi-

num eine große Rolle. Verwendet wird in der Homöopathie jedoch auch die ganze, zerquetschte Honigbiene unter dem Namen **Apis mellifica**. Apis beseitigt bei Kranken solche Symptome, wie sie den Bienenstichen ähnlich sind, also Schwellungen durch Wasseransammlungen, stechende Schmerzen, Schläfrigkeit, Unerträglichkeit von Wärme, Besserung der Beschwerden bei kalten Anwendungen. Bei Entzündungen aller Art lässt sich Apis einsetzen.

Folgende Gemütssymptome sind für Apis-Patienten typisch: Gleichgültigkeit und Apathie, ist linkisch, lässt Dinge leicht fallen, plötzliches schrilles Schreien und Auffahren, das Gefühl zu sterben, Teilnahmslosigkeit mit unklaren Gedanken, Eifersucht, Unruhe in den Bewegungen, schwer zufrieden zu stellen, Winseln und Weinerlichkeit, Furcht, Wut, Sorge und Kummer, Unmöglichkeit sich zu konzentrieren bei dem Versuch zu lesen oder zu studieren.

Honig als Heilmittel

SCHON DER ALTE griechische Arzt Hippokrates verordnete Honig bei vielen Erkrankungen. Er enthält unter anderem Vitamine, Mineralstoffe, Zuckerverbindungen, Enzyme, Aminosäuren und noch etwa 175 andere Verbindungen. Honig ist ein rasch wirkender, nicht belastender Energiespender. Er wirkt antibakteriell und entzündungshemmend.

Er entspannt das Nervensystem, stärkt und aktiviert das Immunsystem und wirkt sich außerdem günstig auf den Blutdruck und die Durchblutung aus.

Weitere Heileigenschaften des Honigs richten sich danach, aus welchen Pflanzen er gewonnen wurde. Hier einige Beispiele:

- **Kleehonig** ist besonders verdauungsfördernd und hilft bei Magen- und Darmbeschwerden.
- **Lindenhonig** wirkt schweißtreibend, appetitanregend und hilfreich bei Erkältungen, Husten sowie fiebrigen Infekten.
- **Rosmarinhonig** wirkt Kreislauf anregend und verdauungsfördernd, hilft bei Erschöpfung, Leber- und Gallenbeschwerden.
- **Akazienhonig** ist hilfreich bei Magen- und Darmbeschwerden und bei Sodbrennen.

Düfte für das Wohlbefinden – Aromatherapie

DIE AROMATHERAPIE ist ein spezieller Bereich der Pflanzenheilkunde. Sie lindert oder behandelt Krankheiten mit ätherischen Ölen.

Dass Kamillentee bei Magenschmerzen besonders bekömmlich ist, wissen die meisten Menschen. Aber hätten Sie gedacht, dass es besonders der Kamillenduft ist, der dem angegriffenen Verdauungstrakt so gut tut? Aromatherapeuten machen sich die Eigenschaften des Kamillendufts und vieler anderer Pflanzen zunutze. Sie behandeln Krankheiten mit Hilfe von Duftölen, die aus Blüten, Blättern, Nadeln, Früchten, Samen, Hölzern, Rinden oder Harzen gewonnen werden. Die Pflanzen entwickeln ätherische Öle, um Insekten anzulocken und um Schädlinge fern zu halten. Aromatherapeuten gehen davon aus, dass jede Pflanze ihr eigenes Energiepotenzial durch ihren typischen Duft auf Menschen übertragen kann.

Schon im Altertum

SCHON SEIT URZEITEN werden aromatisch duftende Kräuter zu Heilzwecken eingesetzt. Aus den Kulturen des Altertums kennt man Räucherungen mit Pflanzen, Gräsern, Harzen, Früchten oder Rinde. Auch kamen duftende Salben zur Anwendung. Mit Hilfe spezieller Auszugsverfahren, mit denen man auch Parfümöle herstellte, wurden heilende Essenzen gewonnen. So fanden Archäologen in einem 5000 Jahre alten pakistanischen Grab ein Destillationsgerät aus Ton. Ab etwa 1400 vor Christus waren die Ägypter in der Lage, ätherische Öle von Blüten in fetten Ölen zu lösen. Die ägyptischen Priester stellten daraus Räucherkerzen, Pflaster, Salben, Zäpfchen und Pulver her. Im altindischen Ayurveda wurden ätherische Öle hauptsächlich bei Massagen eingesetzt.

Anfang des 20. Jahrhunderts führte der französische Chemiker René Maurice Gattefossé den Begriff „Aromatherapie" ein. Sein Landsmann, der Militärchirurg Jean Valnet, kurierte während des Zweiten Weltkrie-

Minze

Selbsthilfe | Aromatherapie

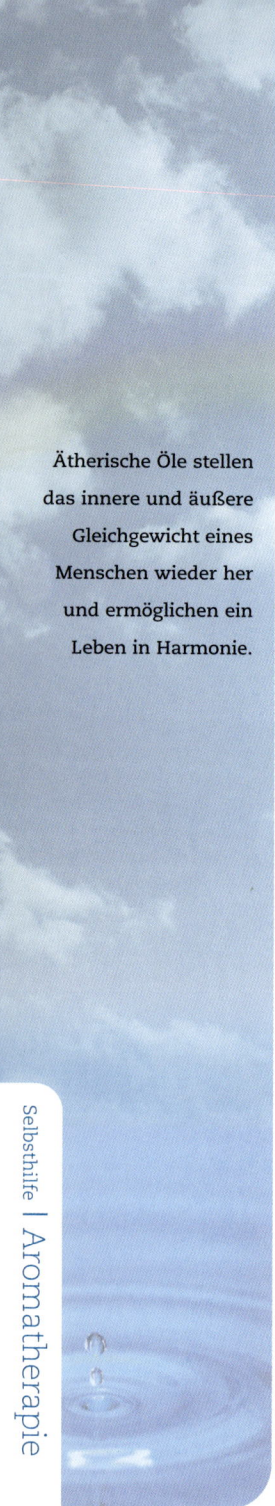

ges Kriegsverletzungen mit ätherischen Ölen. Außerdem veröffentlichte er ein Buch über die Aromatherapie, das ihm weltweite Anerkennung brachte.

Signale ans Gehirn

DURCH EINE AROMATHERAPIE wird das vegetative Nervensystem, welches der Mensch nicht bewusst steuern kann, stimuliert. Während die Nervenbahnen, die von den Augen und Ohren kommen, in den Teil des Gehirns geleitet werden, in dem analytische Gedanken entstehen, führen die Riechnerven in den Teil des Gehirns, der unter anderem die Gefühle steuert, an der Verarbeitung von Stressreizen beteiligt ist und das Erinnerungsvermögen beherbergt. Das ist der Grund, warum Gerüche für uns Menschen mit Erinnerungen verbunden sind oder in uns Gefühle wie Erregung, Ekel oder Antipathie auslösen können.

All diese Mechanismen werden in der Aromatherapie genutzt, um beispielsweise Ängste abzubauen, Entspannung zu erreichen oder Schmerzen zu lindern. Vereinfacht kann man die Wirkungsweise der ätherischen Öle folgendermaßen darstellen: Sie verbinden Gegensätze miteinander oder gleichen sie aus. Sie stellen das innere und äußere Gleichgewicht eines Menschen wieder her und ermöglichen ein Leben in Harmonie.

Destilliert oder kaltgepresst

EIN AROMATHERAPEUT kann unter rund 300 verschiedenen ätherischen Ölen wählen. Der Begriff „ätherisch" kommt übrigens aus dem Griechischen und bedeutet „himmlisch", „flüchtig", „wohlriechend" und „vergeistigt". Viele Therapeuten bezeichnen ätherische Öle auch als die Seelen der Pflanzen. Gewonnen werden diese Substanzen meistens durch die Destillation mit Wasser oder durch Kaltpressung, wobei die kaltgepressten Duftöle auch als Essenzen bezeichnet werden.

Für die Aromatherapie können die Öle auf verschiedene Art und Weise angewendet werden. Am bekanntesten ist das Verdampfen in Wasser mit Hilfe einer Duftlampe. Das Inhalieren mit ätherischen Ölen ist eine andere Möglichkeit, Düfte über die Nase aufzunehmen. Ätherische Öle können aber auch über die Haut gegeben werden. Gut geeignet sind dazu Bäder, Kompressen und Massagen. Außerdem können ätherische Öle in sehr geringer Konzentration Speisen beigemischt werden.

Die Aromatherapeuten sind davon überzeugt, dass die Duftessenzen

Ätherische Öle stellen das innere und äußere Gleichgewicht eines Menschen wieder her und ermöglichen ein Leben in Harmonie.

selbsthilfe | Aromatherapie

bei fast allen Erkrankungen zumindest zur Linderung, wenn nicht zur Heilung eingesetzt werden können. Besonders gute Erfolge hat man bei psychosomatisch mitverursachten Erkrankungen, bei Nervosität und Stress erzielt. Unterstützend können sie eingesetzt werden bei Erkältungskrankheiten, aber auch Wechseljahrbeschwerden oder nervösen Magen-Darm-Erkrankungen. Nebenwirkungen sind bei richtiger Dosierung nicht zu befürchten, es sei denn, es besteht sowieso eine allergische Veranlagung zu der jeweiligen Pflanze oder Pflanzenfamilie.

Sparsam dosieren!
SCHWANGERE FRAUEN sollten ätherische Öle nur nach Rücksprache mit ihrem Frauenarzt / ihrer Frauenärztin oder ihrer Hebamme anwenden. Vorsicht ist auch bei Kindern unter sechs Jahren geboten. Ätherische Öle wie Eukalyptus, Kampfer oder Pfefferminze können bei ihnen zu Atemproblemen und sogar zu Atemstillstand führen.

Leider werden in vielen Geschäften und bei etlichen Versandhändlern ätherische Öle in minderwertiger Qualität angeboten. Achten Sie beim Kauf aufs Etikett oder auf die Produktinformation des Herstellers. Dort sollten folgende Angaben zu finden sein: Deutscher und lateinischer Name der Pflanze, Herkunftsland, Angabe des Pflanzenteils, Abfüllmenge, Gewinnungsverfahren, Information über eventuelle Zusätze, Jahrgang, Herstelleradresse.

- Eukalyptusöl **(Eucalyptus globulus)** wirkt fiebersenkend und schleimlösend bei Erkrankungen der Atemwege. Empfohlen wird es aber auch bei seelischer Antriebslosigkeit. Das Eukalyptusöl schenkt klare Gedanken.
- Fenchelöl **(Foeniculum vulgare var. dulce)** lindert Magenbeschwerden und Blähungen. Darüber hinaus wirkt es ganz hervorragend gegen Einsamkeitsgefühle und verleiht innere Stabilität.
- Kamillenöl **(Anthemis nobilis = Chamaemelum nobile)** wirkt schmerzstillend und entzündungshemmend. Es wird bei Magen- und Darmentzündungen sowie bei Leber- und Gallenbeschwerden eingesetzt. Kamille hilft, Unzufriedenheit, Schmerz und Ärger loszuwerden.
- Lavendelöl **(Lavandula spica)** ist krampflösend, wundheilend und schmerzstillend. Es lässt eine Atmosphäre von Reinheit, Frische und Ordnung entstehen.

- *Pfefferminzöl (Mentha) kann Kopfschmerzen, aber auch Verdauungsbeschwerden vertreiben. Es befreit den Kopf von stecken gebliebenen Gedanken.*
- *Rosmarinöl (Rosmarinus officinalis) fördert das Gedächtnis, wirkt schweiß- und harntreibend sowie menstruationsfördernd. Auf der seelischen Ebene hilft Rosmarin, die Willenskraft und Aktionsbereitschaft zu steigern.*

Heilsame Erde

SCHÖNHEITSBEWUSSTE Leserinnen kennen die Heilerde vielleicht, weil sie angerührt mit Wasser als preiswerte und „natürliche" Gesichtsmaske gilt. Doch die Erde kann, wie ihr Name sagt, auch zur Heilung verschiedener Beschwerden angewendet werden.

Heilende Erden wurden schon im Altertum sowohl innerlich als auch äußerlich als Naturheilmittel angewendet, und zwar in allen Erdteilen und in allen Kulturen. Doch ähnlich wie andere uralte Heilmethoden geriet auch die Heilerde in Vergessenheit. Sie musste etwa Anfang des letzten Jahrhunderts „wieder entdeckt" werden. Das gilt zumindest für unsere „zivilisierte" Welt.

Adolf Just war einer der bekanntesten Vertreter der naturheilkundlichen Bewegung um die Jahrhundertwende. In seinem Buch KEHRT ZUR NATUR ZURÜCK, Erstauflage 1896, bezeichnet er Erde als „wichtigstes Heilmittel der Natur". Just ist Gründer der „Heilerdegesellschaft Luvos Just", dem bedeutendsten Produzenten von Heilerde. In den folgenden Beschreibungen beziehe ich mich ausschließlich auf „Luvos-Heilerde".

Heilerde gilt als „wichtigstes Heilmittel der Natur".

Äußerlich: Puder und Brei

BESAGTE HEILERDE besteht aus naturreinem Löß, der verschiedene Mineralien und Spurenelemente enthält. Löß ist eine Art Staub, der sich während der Eiszeit auf der Erde abgelagert hat und größtenteils aus feinen Quarzkörnchen besteht. Löß ist ein sehr fruchtbarer, hochwertiger Ackerboden, der insbesondere in den Bördelandschaften zu finden ist, in Westfalen-Lippe beispielsweise in der Soester und in der Warburger Börde.

Um den Löß als Heilerde aufzubereiten, wird ihm Feuchtigkeit entzogen und Keime werden abgetötet. Sodann wird der Löß gemahlen. Dabei gibt es unterschiedlich fein gemahlenen Löß, je nach Anwendungsgebiet. Doch gab und gibt es zahlreiche andere Erden, die auch zu Heilzwecken Verwendung gefunden haben, wobei sich jede einzelne Erde besonders bewährter Heilanzeigen rühmte.

Heilerde-Puder wird trocken angewendet, Heilpraktiker benutzen ihn bei nässenden Wunden und Verbrennungen. Durch den Puder werden Wundsekrete und Stoffwechselprodukte gebunden. Die Verdunstung wird gefördert und die Kühlung des zum Beispiel verbrannten Hautbezirks führt zu Schmerzlinderung.

Doch zumeist wird feuchte Erde in Form von Pflastern oder Verbänden verwendet. Wir setzen sie insbesondere bei rheumatischen Erkrankungen ein, bei Hauterkrankungen wie Akne, Furunkeln, Ekzemen, Bartflechte sowie bei Verbrennungen, Geschwüren und eitrigen Wunden.

Dazu rühren wir die Heilerde mit kaltem Wasser oder auch Kräuterauszügen oder Tees zu einem Brei, tragen diesen auf die zu behandelnden Hautflächen auf, decken mit einem Leinentuch ab und umwickeln mit einem Wolltuch. Die Erde bleibt bis zur Trocknung auf der Haut, was etwa eineinhalb bis zwei Stunden dauert.

Für Gesichtspackungen wird Heilerde etwa 1/2 cm dick aufgetragen. Hier beträgt die Einwirkzeit etwa 20 Minuten. Durch die Heilerde werden Stoffwechsel- und Krankheitsprodukte gebunden und somit Entzündungen gehemmt. Die Hautdurchblutung und -versorgung wird gefördert.

Bei rheumatischen Erkrankungen wirkt sich die tief wirkende Heilwärme günstig aus.

Innerlich: bindet Gift und Säuren

DIE EIGENSCHAFTEN der Heilerde bei der innerlichen Anwendung sind Entgiftung und Entsäuerung. Denn Heilerde kann Säuren (zum Beispiel Magen- und Gallensäure) und andere Stoffe, zum Beispiel Zersetzungsprodukte, binden.

Aufgrund dieser Fähigkeit können auch andere Medikamente gebunden und in ihrer Wirkung gestört werden. Deshalb sollte man zwischen

Einnahme von Medikamenten und Heilerde etwa zwei Stunden verstreichen lassen. Ansonsten bestehen keine Gegenanzeigen gegen die Einnahme. Es können weder Nebenwirkungen noch Vergiftungserscheinungen auftreten, selbst wenn die Dosierungsempfehlung (morgens und abends ein Teelöffel auf 1/2 Tasse Wasser) weit überschritten wird. Falls Sie den Sand zwischen den Zähnen nicht so sehr schätzen: Heilerde gibt es auch in Kapseln.

Sodbrennen wird in ausgezeichneter Weise von Heilerde beeinflusst, indem sie die Salzsäure des Magens bindet. Blähungen werden oft sehr schnell erleichtert, weil Heilerde die Gas bildenden Zersetzungsprodukte aufnimmt, Durchfälle werden zuverlässig behandelt, weil Heilerde neben Flüssigkeit auch krankheitsauslösende Giftstoffe bindet.

Darüber hinaus wenden wir Heilerde innerlich an bei Magen-Darm-Entzündungen, Magenschleimhautentzündungen, Magen- und Zwölffingerdarmgeschwüren, aber auch, dies allerdings unter vorsichtiger Dosierung und ständiger Beobachtung, neben bewährten Naturheilverfahren bei speziellen Darmerkrankungen wie Colitis ulcerosa und Morbus Crohn.

Interessanterweise kann die Heilerde sowohl bei Durchfall als auch bei Verstopfung und Darmträgheit eingesetzt werden, wobei auf ausreichende Flüssigkeitszufuhr geachtet werden muss.

Kein Allheilmittel!

WENN SIE NUN Zutrauen zur Wirkung der Heilerde gefasst haben und einen Selbstversuch wagen möchten, dann bedenken Sie doch bitte:

Heilerde ist kein Wunder- und Allheilmittel. Insbesondere bei chronischen Erkrankungen sollten Sie die Anwendung von Heilerde mit Ihrem Arzt oder Heilpraktiker absprechen.

Auch die Ursache akuter Erkrankungen sollte geklärt werden, wenn nicht bei Behandlungen – sei es mit Heilerde und / oder anderen Naturheilverfahren – eine kurzfristige Besserung eintritt.

Heilende Edelsteine

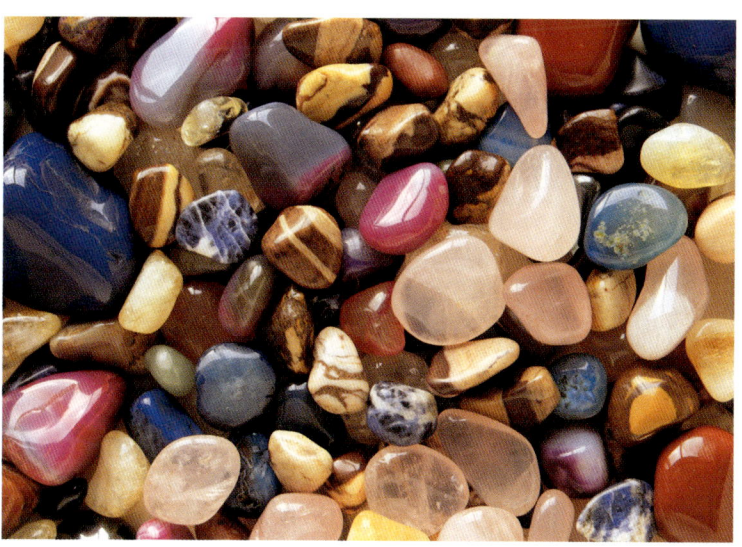

SCHON SEIT VIELEN *tausend Jahren schätzen die Menschen die Edelsteine nicht nur aufgrund ihrer Schönheit, sondern auch wegen ihrer geheimnisvollen Wirkung Haben Edelsteine auf Sie eine heilende Wirkung? Um das auszuprobieren, sollten Sie einfach mal einen Stein in die Hand nehmen und beobachten, was passiert. Jedem Edelstein wird in der Naturheilkunde eine besondere Heilkraft zugesprochen.*

Bereits im vierten Jahrtausend vor Christus wussten die Sumerer um die Heilkraft der Edelsteine. Die Steine wurden als Boten göttlicher Kräfte angesehen und von den Menschen geliebt und verehrt. Zum einen sahen sie in ihnen einen wirksamen Schutz vor Unglück und Krankheit. Zum anderen benutzten sie sie, um Körper und Seele zu läutern und um Herz und Geist mit Kraft, Liebe und Weisheit zu füllen. Ähnliche Überlieferungen über die Anwendung von Edelsteinen gibt es in vielen Kulturen und Religionen. Sehr ausführliche Anleitungen über die Heilanwendung von Edelsteinen finden wir beispielsweise bei der heiligen Hildegard von Bingen (1098–1179).

Heilende Schwingungen

DIE WIRKUNG der Edelsteine beruht auf ihren grundlegenden Schwingungsmustern. Ähnliches kennen wir aus dem Bereich der Farben, deren Anwendung in der Naturheilkunde ich im Wochenblatt bereits vorgestellt habe. Aber auch die Schwingungen der Musik rufen in uns eine deutliche Resonanz hervor, die sich in bestimmten Empfindungen bemerkbar macht. Ähnliches gilt für Naturheilverfahren, die mit Schwingungen arbeiten. Dazu zählen beispielsweise die Homöopathie, die Bachblütentherapie und die Bioresonanz-Therapie. Bei den Edelsteinen bestimmen die chemischen Inhaltsstoffe, die Dichte sowie der Härtegrad und natürlich die Farbe ihre Wirkung. Zunächst einmal gibt uns die Farbe der Edelsteine Auskunft über ihre Heilkräfte. Schon aus der Farbenlehre ist uns bekannt, dass Rot Bewegung, Lebenskraft und Energie bedeutet. Rot gibt uns Aktivität und Vitalität, Wärme, Kraft und Mut.

Orange hält die Lebensenergie im Fluss und kann festgefahrene Gefühle lösen. Zudem wirkt Orange erneuernd, belebend und weckt die Freude am Dasein. Gelb vermittelt Leichtigkeit, Fröhlichkeit, belebt das Denken und stimuliert die Übertragung von Nervenimpulsen. Grün, die Farbe der Natur, hat eine ausgleichende Wirkung. Rosa ist die Farbe der Sanftheit, der Zärtlichkeit und der höheren Empfindungen der Liebe. Hellblau öffnet Geist und Seele, vermittelt uns das Gefühl von Freiheit und beschenkt uns mit Inspiration. Die Farbe Dunkelblau schenkt uns Ruhe. Violett ist die Farbe der Reinigung. Farbloses Weiß symbolisiert Reinheit und höchste Vollkommenheit. Braun verhilft uns zu Standfestigkeit. Schwarz hilft uns dabei, uns abzugrenzen.

Direkt oder als Tinktur

DIE EINFACHSTE Anwendungsform, um die besonderen Wirkungen von Edelsteinen zu spüren. ist das Tragen der Steine als Schmuck. Doch können wir Edelsteine auch direkt auf erkrankte Körperbereiche legen, wobei sich ihre Schwingungen unmittelbar auf die betroffenen Regionen übertragen und auf die energetischen Blockaden einwirken, die die Ursache für verschiedene Krankheitssymptome sind.

Wirkungsvoll und leicht anzuwenden sind außerdem Edelstein-Tinkturen. Diese stellt man her, indem man den entsprechenden Edelstein über Nacht in ein Glas Wasser legt, wodurch sich die Energie und die Information des Steines auf das Wasser übertragen. Die Flüssigkeit können wir dann als Heil- oder Stärkungsmittel trinken. Andere Methoden sind das Einnehmen von Edelsteinpulver oder die Stimulierung von Akupunktur-Punkten mit Hilfe von Kristallspitzen bestimmter Edelsteine.

Zur Heilwirkung einzelner Edelsteine

- Der **Amethyst** kann eingesetzt werden bei Kopfschmerzen und Migräne. Schlafstörungen, Trunksucht, Brandwunden, Leber- und Darmkrankheiten.
- Der **Bergkristall** kann unter anderem angewendet werden bei Blutungen, Menstruationsbeschwerden. Rheuma, Nervenkrankheiten, Angina pectoris und Schilddrüsenerkrankungen.
- Der **Chalzedon** kann eingesetzt werden bei Haarausfall, abbrechenden Nägeln. Nervosität und Depressionen, nach der heiligen Hildegard auch bei Jähzorn und Rheuma.
- Den **Diamanten** empfiehlt die heilige Hildegard bei sämtlichen Suchtkrankheiten, ferner bei einem Schlaganfall, Arteriosklerose, Lähmungen und Gelbsucht.
- Der **Granat** wird empfohlen bei Herzkrankheiten, Herzklopfen, Hauterkrankungen und Entzündungen.
- Der **Jadestein** kann eingesetzt werden bei Blasen- und Nierenentzündungen. Knieleiden, Rheuma, Magengeschwüren und Sodbrennen.
- Der **Lapislazuli** hilft bei Thrombose, Wassersucht, Durchblutungsstörungen, Stress, Epilepsie und unruhigem Schlaf mit Alpträumen.
- Der **Mondstein** wirkt gegen Verstopfung, Unfruchtbarkeit, Menstruationsbeschwerden und Magenbeschwerden.
- Der **Rosenquarz** wird empfohlen bei Angst, Heimweh, Darmstörungen, Problemen in der Pubertät und Durchfall.
- Der **Rubin** ist hilfreich bei Blutarmut, Fieber, Tuberkulose, Schüttelfrost, Trägheit und Lustlosigkeit.
- Der **Saphir** wird angewendet bei Augenkrankheiten, Nervosität und Blutergüssen.
- Der **Smaragd** ist bei tropischen Erkrankungen, Epilepsie, Gedächtnisstörungen, Schwäche, Blutverlust und Schlaflosigkeit empfehlenswert.
- Das **Tigerauge** lindert Asthma, Atemnot, Depressionen, Darmkrämpfe und Augenkrankheiten.
- Der **Türkis** ist hilfreich bei Unzufriedenheit, Drüsenerkrankungen, Grippe, Leber- und Milzerkrankungen.

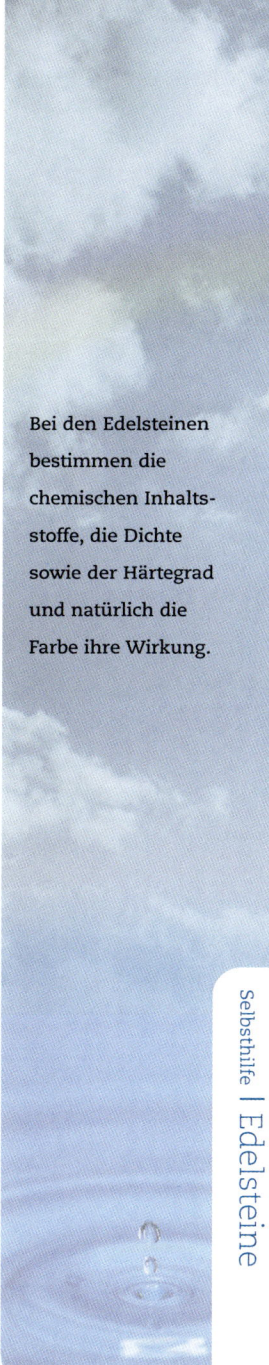

Bei den Edelsteinen bestimmen die chemischen Inhaltsstoffe, die Dichte sowie der Härtegrad und natürlich die Farbe ihre Wirkung.

Selbsthilfe | Edelsteine

37

Steine laden sich auf

WENDET MAN EINEN Edelstein zur Linderung von Beschwerden an, muss man daran denken, ihn anschließend zu reinigen. Dies geschieht beispielsweise dadurch, dass man ihn unter fließendes Wasser legt. Eine andere Empfehlung ist es, die Steine inmitten von Meersalz in die Sonne zu legen.

Grundsätzlich sollten die Steine wiederholt in die Sonne gelegt werden, damit sie sich wieder neu aufladen können. Es existieren zahlreiche Geschichten darüber, wie sich Steine verfärbten und quasi Krankheitsenergie aufgenommen haben sol1en. Auch wird berichtet, dass sich in ihnen Risse zeigten oder sie sogar zersprungen sind, nachdem sie die Krankheitsenergie aufgenommen hatten.

Buchtipps

- Gottfried Hertzka und Wighard Strehlow: DIE EDELSTEIN-MEDIZIN DER HEILIGEN HILDEGARD. Freiburg: Hermann Bauer, 12. Aufl. 1996.
- Reinhard Florek: HEILENDE EDELSTEINE. Aitrang: Windpferd, 1995.
- Ursula Klinger-Raatz: ENGEL UND EDELSTEINE. DIE GEHEIMNISVOLLEN KRÄFTE VON GESCHLIFFENEN STEINEN UND KRISTALLEN. Aitrang: Windpferd, 3. Aufl. 1991.

Die Heilkräfte der Farben

SCHON DER VOLKSMUND weiß, dass Farben einen besonderen Stellenwert in unserem Leben haben und oft mit Gefühlen in Zusammenhang stehen. Daher kommen Begriffe wie „sich schwarz ärgern", „gelb oder grün vor Neid werden" und „rot vor Zorn" oder „weiß (blass) vor Schreck" werden. Aber auch in der Heilkunde hat jede Farbe eine besondere Bedeutung und kann zur Behandlung bestimmter Krankheiten eingesetzt werden.

Jeder Mensch reagiert auf Farben bewusst oder unbewusst. Denken Sie an Verkehrsampeln und Signalfarben bei Hinweisschildern. Hier werden Verkehrsteilnehmer bewusst durch Farben auf bestimmte Dinge hingewiesen. Man kann aber auch unbewusst beeinflusst werden, wenn beispielsweise in der Werbung gezielt Farben zur Verkaufsförderung eingesetzt werden.

Symbole und Gefühle

JEDER KULTURKREIS schreibt Farben eine bestimmte Bedeutung zu. Ebenso ist es auch interessant, wie der einzelne Mensch auf bestimmte Farben reagiert. Der Schweizer Psychologe Max Lüscher untersuchte bei Tausenden von Menschen deren Vorlieben und Abneigungen gegenüber Farben. Er brachte diese Reaktionen in Verbindung mit den Charaktereigenschaften der untersuchten Menschen. So entstand ein Farbtest-Verfahren, das ansonsten verborgene Stärken und Schwächen sowie vergangene und zukünftige Verhaltensweisen eines Menschen aufdecken kann sowie ein zutreffendes Charakterbild erkennbar macht.

Max Lüscher ordnete den Farben folgende Symbol- und Gefühlswerte zu:

Rot steht für Ehrgeiz, Tatkraft, Durchsetzungsvermögen und Temperament.

Selbsthilfe | Heilkräfte der Farben

Blau steht in Beziehung zu Geborgenheit, Treue, Ruhe und Gefühlstiefe.
Gelb bedeutet Heiterkeit, unbestimmte Aktivität und Geschäftigkeit, aber auch Unbeständigkeit und gewisse Oberflächlichkeit.
Grün steht für Anpassungsfähigkeit, Widerstandsfähigkeit und Selbstvertrauen.

Ich habe mich hier auf die vier Grundfarben beschränkt; entsprechende Zuordnungen gibt es auch für andere Farben.

Gegensätze: Rot und Blau

DASS FARBEN auch eine Auswirkung auf unsere Körperfunktionen haben, erkannten unsere Vorfahren schon vor Tausenden von Jahren. Und so verwundert es nicht, dass Farben in sehr vielen Kulturen schon zu Urzeiten für Heilungszwecke eingesetzt wurden. Nachdem dieses Wissen, zumindest in Europa, in Vergessenheit geraten war, entwickelten sich die Vorläufer der modernen Farb- oder Colortherapie erst im auslaufenden 19. und beginnenden 20. Jahrhunderts.

Die sieben wichtigsten Farben, die heute von Heilpraktikern und Ärzten eingesetzt werden, möchte ich etwas ausführlicher vorstellen. Die Heilfarbe **Rot** löst chronische Stauungen und Blockaden und bringt Funktionen des Organismus wieder in Gang. Rot regt den Stoffwechsel an, Atmung und Durchblutung werden verbessert, der Blutdruck und die Herzfrequenz steigen. Zudem fördert Rot die Verdauung und unterstützt die Entschlackung. Diese Farbe steigert die Leistungsfähigkeit und regt die Lebensenergie an. Das sexuelle Verlangen wird angeregt und gesteigert.

Jeder Mensch reagiert bewusst oder unbewusst auf Farben.

Menschen mit Neigung zu erhöhtem Blutdruck, Schilddrüsenüberfunktion und cholerischem Temperament müssen sehr vorsichtig im Umgang mit der Therapiefarbe Rot sein, weil sie zusätzlich anregend wirkt. Deshalb ist die Anwendung von Rotbestrahlung bei akuten Entzündungen nicht oder nur mit äußerster Vorsicht angezeigt.

Blau als Heilfarbe kommt zum Einsatz, um körperliche und seelische Entspannung herbeizuführen. So wirkt Blau bei allen Zuständen, in denen ein Übermaß an Energie vorherrscht, im Gegensatz zu Rot, das bei Unterversorgung eingesetzt wird.

Blau senkt den Blutdruck und die Herzfrequenz, beruhigt, entspannt und gleicht nervöse Beschwerden aller Art aus. Dazu zählen beispielsweise Schlaflosigkeit, ein nervöser Darm und eine nervöse Blase sowie die Überfunktion von Organen. Blau ist sehr wichtig bei Beschwerden während der Wechseljahre. Zudem senkt es die Schmerzbereitschaft und wird von einigen Zahnärzten als Alternative zu Schmerzspritzen eingesetzt. Darüber hinaus verwenden wir Blau gegen Krämpfe, bestimmte Hautallergien, Krampfadern und Hämorrhoiden.

Grün: Universal-Heilfarbe

Grün ist die Heilfarbe schlechthin. Wir setzen sie hauptsächlich ein, um Reizzustände auszugleichen. Grün heilt akute Stauungen und Blockaden und beseitigt Entzündungen sowie schmerzhafte Schwellungen. Es wirkt ausgleichend auf Beschwerden, die durch Überanstrengung ausgelöst wurden, harmonisiert Stimmungsschwankungen und erhöht das Selbstwertgefühl. Während also Rot anregend und Blau beruhigend wirkt, ist Grün ausgleichend.

Gelb wirkt ähnlich wie Rot, aber in abgeschwächter Form. Bei Bestrahlung mit Gelbtönen gelten die gleichen Vorsichtsmaßnahmen, die ich auch schon bezüglich Rot genannt habe. Gelb aktiviert die Funktionen unserer Organe und ganz besonders unserer Drüsen. Insbesondere die Säfteproduktion unseres Verdauungsapparates und der Leber und Galle werden angeregt. Die Lymphdrüsentätigkeit wird ebenfalls gefördert.

Auf der psychischen Ebene wirkt Gelb antriebsfördernd. Bei Resignation, Teilnahms- und Hoffnungslosigkeit sowie Apathie hat die Behandlung mit Gelb aufhellende und aufheiternde Effekte und weckt die Lebensgeister. Oft ist es schon ausreichend, bei Arbeitsunlust oder fehlender Lebensfreude den Schreibtisch mit gelben Utensilien zu versehen, beispielsweise eine gelbe Schreibunterlage, gelbe Stifte und ähnliches, um einen Ausgleich herbeizuführen.

Orange, Violett, Türkis

Orange setzt sich aus Rot und Gelb zusammen und ist bei ähnlichen Krankheitszuständen angesagt. Vorrangig wird Orange gegen Depressionen, Melancholie sowie Schwermut verwendet und vermittelt Lebensfreude und neuen Mut.

Violett setzt sich aus den gegensätzlichen Farben Blau und Rot zusammen. Es hat eine kühlende und stark reinigende Wirkung, die insbesondere bei der Wundheilung und der Behandlung von Hautunreinheiten nützlich ist.

Türkis ist die Heilfarbe des Kehlkopfzentrums und wirkt ausgleichend

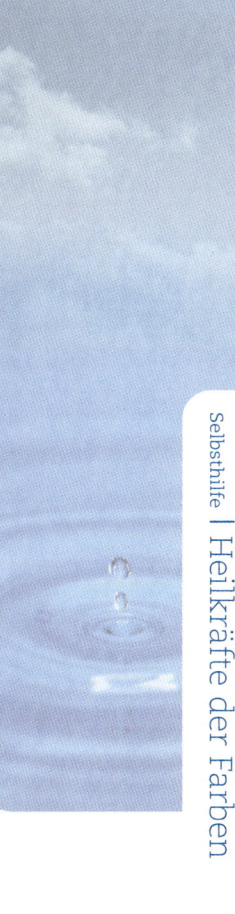

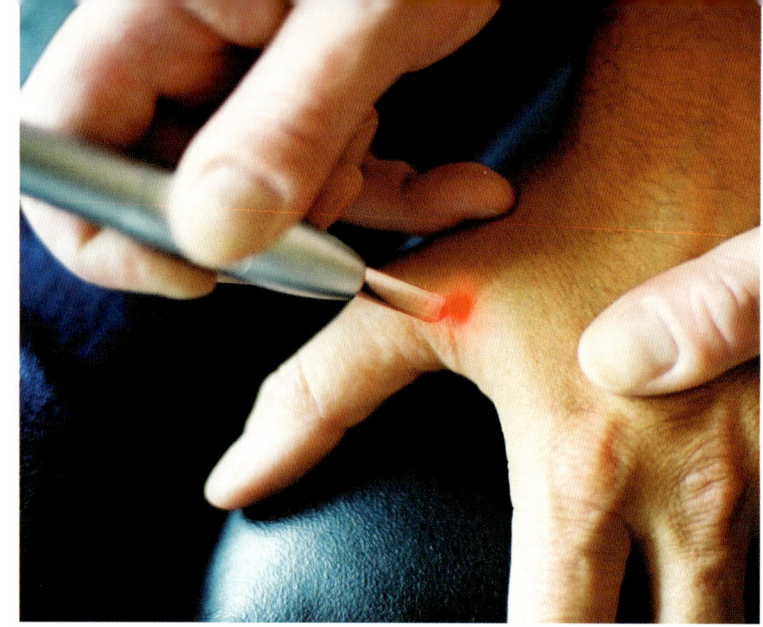

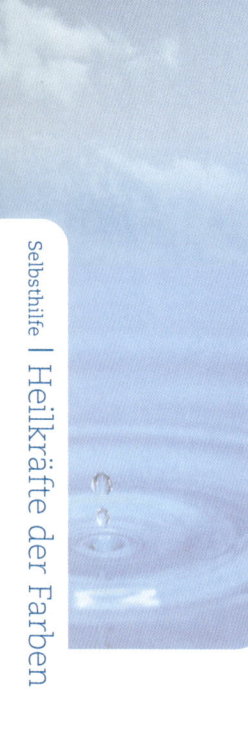

Bei der Farbpunktur werden bestimmte Punkte mit farbigem Licht bestrahlt.

auf die Schilddrüse, sowohl bei Über- als auch bei Unterfunktion. Darüber hinaus setzen wir es bei stressbedingter Erschöpfung und gegen die Belastung durch Elektrosmog ein. Andere Farben werden nur selten in der Farbtherapie benutzt.

Umfeld farbig gestalten

ICH MÖCHTE IHNEN nun Möglichkeiten vorstellen, Farben für das Wohlbefinden sinnvoll einzusetzen. Beginnen wir mit der farblichen Ausstattung der Wohnräume. Blautöne empfehlen sich im Schlafzimmer, insbesondere bei Schlafproblemen, während Rottöne in diesem Raum eher angebracht sind, um aus bestimmten Gründen wach zu halten. Ähnliches gilt für die Auswahl von Bettwäsche, Teppichen, Vorhängen und anderem Zubehör.

Durch das Tragen von ausgewählten farbigen Kleidungsstücken haben Sie die Möglichkeit, auf Ihr Befinden einzuwirken. Es ist nachgewiesen, dass der menschliche Organismus auch über die Nahrung Farbenergien aufnimmt. Es empfiehlt sich daher, auf bunte Speisen und Salate zu achten.

Mit Hilfe von Farbfolien können Sie Schreibtischlampen oder Taschenlampen zu „Farbstrahlern" umfunktionieren und sich mit der passenden Farbe bestrahlen, entweder den ganzen Körper, einzelne Körperregionen oder bestimmte Punkte.

„Akupunktur" mit Farben

DEM FARBTHERAPEUTEN, sei er nun Arzt oder Heilpraktiker, stehen natürlich professionelle Geräte zur Verfügung, doch lassen sich die meisten Farbanwendungen auch zu Hause durchführen.

Eine Ausnahme ist die so genannte Farbpunktur, die der deutsche Heilpraktiker Peter Mandel entwickelt hat. Sie stellt eine Art Akupunktur mit Farben statt mit Nadeln dar. An bestimmten Körperstellen wird durch die Farben ein Reiz ausgelöst. Bei der Farbpunktur bestrahlt man die Körperstellen mit einer speziellen Stiftlampe. Dadurch können außergewöhnliche Heilerfolge erzielt werden. Auch die Ohr-Farbpunktur spielt dabei eine große Rolle. Aufgrund seiner relativ einfachen Anwendung und seiner sanften, aber doch tiefgreifenden Wirkung erfreut sich dieses Verfahren steigender Beliebtheit.

HEILUNG MIT DEN ELEMENTEN

Wasseranwendungen

DIE METHODE DER Wasseranwendungen in der Heilkunde ist aufs Engste mit dem Namen Kneipp verbunden, der allerdings nicht der Erste war, der sie anwendete. Schriftliche Überlieferungen liegen uns von den alten Babyloniern, Syrern und Ägyptern vor. Die Griechen hatten sogar Wasserkurorte und bei Hippokrates (etwa 400 v. Chr.) finden sich genaue Anweisungen für den Gebrauch kalten wie warmen Wassers. Die römischen Thermen schließlich waren Ausdruck der Blüte der Badekultur und dienten auch Heilzwecken.

In vielen Kulturen war das Wasser ein heiliges Element, was sich bei den Christen im Weihwasser fortsetzte. Auch strömen noch heute ganze Pilgerscharen zu den heilkräftigen Quellen von Lourdes.

Im Mittelalter dienten die Badestuben eher dem geselligen Treiben, vielerorts war es sogar verpönt, sich zu waschen, es galt gar als ungesund. 1737 verfassten die Ärzte Sigmund Hahn jun. und sen. ein Büchlein mit dem Titel DIE WUNDERBARE HEILKRAFT FRISCHEN WASSERS ...

Dieses Buch fiel Sebastian Kneipp in die Hände, als er 1844 unheilbar – wie die Ärzte sagten – an Lungentuberkulose erkrankt war. Er ge-

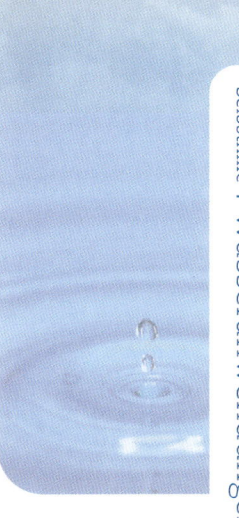

Selbsthilfe | Wasseranwendungen

nas mit Hilfe der Methode, beispielsweise lief er von seinem Priesterseminar nachts zur 4 km entfernten Donau und tauchte in die eiskalten Fluten. Er zog sich wieder an ohne Abtrocknen und eilte zurück. 1852 wurde er – völlig genesen – zum Priester geweiht.

Die Waschküche des Klosters Wörishofen, wo er mit der Gießkanne behandelte, wurde seine erste Krankenbadeanstalt. Seine Erfolge führten zu einem Strom von Hilfesuchenden, das Geld, das er damit und mit seinen Buchveröffentlichungen verdiente, floss in seine Stiftungen ein. Doch ging er weit über die Wassermethode hinaus und führte die Heilpflanzen wieder in die Heilkunde ein. Zudem entwickelte er ein Diätsystem, eine Ordnungs- und eine Bewegungstherapie.

Kneipp vertrat die Ansicht, dass das Wasser „löst, entfernt und stärkt" und in der Lage ist, jede heilbare Krankheit zu heilen, wenn es richtig angewendet wird. Ergebnisse sind:

- eine schwächliche Konstitution wird wieder gekräftigt und zu erneuter Tätigkeit in die Lage versetzt
- Ausscheidung von Krankheitsprodukten
- das gereinigte Blut kann wieder angemessen zirkulieren.
- die im Blut enthaltenen Krankheitskeime werden aufgelöst.

Natürlich wurde er von den Ärzten als Scharlatan angegriffen, doch wie es sich bei vielen natürlichen Heilmethoden verhielt, so mussten sie auch diese Methode letztlich auf Grund der Heilerfolge anerkennen. Seine Lehre hat überlebt, auch heute noch existiert die Kneipp-Bewegung, die Methoden erfreuen sich großer Beliebtheit und sind weiter entwickelt worden.

Anwendungsbeispiele

DIE ANWENDUNG richtet sich nach der Reaktionslage des Organismus. Dabei beschränkt sie sich nicht auf den Krankheitsfall, sondern ist eine der besten Abhärtungs- und Vorbeugemaßnahmen. Im Zweifelsfall sollte man einen Fachmann konsultieren. Die folgenden Anwendungen können Sie allerdings selbst durchführen:

Kniesguss: Mit kaltem Wasser die Beine und Füße kurz bis etwa handbreit über den Knien abspritzen. Bei allen Wassergüssen immer an der Außenseite des rechten Fußes (herzfern) beginnen und aufsteigen. Auf der Vorderseite mit dem Wasserstrahl hinunterfahren, auf der Innenseite wieder hoch und hinten zurück. Die Fußsohlen nicht vergessen.

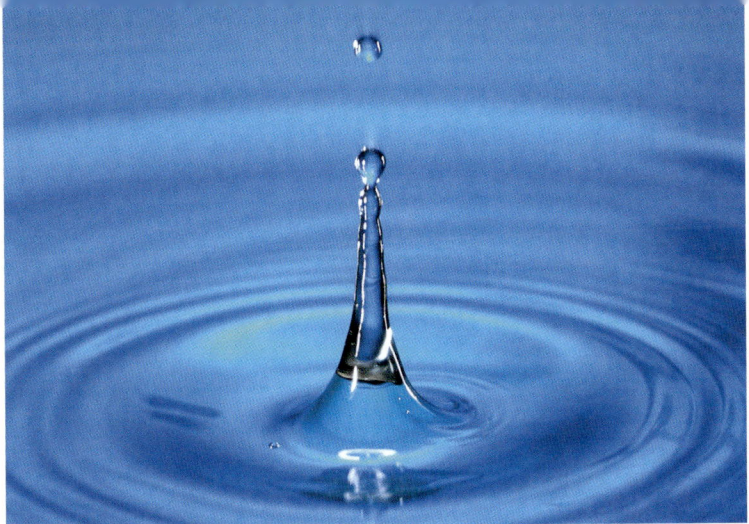

Das belebt und erfrischt nach dem Duschen am Morgen. Vor dem Zubettgehen wirkt es beruhigend und hilft beim Einschlafen.

Schenkelguss: wie beim Knieguss, jedoch bis in die Leiste, nie über die Blase hinaus. **Armguss** entsprechend.

Wassertreten: In ein Gefäß, das bis ungefähr auf Kniehöhe reicht, kaltes Wasser geben und darin an Ort und Stelle treten. Für ein Wechsel-Fußbad einen zweiten Behälter mit warmem Wasser bereit stellen (36–39 Grad). Die Füße danach nicht abtrocknen, sondern nur das Wasser abstreifen – das verstärkt den Reiz noch. Auf einer Wanderung Füße kurz in einen Bach halten oder wenn möglich darin ein paar Schritte gehen.

Handgelenke: Tagsüber unter kaltes Wasser halten. Das erfrischt und wirkt anregend.

Barfuß laufen: Verbessert die Durchblutung, erfrischt und belebt insbesondere, wenn Sie morgens durch den Tau über eine Wiese laufen.

Kalte Wasseranwendungen sollten nur bei warmen Füßen gemacht werden. Am besten für Wassergüsse sind Schläuche, aus denen das Wasser träge herausfließt.

Dazu noch einige Grundregeln:
- Kalte Bäder nur bei warmem Körper durchführen
- Nach kaltem Bad durch Bewegung aufwärmen
- Nach warmem Bad eine kurze kalte Anwendung folgen lassen
- Bei Wechselbädern mit kalter Anwendung aufhören.

Strahlen stören die Gesundheit

WENN PATIENTEN auf Medikamente oder Behandlungsversuche des Heilpraktikers nicht ansprechen, stecken manchmal Störzonen im häuslichen Umfeld dahinter. Sie werden durch Erdstrahlen ausgelöst. Mit Hilfe einer Rute spüren sensible Menschen so genannte Störzonen, beispielsweise Wasseradern oder geologische Verwerfungen, auf.

Während meiner 16-jährigen Tätigkeit als Heilpraktiker ist es immer mal wieder vorgekommen, dass Patienten sich als therapieresistent erwiesen haben. Damit meine ich, dass ihr Organismus auf eine Behandlung wenig oder überhaupt nicht angesprochen hat. Bei einer Reihe von Patienten stellte sich heraus, dass ihr Wohlbefinden im Wesentlichen durch Erdstrahlen gestört wurde. Deutlich wurde dies, wenn die Menschen den Strahlenbelastungen auswichen, die ein Rutengänger zuvor entdeckt hatte. Manchmal war bei ihnen auch zu beobachten, dass nun die früher relativ wirkungslosen Medikamente zu greifen begannen.

Wasseradern und Verwerfungen

UNTER DEM SAMMELBEGRIFF Erdstrahlen werden verschiedene Arten von Abstrahlungen zusammengefasst, beispielsweise solche, die von geologischen Verwerfungen und Gesteinsbrüchen oder von Wasseradern ausgehen. Dadurch entstehen magnetische oder elektrische Veränderungen, aber auch feinste Bodenschwingungen und Ausdünstungen. Experten, die sich mit Erdstrahlen beschäftigen, gehen davon aus, dass die Wirkung der Strahlen an ganz bestimmten Stellen zu spüren ist. Die Welt sei mit einem Netz von so genannten „Reizstreifen" überzogen. An den Stellen, wo sich Reizstreifen kreuzen, befinden sich besonders gefährliche Punkte. Da sich auf unserem Planeten die Erdschichten bewegen, können sich auch die Strahlungszonen verschieben.

Rutengänger spüren Erdstrahlen und Störzonen mit verschiedenen Methoden auf. Nur wenige verwenden heute noch eine Haselnussrute. Sie wird mit Untergriff an beiden Enden gefasst. Der Rutengänger legt dann die Oberarme an den Körper an und spannt die Rute waagerecht. Dann geht er mit der Rute durch einen Raum oder über einen Hof. An den „Reizstreifen" schlägt die Rute nach oben oder unten aus. Anstelle der Haselnussrute verwenden Rutengänger auch Holzruten, Metallgabeln oder Drahtspiralen.

Erdwahrsager kamen ins Haus

EINIGE ORTEN DIE Erdstrahlen auch mit dem Pendel. Diese Technik ist schon sehr alt. Schon um 6000 vor Christus soll es Rutengänger gegeben haben. Etwa 2200 vor Christus erließ ein chinesischer Kaiser ein Edikt, dass kein Haus gebaut werden dürfe, bevor die Erdwahrsager (Rutengänger) nicht bestätigt haben, dass die Baustelle frei von „Erddämonen" sei. Nach Überlieferungen sind viele bekannte Leute der letzten Jahrhunderte, unter ihnen Galileo Galilei, aber auch Johann Wolfgang von Goethe, Rutengänger gewesen.

Doch auf Druck bestimmter Interessengruppen, beispielsweise der Kirche, übten viele Rutengänger ihre Kunst nicht mehr aus. Das Pendeln und Rutengehen geriet in Vergessenheit. Ein erneutes öffentliches Interesse kam Ende der 20er Jahre des vergangenen Jahrhunderts auf, als Gustav Freiherr von Pohl wissenschaftliche Experimente mit der Wünschelrute durchführte und einen Zusammenhang zwischen Erdstrahlen und der Entstehung von Krebserkrankungen feststellte.

Wassersuche per Rute

DASS ERDSTRAHLEN keine Hirngespinste sind, haben viele Menschen bereits am eigenen Leib erfahren. Auf dem Lande werden die Rutengänger von den Bauern eingeladen, um Wasserläufe aufzuspüren. Wo die Rute oder das Pendel ausschlägt. wird ein Brunnenloch gebohrt. Rutengänger werden außerdem eingesetzt, um Erzvorkommen aufzuspüren.

Am bekanntesten ist jedoch die Hilfe von Rutengängern beim Aufspüren von Störzonen in Häusern oder Wohnungen. Steht nämlich ein Bett auf einer Störzone, kann das bei dem Benutzer des Bettes zu Schlafproblemen und gesundheitlichen Beschwerden führen. Diese Erfahrung konnte ich an mir selbst und an meiner Familie machen. Ein Rutengänger, der in unserem Haus zu Besuch war, machte einige Störzonen ausfindig, die zum Teil auch vorher von mir und meinen Familienmitgliedern schon vermutet wurden. Nach dem Umstellen der Betten kam es bei allen zu verbessertem Schlaf.

Auswirkungen auf das Wohlbefinden

ERDSTRAHLEN SIND notwendig für unser Leben wie Luft und Wasser.

Nur im Übermaß und bei längerem Einfluss schaden Erdstrahlen uns.

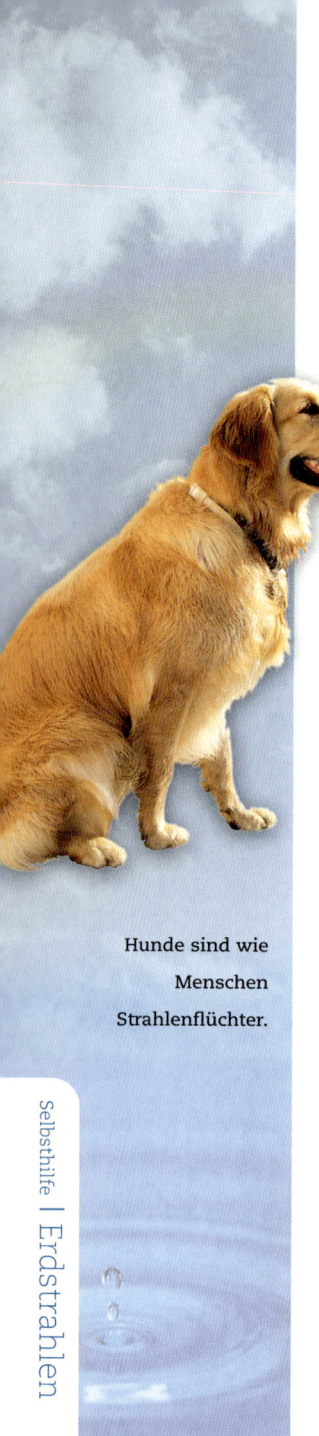

Nur im Übermaß schaden sie uns. Es ist nicht so, dass Erdstrahlen binnen kurzer Zeit zu gesundheitlichen Problemen führen. Aber wenn Ihr Bett jahrelang über einer Störzone steht, so wird Ihr Körper und Ihr gesamter Organismus auf diese Störzone reagieren.

Erdstrahlen können nicht nur Schlafstörungen, sondern auch andere gesundheitliche Probleme auslösen, beispielsweise eine geschwächte Vitalität, rheumatische Beschwerden, Ischias, Depressionen, Angstzustände, Neuralgien, Fehlgeburten und ein gesteigertes Risiko verschiedener Krebserkrankungen. Letztlich kann man sagen: Auf allen Ebenen können Körper und Geist geschwächt werden.

Nach meinen Erfahrungen sind es nicht die Erdstrahlen allein. Aber oftmals sind gerade sie es, die das berühmte Fass zum Überlaufen bringen. Gerade wenn unser Bett, der Ort der Entspannung und des Ausruhens, im Bereich von Erdstrahlen steht, hat das große Auswirkungen auf uns. Neben den genannten Strahlungen existieren noch von Menschenhand verursachte, beispielsweise Radarstrahlungen, elektromagnetische Strahlungen, Mobilfunknetze, um nur die wichtigsten zu nennen. Der erfahrene Rutengänger kann auch diese bestimmen.

Strahlenflüchter und Strahlensucher

Unter den Lebewesen gibt es Strahlenflüchter und -sucher. Wie der Mensch sind Hund und Schwein, aber zum Beispiel auch Tauben und andere Vögel Strahlenflüchter. Das heißt, sie meiden strahlenbelastete Plätze. Das spiegelt sich in folgender Volksweisheit wider: „Wo Störche und Schwalben nisten, ist das Glück zu Hause und reicher Kindersegen." Wenn der Hund sich gerne in Ihrem Bett aufhält, ist das zumindest aus „strahlentechnischer Sicht" ein gutes Zeichen.

Anders verhält es sich mit den Katzen. Sie sind Strahlensucher. Die Katze sucht sich gerne starke Strahlenfelder, wie übrigens auch alle Insekten. Für den Imker bringt es am Ende eine wesentlich höhere Ausbeute an Honig, wenn er seine Bienen in einem Strahlenbereich angesiedelt hat.

Der Verlauf von Strahlenzonen lässt sich auch an kranken oder „windschiefen", oft gegen die Windrichtung wachsenden Bäumen erkennen, die einfach nur versuchen, aus dem Strahlenfeld herauszuwachsen. Die Eiche als Strahlensucher steht vornehmlich auf starken Störzonen und ist von daher bei Gewittern ein Anziehungspunkt für Blitze.

Hunde sind wie Menschen Strahlenflüchter.

Informationen

ADRESSEN VON Rutengängern können Sie eventuell über Ihren Heilpraktiker erfahren. Außerdem vermittelt die Vereinigung Deutscher Rutengänger Kontakte. Da der Gesetzgeber keine Richtlinien zur Ausübung dieses Handwerkes gibt, hat die Vereinigung Deutscher Rutengänger selbst Kriterien entwickelt, die jemand beim Auffinden von Störzonen erfüllen muss, ehe er Mitglied in der Vereinigung werden kann. Weitere Informationen erhalten Sie bei der Vereinigung Deutscher Rutengänger, Feldbergstr. 13, 65527 Niedernhausen, Tel. (0 61 27) 10 25.

Segen oder Fluch – Impfungen

WÄHREND DIE Schulmedizin eine ganze Reihe von Schutzimpfungen empfiehlt, werden diese in der Naturheilkunde sehr kritisch gesehen. Die Naturheilkunde will nicht von Impfungen generell abraten, sondern zum Nachdenken über dieses Thema anregen.

Seit die erste Impfung „erfunden" wurde, ist diese Art der Krankheitsvorsorge umstritten. Und das wird vermutlich in Zukunft so bleiben. Für und Wider von Impfungen abzuwägen, fällt nicht nur Medizinern und Heilkundlern schwer, sondern stellt insbesondere für Eltern eine sehr schwierige Aufgabe dar.

Für und Wider von Impfungen abzuwägen fällt oft schwer.

Vor 200 Jahren entdeckt

VOR ETWA 200 JAHREN, im Jahr 1796, wurde das Prinzip der Impfung von dem englischen Arzt Edward Jenner entdeckt. Er entnahm Kühen, die an den Kuhpocken erkrankt waren, Blut und stellte daraus einen Impfstoff für Menschen her. Dieser wurde Versuchspersonen verabreicht und schützte sie tatsächlich vor einer Pockenerkrankung.

Das Impfzeitalter hatte begonnen und bis heute wurde eine ganze Reihe von Impfstoffen gegen verschiedene Erkrankungen entwickelt. Der Entdecker des Impfprinzips, Edward Jenner, hatte bis an sein Lebensende Zweifel am Nutzen seiner Forschung: „Ich weiß nicht, ob ich nicht doch einen furchtbaren Fehler gemacht und etwas Ungeheures geschaffen habe", lautet ein Zitat des Naturwissenschaftlers. Jenners eigener Sohn war durch die von ihm entdeckte Pockenimpfung an einem Hirnschaden erkrankt, an dem er mit 21 Jahren starb. Seine Frau verlor nach der Impfung ihr Baby.

Aktive oder passive Impfung

BEIM IMPFEN WIRD der Körper zu einer Immunreaktion veranlasst, weil er mit abgeschwächten Krankheitserregern in Kontakt kommt. Dabei bildet der Körper Abwehrstoffe (Antikörper) gegen die Krankheit. Die Auseinandersetzung mit diesen Krankheitserregern wird im „Gedächtnis" unseres Immunsystems gespeichert. Wird der Körper später noch einmal mit Krankheitserregern dieser Art konfrontiert, dann weiß er, welche Abwehrstoffe dagegen wirken, hat diese sofort zur Verfügung und kann so den Ausbruch der Krankheit verhindern.

Man unterscheidet die aktive und passive Immunisierung. Bei der aktiven Immunisierung werden dem Körper abgetötete oder abgeschwächte Krankheitserreger verabreicht, gegen die sich unser Immunsystem wehren muss. Dagegen befinden sich im Impfserum einer Passivimmunisierung bereits gebildete Antikörper, die meist aus dem Blut immunisierter Tiere stammen.

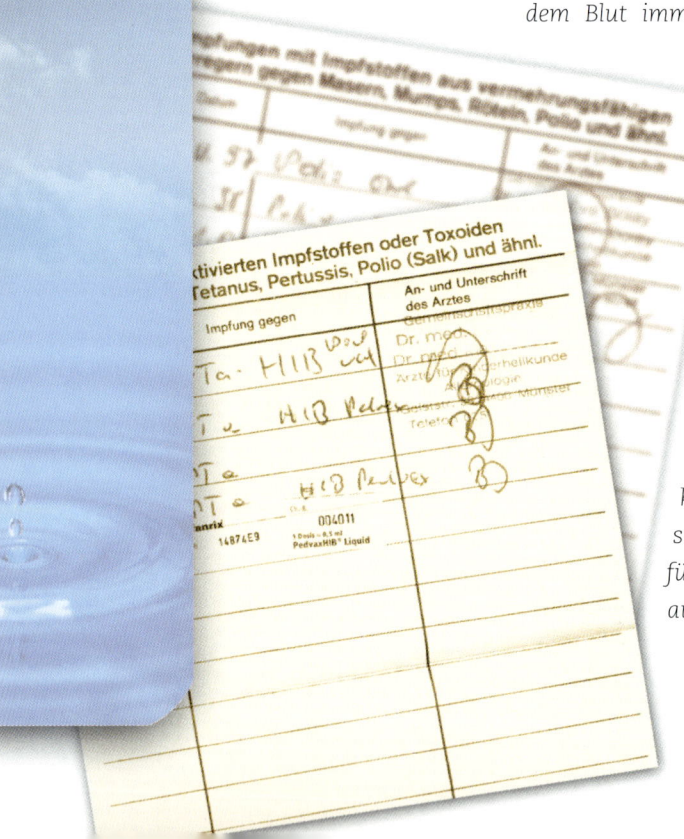

Meistens wendet man diese Form der Impfung bei einer bereits bestehenden Erkrankung an und erspart somit dem Organismus die aktive Auseinandersetzung mit dem Erreger. Daneben gibt es noch die kombinierte Aktiv-Passiv-Impfung. Hierbei werden dem Körper sowohl Antikörper als auch abgeschwächte Erreger zugeführt, mit denen er sich aktiv auseinandersetzen muss.

Was Kritiker sagen

IMPFKRITIKER MEINEN, dass dem Konzept der Impfungen eine völlig falsche Vorstellung über die Arbeitsweise unseres Immunsystems zugrunde liegt. Nach ihrer Ansicht kann man das Immunsystem durch Impfungen nicht „trainieren" und dadurch den Körper vor Krankheiten schützen. Hinzu kommt, dass der Immunschutz durch eine Impfung nicht lebenslang anhält, sondern begrenzt ist. Dagegen hält die natürliche Immunisierung, beispielsweise durch eine Kinderkrankheit, lebenslang. Der Denkansatz der Impfungen konzentriert sich nach Auffassung der Kritiker zu sehr auf die Krankheitserreger. Viel wichtiger seien der Mensch und sein Körper. Erst wenn das körperliche Milieu gestört ist, kann der Organismus Krankheitserreger nicht mehr aus eigener Kraft abwehren, und es kommt zu einer Infektion.

Schon der bekannte Hygieneprofessor Max von Pettenkofer (1818–1901) erkannte dies. In einem Streitgespräch über das Impfen mit seinem Berufskollegen Robert Koch entriss Pettenkofer diesem ein Glas mit Cholerabazillen. Die Menge hätte genügt, um hunderte von Menschen mit der Cholera zu infizieren. „Was zählt, das ist der Organismus. Wenn Ihre Theorie stimmte, wäre ich in 24 Stunden ein toter Mann", sagte Pettenkofer und schluckte das Glas mit den Choleraerregern vor den Augen seines entsetzten Kollegen. Er überlebte das Experiment, ohne an Cholera zu erkranken.

Krank durch Impfstoffe?

NICHT NUR DAS IMPFEN als Methode, sondern auch die Impfstoffe sind bei Kritikern umstritten. Sie stellen die Frage, ob der menschliche Organismus den tierischen Anteil der Impfung überhaupt verträgt. Zur Herstellung von Impfstoffen setzt man beispielsweise Kühe, Pferde, Affen, Schweine, Hühner und Mäuse ein. Zuchtgrundlage der Windpockenimpfstoffe sind beispielsweise menschliche Krebszellen, ebenso bei Röteln. Impfkritiker glauben, dass Impfstoffe bei vielen Menschen Überreaktionen des Immunsystems in Form von Allergien auslösen. Sie argumentieren, dass mit der Anzahl der Impfungen auch die Anzahl der Allergien zugenommen hat. Eine der häufigsten Allergiearten, der Heu-

schnupfen, wurde beispielsweise erstmals Anfang des 19. Jahrhunderts, etwa 1820, beschrieben, und zwar in England. Hier begannen die Impfungen im Jahre 1796 mit der Entdeckung der Pockenimpfung. Schon damals erkannten Heilkundler, dass das Heu bei all dem nur eine untergeordnete Rolle spielte. Denn zumeist war die Stadtbevölkerung stärker vom Heuschnupfen betroffen als die Landbevölkerung. Im gleichen Maße war die Stadtbevölkerung aber auch häufiger geimpft worden.

Impfstoffe enthalten weiterhin Zusätze, die umstritten sind. Dabei handelt es sich um Antibiotika und Formaldehyde sowie um weitere Substanzen, genannt Aluminiumhydroxyd und Tiomersal. Beides sind giftige Stoffe.

Noch Forschungsbedarf

LEIDER GIBT ES IN Deutschland keine Stelle, die sich wertfrei mit den Folgen von Impfungen beschäftigt. Daher ist es auch sehr schwer, Impfschäden festzustellen.

Ohne Zweifel haben in den vergangenen 150 Jahren die großen Epidemien in Europa abgenommen. Fraglich ist jedoch, welchen Anteil die Impfungen an diesem Rückgang haben. Ganz sicher tragen hygienische und technische Verbesserungen dazu bei, dass viele Krankheiten fast ausgerottet sind. Auf der anderen Seite leiden heutzutage schon Kinder an schweren chronischen Krankheiten. Es wäre wichtig, hier den Einfluss der Impfungen zu erforschen.

Zu bedenken ist, dass es in Deutschland keine Impfpflicht gibt. Sie können also selbst entscheiden, wogegen Sie sich oder Ihre Kinder impfen lassen. Wenn diese Überlegungen anstehen, sollten Sie mit einem Arzt oder Heilpraktiker Ihres Vertrauens ausführlich die Vor- und Nachteile einer Impfung besprechen. Sie sollten fragen, ob durch eine Impfung eine lebensbedrohliche oder sehr gefährliche Krankheit verhindert werden kann, gegen die es keine Medikamente und keine Behandlungsmöglichkeit gibt. Gibt es Behandlungsmöglichkeiten für eine Krankheit, muss man überlegen, wie groß das Risiko von Gesundheitsschäden trotzdem sein könnte, um den Nutzen einer Impfung abzuwägen.
Nicht geimpft werden darf, wenn:
• der Patient ohnehin an einer Abwehrschwäche oder an einem akuten Infekt leidet,
• eine allergische Veranlagung, beispielsweise Asthma, vorliegt oder sich Hautausschläge zeigen, zum Beispiel Milchschorf,

- schon einmal ungewöhnliche Reaktionen auf eine Impfung aufgetreten sind,
- der Patient geistig behindert oder neurologisch erkrankt ist, beispielsweise an Autismus oder Epilepsie, oder wenn motorische Störungen vorliegen,
- eine Patientin schwanger ist.

Buchtipps

Kritisch bis ablehnend setzen sich folgende Bücher mit dem Thema Impfen auseinander:

- Gerhard Buchwald: IMPFEN, DAS GESCHÄFT MIT DER ANGST. *München: Droemer Knaur, 1997.*
- Harris L. Coulter: IMPFUNGEN, DER GROSSANGRIFF AUF GEHIRN UND SEELE. *München: Hirthammer, 2. Aufl. 1995.*
- Joachim F. Grätz: SIND IMPFUNGEN SINNVOLL? EIN RATGEBER AUS DER HOMÖOPATHISCHEN PRAXIS. *München: Hirthammer, 1994.*

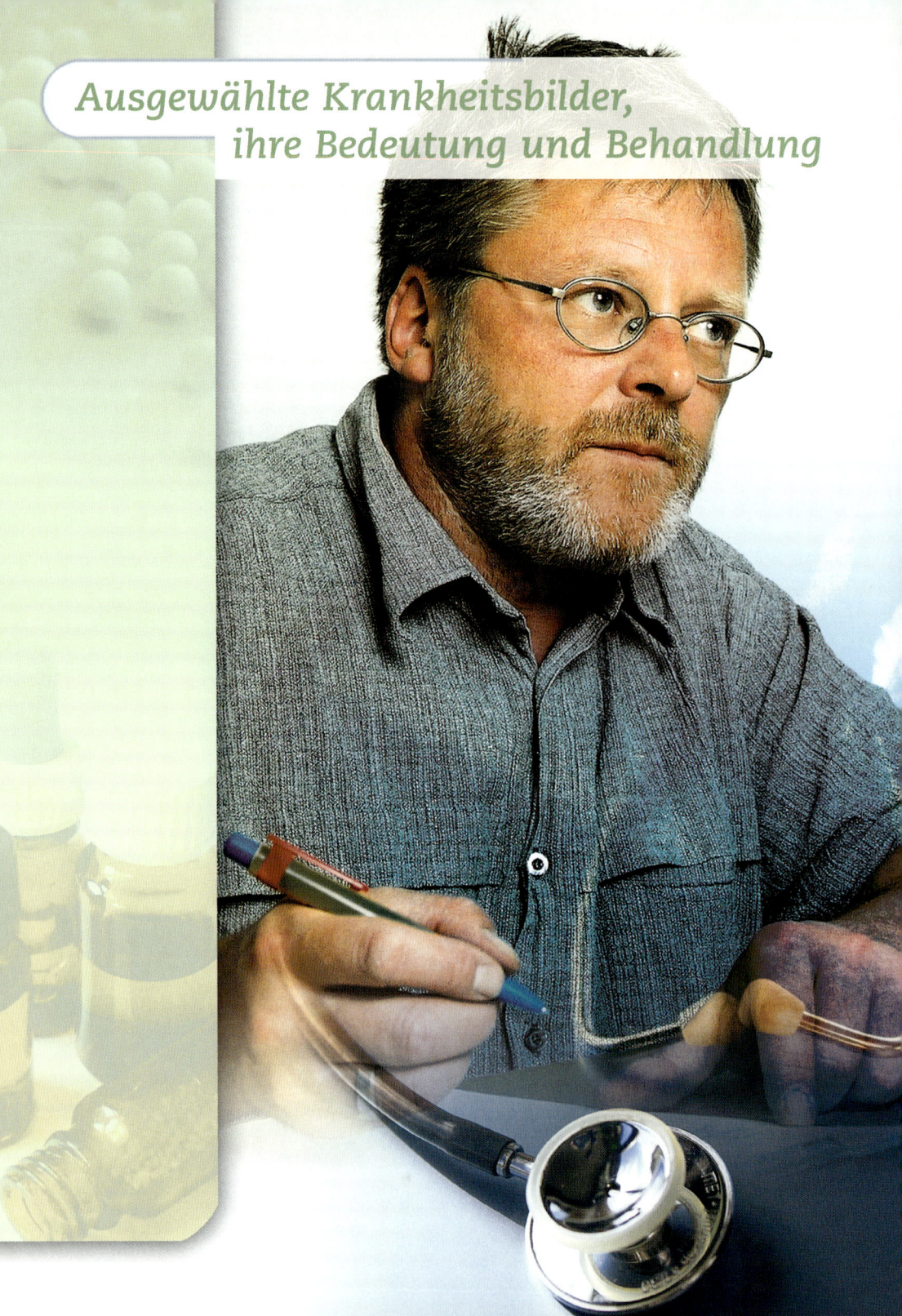

Ausgewählte Krankheitsbilder, ihre Bedeutung und Behandlung

Kampf im Körper – Allergien

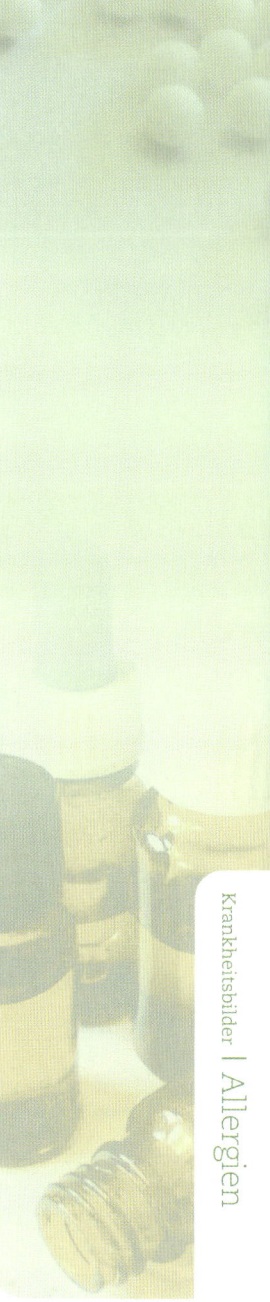

BEI EINER ALLERGIE ist das Immunsystem in Aufruhr. Der Körper wehrt sich gegen im Grunde harmlose Substanzen wie Hausstaub, Gräserpollen oder Tierhaare. Was steckt hinter dieser überschießenden Reaktion?

Allergien sind in den westlichen Ländern zu einer weit verbreiteten Volkskrankheit geworden. Medizinisch verstehen wir unter einer Allergie die Überempfindlichkeit des Körpers gegenüber bestimmten Stoffen, die nach mindestens einem vorangegangenen Kontakt auftritt, wobei es sich häufig um ansonsten unschädliche Stoffe handelt. Jedoch bedeutet nicht jede ungewöhnliche Reaktion auf einen Reiz eine Allergie. Eine echte Allergie ist eine Störung des Immunsystems, das harmlose oder relativ unschädliche Stoffe als Bedrohung wertet. Darauf reagiert der Körper mit Hautausschlägen, Schnupfen, Asthma und anderen Beschwerden, um sich gegen die als „feindlich" erkannten Substanzen zur Wehr zu setzen.

Allergie = Aggression

DER HEILPRAKTIKER wird im Gespräch mit einem Patienten zunächst abklären, wann Beschwerden auftreten und welcher Art sie sind. So kann er herausfinden, ob es sich überhaupt um eine Allergie handelt. Außerdem ist der auslösende Faktor ein wichtiger Hinweis bei der Behandlung mit klassischer Homöopathie.

Die meisten Patienten fragen sich, warum sie an einer Allergie erkrankt sind. Sowohl die Vererbung als auch Umweltfaktoren spielen bei der Entstehung von Allergien eine wichtige Rolle. Ich möchte den Blick auf einen weiteren Auslöser lenken, der oftmals vergessen wird: die seelische Bedeutung von Allergien. Der Psychologe Thorwald Dethlefsen hat sich mit dieser Thematik beschäftigt und sagt: „Bei der Allergie ist die Aggression aus dem Bewusstsein in den Körper gestürzt und tobt sich nun hier aus: Es wird nach Herzenslust verteidigt und angegriffen, gekämpft und gesiegt."

Die Seele stärken

IN DER NATURHEILKUNDE werden die Allergie auslösenden Stoffe als Symbole für ein tiefer liegendes Problem gesehen, vor dem der betrof-

fene Mensch Angst hat. Beispielsweise werden Katzenhaare als Symbol für die Bereiche Schmusen, Liebe und Sexualität gesehen. Bei einer Allergie gegen Blütenpollen setzt sich der betroffene Mensch mit den Themen Fruchtbarkeit und Fortpflanzung auseinander. Eine Allergie auf Hausstaub wird mit der Angst vor Unreinheit und Schmutz in Verbindung gebracht.

Eine Heilung von Allergien ist nur möglich, wenn sie (auch) an der psychischen Ebene des Betroffenen ansetzt. Der Patient hat in der naturheilkundlichen Behandlung immer die Aufgabe, einen Sinn in seiner Krankheit zu suchen. Meine Aufgabe als Heilpraktiker besteht darin, ihn auf diesem Weg zu begleiten und zu unterstützen. Dazu dient beispielsweise eine Behandlung mit Bachblüten. Diese setze ich ein:

- zur Harmonisierung eines Seelenzustandes,
- um anerzogene, automatische Verhaltensmuster bewusst zu machen und zu überwinden,
- um das „Selbst" zu stärken.

Alle Allergiepatienten, die ich behandelt habe, waren zunächst in schulmedizinischer Behandlung und hatten entweder antiallergisch wirkende Medikamente und / oder Kortison gegen die akuten allergischen Reaktionen erhalten. Kortison ist allerdings kein Heilmittel. Es lindert oder beseitigt das Symptom und ist in bedrohlichen Situationen unerlässlich. Setzt der Patient das Kortison ab, ist das allergische Geschehen unverändert, sofern es sich nicht verlagert oder verstärkt hat. Oft muss im Laufe der Krankheit die Kortisondosis erhöht werden, um die gewünschte Wirkung zu erzielen. Dieser Kreislauf sowie die Nebenwirkungen von Kortison sind für viele Allergiker der Grund, nach einer Alternative zu suchen.

Kortison ausleiten

NACH LANGER EINNAHME von Kortison leitet der Heilpraktiker das Medikament zunächst mit homöopathisch aufbereitetem Schwefel **(Sulfur)** oder homöopathisch potenziertem Kortison aus. Eine Auswahl der wichtigsten homöopathischen Mittel, die zur Behandlung akuter allergischer Beschwerden in Frage kommen, enthält die Übersicht. Es entspricht allerdings nicht den Regeln der klassischen Homöopathie, Medikamente anzugeben, die bei Allergiepatienten angezeigt sind. Es gibt also kein spezielles Mittel für den Asthmatiker, den Ekzem-Patienten oder den

> Eine Heilung von Allergien ist nur möglich, wenn sie (auch) an der psychischen Ebene des Betroffenen ansetzt.

Heuschnupfen-Patienten. Vielmehr besteht die Behandlung darin, zunächst die akuten Beschwerden mit den in der Übersicht genannten Mitteln zu lindern. Anschließend ist es Aufgabe des Heilpraktikers, das homöopathische Mittel herauszufinden, das die Gesundheit und das Wohlbefinden eines Patienten auf Dauer stärkt (Konstitutionsmittel). Ausgewählt wird dieses Mittel nach dem körperlichen und seelischen Gesamtbild eines Menschen. Das wird im Allgemeinen eingesetzt, wenn die akute Phase der Erkrankung vorüber ist.

Grunderkrankung / Beschwerden	Homöopathisches Mittel
überschießende Reaktionen des Immunsystems auf Fremdstoffe mit allergischen Beschwerden wie Nesselausschlag, Asthma oder Heuschnupfen, das Mittel stimmt das Immunsystem um	**Acidum formicicum** (Ameisensäure)
Allergie auf Milchprodukte	**Aethusa cynapium** (Hundspetersilie)
Nesselausschlag, Ödeme, Unruhe, kein Durst	**Apis** (Honigbiene)
Nesselausschlag, Hautjucken, Arznei- und Waschmittel bedingte Ausschläge, entzündliche allergische Hauterkrankungen, Insektenstiche	**Cardiospermum** (Herzsame)
Heuschnupfen, sehr wässerige Nasenabsonderungen, milder Tränenfluss	**Allium cepa** (Zwiebel)
Haut- und Schleimhautbeschwerden bei Pollenallergie; hyposensibilisierende Eigenschaften, mindert also körperliche Reaktionen auf Allergene	**Galphimia glauca** (mexikanische Heilpflanze)
allergische Erkrankungen in Folge bakterieller Infektionen	**Hepar sulfuris** (Kalkschwefelleber)
allergischer Schnupfen, Nasennebenhöhlenentzündung, bronchiale Beschwerden	**Luffa** (Kürbisgewächs)
Heuschnupfen, spastisches Asthma nach Schnupfen Naphtalin allergische Hautreaktionen, Ruhe verschlimmert alle Symptome	**Rhus toxicodendron** (Giftsumach)
Heuschnupfen, scharfes und brennendes Nasensekret mit Niesanfällen	**Sabadilla** (Sabadillsamen)
Nesselausschlag	**Urtica urens** (Brennnessel)

Krank vor Angst

ZUKUNFTSSORGEN, *unerklärliche Furcht und verschiedene Ängste machen vielen Menschen das Leben schwer. Oft werden sie dadurch seelisch und auch körperlich krank. Die Naturheilkunde nimmt Angst als Krankheitssymptom sehr ernst. Denn die Art der Angst gibt dem Therapeuten wichtige Hinweise darauf, welches Heilmittel der Patient benötigt.*

ANGST ZU HABEN *ist etwas völlig Normales. Jeder Mensch kann sich an Situationen erinnern, die er als Gefahr oder Bedrohung erlebt hat. Einen Krankheitswert erhält Angst dann, wenn sie ohne erkennbaren Grund empfunden oder durch unangemessene Reize ausgelöst wird. Die Angst kann dabei in unterschiedlichen Schweregraden auftreten und ist in der Regel begleitet von seelischen und körperlichen Symptomen. Mit Angst sind Gefühle wie Unsicherheit, Unruhe, Erregung und Panik, eventuell Bewusstseins-, Denk- oder Wahrnehmungsstörungen verbunden. Der Körper reagiert auf Angst mit hohem Puls, schnellerer Atmung, verstärkter Darm- und Blasentätigkeit, Übelkeit, Zittern, Schwindel und Schweißausbrüchen.*

Eng verwandt mit der Angst sind Befindlichkeiten, die wir vielleicht eher als Furcht, Ängstlichkeit oder auch Besorgtheit bezeichnen würden. In der ganzheitlichen Behandlung von Krankheiten ist es wichtig, Angst als eines der Gefühle zu betrachten, die den Menschen ausmachen. Angst ist für den Patienten häufig nicht nur eine starke Beeinträchtigung. Oft fühlt er sich von ihr regelrecht beherrscht. Und häufig ist Angst auch Auslöser für eine körperliche Erkrankung. Für Heilkundige ist Angst als Gemütssymptom von hoher Wichtigkeit. Wenn sie zudem auffallend oder ungewöhnlich und charakteristisch ausgeprägt ist, spielt sie eine große Rolle bei der Mittelfindung (neben anderen auffallenden Symptomen).

In der **Homöopathie** *gibt es eine ganze Reihe von Mitteln, die einen Bezug zum Symptom Angst haben. Hier steht an erster Stelle* **Aconitum***, zu deutsch der Sturmhut. Der Patient, der Aconitum benötigt, ist voller Angst und Unruhe. Äußerste Anspannung drückt sich in Seele und Körper aus. Der Patient ist außerordentlich empfindsam gegen alle Eindrücke von außen, also sowohl heißes wie kaltes Wetter, Wind, Ge-*

Es ist wichtig, Angst als eines der Gefühle zu betrachten, die den Menschen ausmachen.

witter, Geräusche, Gerüche und Licht. Er hat sogar Angst vor Menschen, vor der Zukunft, vor dem Tod, vor seinen eigenen Gedanken und Phantasien. Wir finden bei ihm Vorahnungen und Hellsichtigkeit. Er glaubt, bald zu sterben, und sagt die Todesstunde voraus.

Eine andere Art der Angst finden wir bei dem **Ambra**-Patienten. Ambra ist eine Absonderung des Pottwals. Dieser Patient ist sehr schüchtern in Gesellschaft. Er hat Angst vor Menschen. Er kann in ihrer Gegenwart nichts tun. Von daher verlangt er nach Einsamkeit oder Alleinsein.

Der **Argentum-nitricum**-Patient (Silbernitrat) lebt in ständiger Unruhe. Er ist impulsiv und tut alles in Eile. Er hat Angst davor, die Kontrolle zu verlieren, beispielsweise sich von der Brücke oder aus dem Fenster zu stürzen. Er hat Angst in einer Menschenansammlung, Platzangst, Angst vor Prüfungen, Terminen oder Besuchen, Lampenfieber, Höhenangst und Angst vor geschlossenen Räumen (Klaustrophobie).

Todesangst und Schock

ARNICA IST EIN Schockmittel, das unmittelbar, aber auch bei den Folgen eines Schocks angewandt wird. Mitunter ist es auch bei Platzangst angezeigt.

Arsenicum album (Arsen) wird eingesetzt, wenn der Patient außerordentliche Angst vor dem Tod hat. Insbesondere nach Mitternacht hat er dann Herzklopfen und Erstickungsanfälle mit Angst.

Der **Aurum**-Kranke (Aurum ist das Gold) ist ein Mensch mit eingebildeten Krankheiten und chronischen Selbstmordgedanken, die aber, abgesehen von wenigen Ausnahmen, nicht in die Tat umgesetzt werden. Er sieht alles schwarz, hat Angst vor dem Leben und meint, nicht in diese Welt zu passen, sehnt sich deshalb nach dem Tod.

Das Mittel **Belladonna** (Tollkirsche) geben wir bei Angst vor Tieren, besonders vor Hunden.

Der **Calcium-carbonicum**-Patient (Austernkalk) hat Befürchtungen aller Art, zum Beispiel verrückt oder krank zu werden und ähnliches.

Der **Lycopodium**-Patient (Bärlapp) hat Angst vor Einsamkeit, vor Zusammenbruch bei Belastung und ausgeprägte Furcht in geschlossenen Räumen (zum Beispiel in Kirchen, Theatern oder Tunneln).

Der **Phosphor**-Patient ist vom Wesen und von der Anlage her ein ängstlicher Typ. Er hat Angst in der Dämmerung, beim Alleinsein, vor Gewitter und kann nicht im Dunkeln einschlafen. Er ist sehr sensibel gegen alle äußeren Eindrücke.

Pulsatilla ist die Küchenschelle. Der Patient, der dieses Mittel benötigt, hat Angst vor dem anderen Geschlecht und fürchtet sich vor der Dunkelheit und / oder Gespenstern. Seine Symptome bessern sich durch Trost und Zuspruch.

Der **Silicea**-Patient neigt zum Zusammenfahren und erschrickt beim geringsten Geräusch. Zudem hat er häufig Angstträume. Silicea-Typen sind von sehr furchtsamer Natur.

Der **Sulfur**-Patient hat Angstzustände nach Erkrankungen, die nicht ausgeheilt sind und durch Medikamente oder Anwendungen übertüncht worden sind.

Edward Bach kam zu dem Schluss, dass jede Krankheit ihren wahren Ursprung in der Seele hat und sich erst später in körperlichen Symptomen äußert. Er fand heraus, dass unter der Vielzahl von Pflanzen einige existieren, die uns nicht nur helfen, unsere Ängste zu unterdrücken (wie beispielsweise Johanniskraut oder Baldrian), sondern vielmehr die Fähigkeit haben, unsere Ängste, Sorgen und Nöte aufzulösen.

Bachblüten und Ängste

MIMULUS HILFT dem Patienten, dessen Ängste sich auf konkrete, benennbare Dinge beziehen, zum Beispiel bei Angst vor Armut, Unglück, Lampenfieber oder Menschenmengen. Die Mimulus-Patienten sind im Allgemeinen im Körperbau zierlich und sehr sensibel. Sie äußern ihre Ängste nur selten und behalten sie lieber für sich.

Aspen hilft dem Patienten, bei dem vage Befürchtungen und Ängste plötzlich und „unerklärlich" aufkommen. Der Patient hat Angst, ohne eigentlich genau zu wissen, wovor. Dieses Mittel wird häufig bei Folgen von Horror- und Drogentrips eingesetzt, bei Angst vor der Angst, Angst vor den eigenen Gedanken und Phantasien.

Cherry Plum wird eingesetzt bei Menschen, die Angst haben, den Verstand zu verlieren, auszuflippen, die Kontrolle zu verlieren, und kurz vor einer Kurzschlusshandlung stehen.

Rock Rose hilft in Notsituationen, bei Panik, Todesangst, Entsetzen und Schock, wenn der Patient vor Angst von Sinnen ist.

Star of Bethlehem wird eingesetzt bei Folgen von starken Gemütsbewegungen wie Kummer, Erniedrigung, Schock oder Schreck. Dieses Mittel wird auch der Seelentröster genannt.

Ganz anders **Crab Apple**: Die Essenz der Holzapfelblüte wird bei Menschen eingesetzt, die Angst vor Schmutz, Bakterien und eventuellen

Ansteckungen haben. Meistens fühlen sie sich selbst unsauber an Leib und Seele und haben von daher ein sehr ausgeprägtes Sauberkeitsbedürfnis. Oftmals folgen daraus auch Angst vor Körperkontakt, zum Beispiel Stillen, Schmusen oder Geschlechtsverkehr.

Red Chestnut wird benötigt von Patienten, die eine sehr ausgeprägte Angst um andere haben, um deren Gesundheit und Wohlergehen. Sie machen sich Sorgen, was alles hätte passieren können. Um sich selbst machen sie sich überhaupt keine Sorgen.

Die Erfahrung hat gezeigt, dass die Natur gegen verschiedene Ängste ihre Energien bereithält und bei richtiger Anwendung bestimmter Materialien und Essenzen tatsächlich die Möglichkeit besteht, diese aufzulösen und zu überwinden.

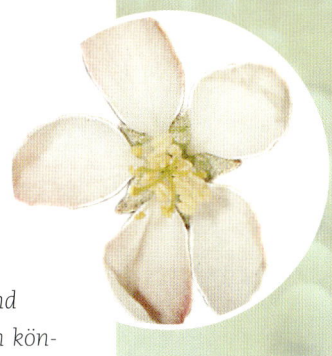

**Die Bachblüte
Crab Apple**

Ungeweinte Tränen – Bettnässen

NACH WIE VOR ist es seit Generationen ein Tabuthema – Kinder die nachts ins Bett machen. Und für viele Betroffene – Eltern wie Kinder – ist es oftmals wie verhext: Weder gute Worte noch Schimpfe scheinen dem Bettnässen Einhalt gebieten zu können.

Die Wissenschaft unterscheidet zwischen verschiedenen Arten von Bettnässen (Enuresis nocturna):

a) betrifft diejenigen, die noch niemals trocken gewesen sind. Ursachen dafür können sein: fehlende Kontrollmöglichkeit aus biologischen Gründen, mangelnde Sauberkeitserziehung, auf Grund geistiger oder körperlicher Behinderung Unfähigkeit, die Blase zu kontrollieren, und mangelndes Interesse von Seiten des Kindes.

b) Die zweite Gruppe ist die derjenigen, die schon einmal trocken gewesen sind. Ursachen für das Einnässen können dann sein: Unfälle und Verletzungen, durch die die Blasenkontrolle eingeschränkt oder verloren gegangen ist. Blasenerkrankungen aller Art, Stressgründe (Verlust eines Menschen, Familienkrisen, Schulprobleme usw.), mangelndes Vermögen, den Zeitpunkt des Toilette-Aufsuchens einzuschätzen, mangelnde Größe

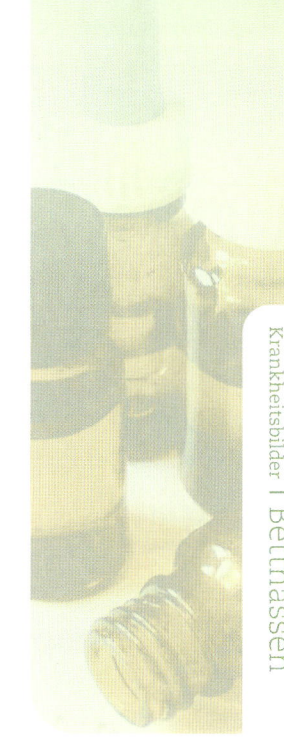

der Blase, Bettnässen infolge von Erkrankungen, beispielsweise Diabetes und bedingt durch Einnahme von Medikamenten.

Weiterhin wird unterschieden zwischen primärem und sekundärem Bettnässen, mir persönlich scheint es am wichtigsten, zwischen körperlich oder psychisch bedingtem Bettnässen zu unterscheiden.

Die Behandlung des Heilpraktikers beginnt mit der körperlichen Untersuchung und der Untersuchung des Urins. Bei Bettnässern zeigt es sich jedoch zumeist, dass die Krankheit psychische Ursachen hat.

In dem Buch KRANKHEIT ALS WEG schreiben Dahlke und Dethlefsen: „Steht ein Kind tagsüber so stark unter Druck (Eltern, Schule), dass es weder loslassen noch seine eigenen Ansprüche vertreten kann, so löst das nächtliche Bettnässen gleichzeitig mehrere Probleme auf einmal: Es verwirklicht das Loslassen (das Strömenlassen des Urins) als Antwort auf den erlebten Druck und stellt gleichzeitig eine Gelegenheit dar, die sonst so mächtigen Eltern in die Hilflosigkeit zu verbannen. Über das Symptom kann das Kind sicher getarnt all jenen Druck wieder zurückgeben, den es tagsüber empfängt." Und weiter heißt es: „Gleichzeitig sollte man die Beziehung des Bettnässens zum Weinen nicht übersehen. Beide dienen der Entladung und Entlastung eines inneren Drucks durch Loslassen. Man könnte daher Bettnässen als unteres Weinen bezeichnen." Interessant in diesem Zusammenhang auch, dass sowohl über den Urin als auch über die Tränen Stresshormone ausgeschieden werden.

Oft setzt das Bettnässen auch wieder ein, wenn ein Geschwisterkind geboren wird. Ein großer Teil der Aufmerksamkeit, der sonst dem betroffenen Kind zugute gekommen ist, konzentriert sich nun auf den Neuankömmling. Daraus resultiert, dass das betroffene Kind sich wieder klein macht, indem es beispielsweise eben dann wieder anfängt, das Bett einzunässen oder in die Hose zu pinkeln und wieder Windeln tragen möchte. Es ist die Sehnsucht zurück nach der Zeit, als ihm alle Liebe und Zuneigung entgegengebracht wurden und diese nicht zu teilen waren.

Ein weiterer Erklärungsansatz geht in eine ähnliche Richtung. Dieser versteht das Bettnässen als Sehnsucht nach der Zeit im Mutterleib. Der (zunächst) warme Urin würde dabei das Fruchtwasser ersetzen, in dem das Kind sich einst wohl fühlte und die Welt noch in Ordnung war.

Behandlungsmethoden

BEI ENTZÜNDUNGEN der Blase oder des Harnleiters werden die angesagten Medikamente gegeben. Die Schulmedizin verwendet im Allge-

> **Wichtig ist, zwischen körperlich oder psychisch bedingtem Bettnässen zu unterscheiden.**

meinen Antibiotika, der Heilpraktiker verordnet das in Frage kommende homöopathische Medikament. Bei Bettnässen als Sekundärerkrankung wird selbstverständlich die Grunderkrankung angegangen.

Zudem existieren Trainingsprogramme für die Beckenboden-Muskulatur bei zu kleiner Blase oder zu schwacher Blase. Den Kindern sollte vor dem Schlafengehen nur wenig zu trinken gegeben werden. Außerdem werden sie angehalten, vor dem Ins-Bett-Gehen noch die Toilette aufzusuchen. Bei ungenügender Ausschüttung des Hormons ADH (dieses sorgt normalerweise u.a. dafür, dass während des Schlafs der Urin stärker konzentriert und so die Harnmenge reduziert wird), wird dem Kind dieses Hormon zugeführt (das Medikament wird in Form von Tabletten oder Nasenspray täglich eine halbe bis eine Stunde vor dem Schlafengehen verabreicht). 60 bis 70% der Kinder sprechen darauf an. Sobald aber das Medikament abgesetzt wird, ist das Bett meist wieder nass, sagt der Kinderarzt Eiholzer in seinem unten angegebenen Buch. Von ihm stammt im Übrigen auch die Aussage „Mit ziemlicher Sicherheit wird Bettnässen vererbt". Oft wird das bestehende Problem durch das Tragen einer so genannten Klingelhose oder einer entsprechenden Matratze angegangen. Das funktioniert so, dass, sobald Feuchtigkeit und Flüssigkeit austritt, ein Klingelton erschallt. Das Kind erwacht und kann die Toilette aufsuchen. Laut Eiholzer können mit dieser Therapie 70 bis 80 % der Bettnässer trocken werden. Wir müssen jedoch dabei zur Kenntnis nehmen, dass diese Hilfsmittel keine Heilmittel sind. Sind psychischer und emotionaler Stress die Ursachen fürs Bettnässen, bleiben diese bei Einsatz dieser Hilfsmittel weiterhin bestehen. Der Heilpraktiker kann diese Ursachen beispielsweise mit der Bachblütentherapie angehen. In Frage kommen

Agrimony für Kinder, die ihren Schmerz nicht zeigen können oder wollen und – wie beschrieben – nachts über die Blase weinen.

Honeysuckle für die Kinder, die sich in den Mutterleib zurücksehnen.

Holly ist bei Aggressionen, Neid und Eifersucht hilfreich.

Star of Bethlehem (der Seelentröster) ist für Kinder gut, die über bestimmte Ereignisse nicht hinwegkommen.

Rock Rose für Kinder, die sich auf Grund von Alpträumen vor Angst in die Hose machen.

Walnut für die Kinder, die einen Wechsel in ihrem Leben nicht verdaut haben, beispielsweise Umzug, Einschulung, Geschwister, Trennung usw.

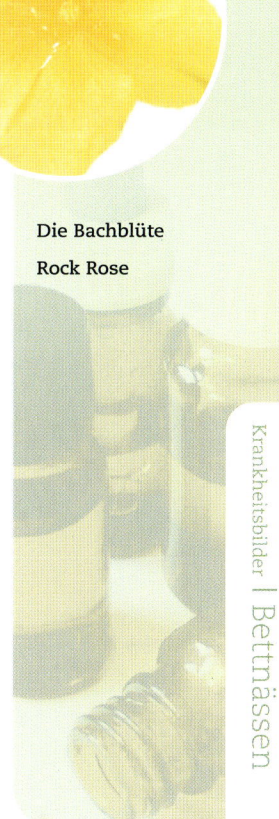

**Die Bachblüte
Rock Rose**

In der Homöopathie kommen neben dem Konstitutions- und Typen-mittel folgende Mittel in Frage:

Equisetum (Schachtelhalm) – ein insgesamt blasenstärkendes Mittel. Hilfreich insbesondere, wenn Kinder bei Alpträumen ins Bett machen.

Causticum (ein bestimmter Ätzstoff in der Homöopathie). Dieses Mittel hilft, wenn das Empfindungsvermögen für den Urinabgang ver-loren gegangen ist. Urin tritt beispielsweise beim Husten oder Niesen unwillkürlich aus. Für Kinder (aber auch Erwachsene), denen im ersten Nachtschlaf unwillkürlich der Urin abgeht oder auch durch leichteste Er-regung.

Plantago major (der Breitwegerich) wird symptomatisch auf Grund der guten Erfahrungen bei Bettnässen gegeben.

Rhus aromatica (duftender Sumach) ist oft bei Nieren- und Harnbe-schwerden auf Grund von Diabetes hilfreich. Bettnässen auf Grund von Blasenatonie (Blasenschwäche). Auch wenn starke Schmerzen zu Be-ginn des Harnflusses auftreten.

Sulfur bekommen die Kinder, die auffallend häufig nachts pinkeln müssen. Nach dem Pinkeln brennt es oft noch lange in der Harnröhre.

Thyreoidinum (getrocknete Schafschilddrüse). Diese wird empfohlen beim Bettnässen von schwächlichen Kindern, die nervös und reizbar sind. Der Urin riecht auffallend nach Veilchen.

Und schließlich **Quassia amara** (Bitterholzbaum). Dieses Mittel ge-ben wir den Kindern, die, sobald sie aufwachen, den Urin nicht mehr halten können und ins Bett laufen lassen müssen.

Buchtipps

- Urs Eiholzer: ÜBER DAS BETTNÄSSEN UND WIE MAN ES LOS WIRD. Bern: Hans Huber, 1995.
- Irmgard Zuleger: BETTNÄSSEN – KOMM ICH HELFE DIR. München: Südwest, 1998.
- Thorwald Dethlefsen und Rüdiger Dahlke: KRANKHEIT ALS WEG. DEUTUNG UND BEDEUTUNG DER KRANKHEITSBILDER. München: Bertelsmann, 1983.

Schatten über der Seele – Depressionen

JEDER ZEHNTE LEIDET einmal im Leben unter einer Depression. Statt den Kummer mit Medikamenten zu betäuben, sollten Betroffene Behandlungsmöglichkeiten wählen, die ihnen helfen, ihre Krise aus eigener Kraft zu bewältigen.

Depression

Depression / Klammer um meinen Kopf
Depression / hast nicht mal geklopft,
Depression / ungebetener Gast,
Depression, meine Seele tut weh,
Depression, will keinen Menschen mehr sehen,
Depression, im Meer von Alkohol,
Depression, hab meine Achtung verloren,
Ich sitze in einer Wattekugel und tue mir so leid,
Ich habe keine Hoffnung mehr, dass mich noch jemand befreit.

MARIUS MÜLLER-WESTERNHAGEN

SEHR TREFFEND HAT der Rockmusiker Marius Müller-Westernhagen den Zustand der Depression besungen. Sein Liedtext erklärt, was es bedeutet, deprimiert zu sein. Die Medizin und auch der Volksmund kennen viele Ausdrücke für Depressionen. Da ist jemand niedergedrückt oder niedergeschlagen, leidet unter Schwermut oder Melancholie. Ärzte verwenden die Begriffe „depressive Verstimmung" oder „endogene Depression".

Oftmals nicht erkannt

DOCH WANN wird eine Depression zur Krankheit? Wann ist sie normal und gehört zu den Gefühlen, die wir alle kennen? Die Übergänge sind oftmals fließend und auch die Symptome umfassen ein sehr weites Spektrum. Depressionen wirken nicht nur auf die Stimmung, sondern können auch körperliche Folgen haben. Dazu gehören beispielsweise

Krankheitsbilder | Depressionen

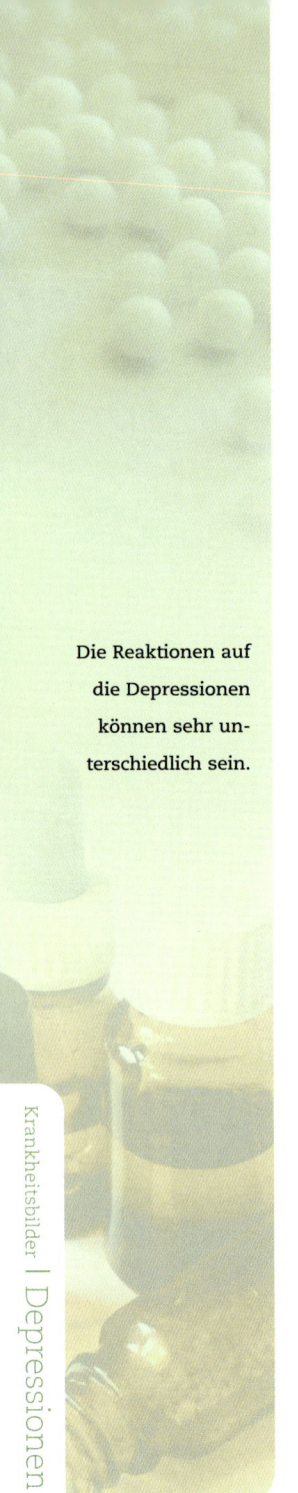

Druckgefühle im Brustbereich, Magenschmerzen, Herzbeschwerden, Kopfweh, Nacken- oder Kreuzschmerzen, allgemeine Abgeschlagenheitsgefühle, Verdauungsstörungen, Essstörungen sowie Ein- und Durchschlafstörungen.

Depressionen sind weiter verbreitet, als viele Menschen glauben. Man kann sagen, dass etwa zehn Prozent der Bevölkerung mindestens einmal im Leben an einer behandlungsbedürftigen Depression leiden. Experten gehen davon aus, dass mehr als die Hälfte aller depressiven Erkrankungen nicht erkannt und daher auch nicht behandelt wird. In rund 60 Prozent aller Selbstmordfälle waren die Betroffenen depressiv oder litten an einer Depression.

Immer häufiger traurig

WIR ALLE KENNEN das Gefühl, morgens wach zu werden, uns innerlich leer zu fühlen, freudlos von einer oft grundlosen Traurigkeit befallen zu sein. Man hat dann keine Energie, die Stimmung ist im Keller und Lustlosigkeit oder Lethargie bestimmen das Empfinden. Solange derartige Stimmungen nur hin und wieder auftauchen, sind sie nicht besonders beunruhigend und auch nicht behandlungsbedürftig. Spätestens dann, wenn diese Phasen häufiger werden und eventuell sogar anfangen, das Leben zu bestimmen, ist Hilfe notwendig.

Die Reaktionen auf die Depressionen können sehr unterschiedlich sein. Viele der betroffenen Personen ziehen sich zurück und brechen jeden Kontakt ab. Es gibt aber andere, die sich in Arbeit flüchten, um sich abzulenken und sich nicht mit der Niedergeschlagenheit befassen zu müssen. Andere suchen Halt und Trost bei Drogen, Medikamenten und Alkohol. Auslöser von Depressionen sind oftmals: fehlende Erfolge in Beruf und Privatleben, Vereinsamung, jahreszeitliche Stimmungsschwankungen (so genannte „Winterdepression"), familiäre Probleme, Medikamente, Kummer / Liebeskummer, Trennung vom / Tod des Partners oder eines nahen Angehörigen.

Überfordert: Sissi-Syndrom

WENN DEPRESSIONEN hinter einer Maske von Aktivität versteckt werden, spricht man auch vom so genannten Sissi-Syndrom, benannt nach der österreichischen Kaiserin Elisabeth von Österreich (1817–1897). Sissi litt, anders als es in den Fernsehfilmen dargestellt wurde, unter starken Depressionen. Man weiß heute, dass Überforderung ihr seelisches

Die Reaktionen auf die Depressionen können sehr unterschiedlich sein.

Krankheitsbilder | Depressionen

Gleichgewicht aus der Balance brachte. Denn schon als 16-Jährige wurde Sissi mit Kaiser Franz-Joseph von Österreich verheiratet und stand als junges Mädchen an der Spitze eines ganzen Volkes.

Der Patient mit dem so genannten „Sissi-Syndrom" ist zwar depressiv, stürzt sich aber in Aktion. Auffallend bei Sissi selbst war das ständige Reisefieber, die ständige Aktion und der sehr ausgeprägte Schönheitskult. Sie versuchte offenbar mit unglaublicher Energie und eisernem Willen, ihren Problemen etwas entgegenzusetzen. Gerade beim Sissi-Syndrom ist die Diagnose sehr schwierig und das eigentliche Problem nur mühsam zu finden. Aus meiner Sicht ist es nur sehr selten notwendig, dass Patienten mit Depressionen sich den Wirkungen von Psychopharmaka anvertrauen. Für viele der Erkrankten, insbesondere natürlich der an Winterdepression Erkrankten, ist es schon ausreichend, sich einer Lichttherapie zu unterziehen. Untersuchungen zeigen, dass insbesondere in den nordischen Ländern, in denen gerade im Winter ein großer Lichtmangel herrscht, Depressionen sehr weit verbreitet sind und gerade auch hier durch die Anwendung von Licht Personen geholfen wird. Vereinsamten Menschen beispielsweise würde es natürlich zugute kommen, mit anderen Menschen in Kontakt zu treten, beispielsweise in Gruppen. Hilfreich sind für Menschen mit Depressionen auch Entspannungsübungen, Autogenes Training, Meditationen und ähnliche Angebote.

Bachblütentherapie

AUF MEINEM SPEZIALGEBIET, der Bachblütentherapie, finden sich einige Blüten, die geeignet sind, um depressive Menschen zu behandeln.

Aus der Blüte des Odermennigs wird die Essenz **Agrimony** gewonnen. Agrimony-Charaktere zeichnen sich dadurch aus, dass sie versuchen, sich ihre Depression und Verstimmung unter keinen Umständen anmerken zu lassen. Es sind die Leute, die sozusagen zwanghaft gut drauf sind. Häufig flüchten sie sich in Drogen und Alkohol oder sie stürzen sich in übertriebener Weise in die Arbeit, um nicht mit ihrem Problem konfrontiert zu werden.

Gentian wird bei Depressionen eingesetzt, die sich nach bestimmten Ereignissen einstellen – also beispielsweise enttäuschte Liebe, Demütigungen oder Beleidigung. Diese Patienten haben keine oder wenig Hoffnung, dass sich letztendlich alles wieder zum Besseren wenden kann. Sie zeigen sich skeptisch und pessimistisch. Ein Gentian-Patient sagte ein-

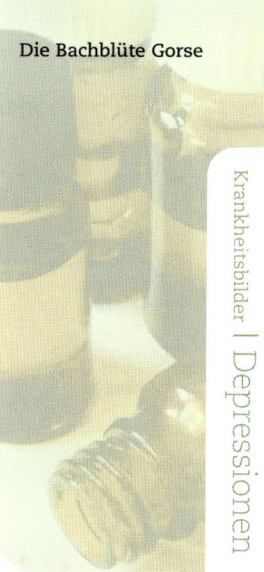

Die Bachblüte Gorse

mal zu mir: Ich stelle mir stets die schlechteste Möglichkeit vor, dann kann ich wenigstens nicht enttäuscht werden.

Die Blüte **Star of Bethlehem** wird eingesetzt bei Depression aufgrund traumatischer Erlebnisse. Diese Patienten tragen einen Schmerz oder einen Schock in sich, der ihnen buchstäblich in den Knochen steckt, den sie noch nicht überwunden haben.

Gorse wird bei Leuten eingesetzt, die jegliche Hoffnung aufgegeben haben. Beispielsweise bei Schwerkranken. die schon einige erfolglose Therapien hinter sich haben.

Blüten aus der Edel- oder Esskastanie, **Sweet Chestnut**, werden eingesetzt, wenn der Patient völlig verzweifelt ist. Sein Zustand wird charakterisiert als die dunkle Nacht der Seele. Alles scheint sich verschworen zu haben, alles scheint um ihn herum zusammenzubrechen.

Homöopathie und Pflanzen

AUCH DIE HOMÖOPATHIE bietet sich zur Behandlung von Depressionen an. Als Beispiel möchte ich hier nur *Aurum*, das Gold, vorstellen. Im negativen Aurum-Zustand hat der Patient das Gefühl der absoluten Minderwertigkeit, das Gefühl, nicht in diese Welt zu passen. Er hat eine große Todessehnsucht. Viele Aurum-Patienten versuchen, sich das Leben zu nehmen.

Die Pflanzenheilkunde bietet zahlreiche Behandlungsmöglichkeiten bei Depressionen an. An erster Stelle sei das Johanniskraut genannt. Weitere Pflanzen sind Baldrianwurzel, Passionsblumenkraut oder Lärchenspornknollen. Diese Auflistung ist keinesfalls vollständig, sondern stellt nur eine Auswahl dar.

Eine große Hilfe bei Depressionen kann die systemische Familientherapie nach Bert Hellinger darstellen. Seine Ideen und Erkenntnisse über die Entstehung von Verstrickungen eröffnen eine neue Dimension der Therapie von tragischen Familiengeschichten. Seine Lösungen durch Familienaufstellungen sind bewegend, verblüffend einfach und hochwirksam. Bei dieser Therapie geht es um Ordnungen der Liebe in Familien. Angesprochen werden ganz grundsätzliche Vorgänge des Menschseins und des Zusammenlebens in der Familie wie Dazugehören-Dürfen und Ausgeklammert-Sein.

Was in Familien krank macht und was heilt – Familienaufstellungen

UNSER LEBEN WIRD von Ereignissen und Systemen beeinflusst, die zum Teil sichtbar und bewusst, zum Teil aber auch im Verborgenen wirken. In der Schicksalsgemeinschaft einer Familie haben sich oft Verstrickungen gebildet, die mehrere Generationen zurückreichen können.

Häufig liegt der Schlüssel zu einer Krankheit in der Familie eines Patienten. Eine Reihe ungeschriebener Familiengesetze und -ereignisse beeinflussen Verhalten und Gesundheit eines Menschen. Folgen solcher „familiäre Verstrickungen" können sein:

- Chronische Erkrankungen,
- „Erb"-krankheiten,
- Depressionen und psychische Krisen,
- Ängste und Phobien,
- Beziehungsprobleme,
- Süchte,
- Kriminalität.

Familie als System

EINE WERTVOLLE ERGÄNZUNG naturheilkundlicher Behandlungsverfahren stellt daher ein familienorientiertes Behandlungssystem dar: die „Familienaufstellungen nach Bert Hellinger". Mit Hilfe dieser Methode wird sichtbar gemacht, welche Einflüsse aus der Familie möglicherweise zur Entstehung von Krankheit beitragen. Dabei wird zwischen Herkunfts- und Gegenwartsfamilie unterschieden.

Der Ablauf einer Familienaufstellung in einer Gruppe sieht in etwa folgendermaßen aus: Zunächst schildert mir der Patient seine Beschwerden und sein Anliegen. Anschließend beschreibt er seine Lebenssituation und besondere Vorkommnisse in der Familie in kurzen Worten. Von größter Wichtigkeit sind hierbei „Familiengeheimnisse" um solche Familienmitglieder, die verachtet oder verstoßen wurden, die verschollen oder früh gestorben oder abgetrieben wurden.

Im Anschluss daran stellt der Klient seine Familie auf. Dazu wählt er aus den anwesenden Personen so genannte Stellvertreter für sich selbst

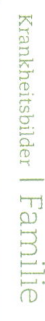

Krankheitsbilder | Familie

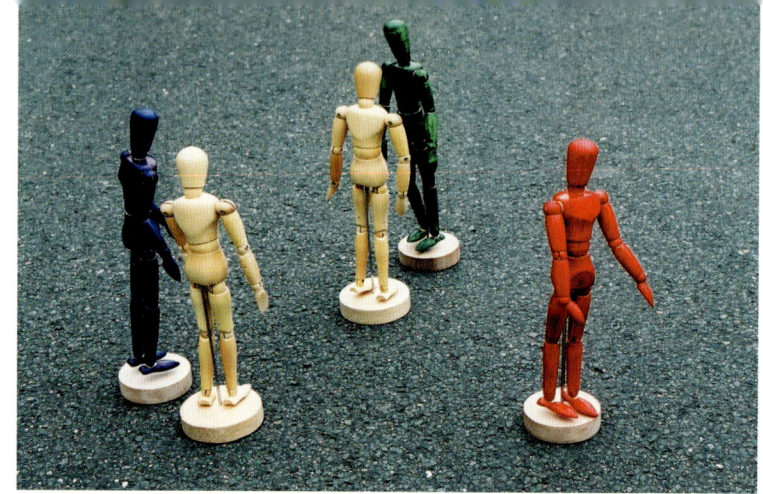

und die anderen Familienmitglieder. Diese Personen stellt er nach seinem „inneren Bild" in ihrer Beziehung zueinander im Raum auf.

Nach einiger Zeit frage ich diese Stellvertreter nacheinander nach ihren Empfindungen, Impulsen und körperlichen Reaktionen, die sie an ihrem Platz verspüren.

Das verblüffende und nicht leicht zu Erklärende daran ist, dass in der Aufstellung die Stellvertreter Empfindungen und Gefühle, zum Teil sogar Schmerzen und Beschwerden entwickeln, wie sie die tatsächlichen Personen, also die, die sie nur vertreten, ebenso oder in ähnlicher Weise haben.

Aus diesem Bild und den Äußerungen der Stellvertreter ergeben sich Hinweise auf belastende Verstrickungen oder auf in der Aufstellung fehlende Personen.

Im Wesentlichen sind folgende Phänomene zu beobachten:

• Später Geborene „vertreten" frühere Familienmitglieder, wenn diese verachtet, vergessen oder anderweitig aus dem Familiensystem ausgeschlossen worden waren. Unbewusst übernehmen sie deren Verhalten oder auch Schicksal, um auf diese Weise an die Ausgeschlossenen zu „erinnern".

• Häufig übernehmen Kinder aus Liebe das schwere Schicksal oder die Krankheit ihrer Eltern, um ihnen das Leben zu erleichtern. Nach dem Motto „Lieber ich als du".

• Familienschicksale wiederholen sich. Unfälle, Süchte, kriminelle Handlungen oder früher Tod treten, oft im gleichen Alter, bei nachfolgenden Generationen auf.

• Kriegsereignisse wirken auch noch auf die heutige Generation, ebenso Vertreibung und Verlust der ursprünglichen Heimat.

• Adoptionen haben oft problematische Auswirkungen.

Meine Arbeit als Seminarleiter besteht nun darin, eine neue Ordnung in dem aufgestellten Bild herzustellen. Dazu werden u.a. weitere Stellvertreter für die ausgeschlossenen Personen hinzugenommen. Darüber hinaus nehme ich Umstellungen vor: Wenn beispielsweise eine Tochter neben dem Vater positioniert ist – wo eigentlich der Platz der Mutter wäre – dann ist dies kein „gemäßer" Platz. Häufig sind auch kleine Rituale und so genannte Lösungssätze notwendig, um einzelne Beziehungen zu klären. Der Prozess ist dann abgeschlossen, wenn sich eine Lösung, d.h. eine befreiende Aufstellung gefunden hat, in der die teilnehmenden Personen einen für sie guten Platz gefunden haben.

Dann begibt sich der Klient an die Stelle, die bislang sein Stellvertreter für ihn eingenommen hatte, und verinnerlicht dieses Lösungsbild als sein neues „inneres Bild".

„Heilung" geschieht in dieser Vorgehensweise durch das sehr intensive Erleben – nicht durch Analysieren und rationales Verstehen.

Ein Beispiel: Ein 14-jähriges Mädchen mit Asthma stellte ihre Familie auf und es war sofort zu sehen, dass sie im Spannungsfeld ihrer Eltern stand, die sich vor Jahren getrennt hatten. Schon beim Betrachten dieser, mit Spielfiguren vorgenommenen Aufstellung blieb mir buchstäblich die Luft weg, als ich mir vorstellte, wie sie sich in dieser Position fühlte. Die Lösung für sie war, ihre Eltern so zu stellen, dass sie beide im Blick hatte, ohne zwischen ihnen zu stehen. Dies ließ sie zu ihrem neuen und heilsamen inneren Bild werden. Bei gleichzeitiger Gabe eines homöopathischen Mittels konnte sie danach ihre hohen Medikamentendosen zunächst reduzieren und später die Medikamente ganz absetzen. Sie blieb in der Zukunft weitgehend beschwerdefrei.

Die beschriebene Methode eignet sich auch dafür, systemische Störungen in Vereinen, Firmen und anderen Organisationen auf zu decken und „in Ordnung" zu bringen.

Kinderlosigkeit und Familienaufstellung

KINDERLOSIGKEIT hat seine Ursachen. Diese können auch außerhalb von rein physiologischen und somatischen Gründen wie Unfruchtbarkeit oder fehlender Empfängnis liegen. Aufstellungen bringen unbewusste und oft unvermutete Zusammenhänge ans Licht.

Ein oder beide Elternteile stellen dazu Stellvertreter für sich und das gewünschte Kind intuitiv in Beziehung zueinander in den Raum – eben-

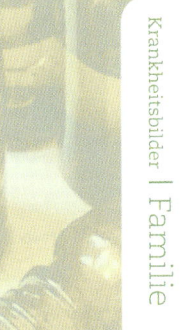

„Heilung" geschieht in diesem Behandlungsverfahren durch das sehr intensive Erleben – nicht durch Analysieren und rationales Verstehen.

Krankheitsbilder | Familie

so für evtl. vorhandene frühere Kinder. Die Stellvertreter fühlen sich in ihre Rolle hinein und äußern ihre Gefühle und Empfindungen.

In den vorliegenden Fällen zeigte sich, dass die Eltern oder auch nur ein Elternteil tief in ihrem Inneren gar nicht bereit für ein (weiteres) Kind gewesen sind. In einem Fall waren die Eltern völlig einander zugewandt und das gewünschte Kind war nicht in ihrem Blick. Der Stellvertreter für das Kind spürte, dass für ihn überhaupt kein Platz vorhanden war.

In einem anderen Fall zeigte sich eine Blockade zwischen den Eltern, die durch ein zurückliegendes Ereignis ausgelöst worden war, für das sie sich gegenseitig die Schuld zuwiesen.

In einem weiteren Fall konnte auf Grund der Aufstellung erkannt werden, dass das gewünschte Kind sich völlig vereinnahmt und erdrückt fühlte durch die übergroße Erwartung, die an es gestellt wurde. Der Stellvertreter verspürte das große Bedürfnis, sich aus dem Wirkungsfeld der Eltern herauszubegeben.

Durch die Arbeit mit der Aufstellung und das Erstellen eines Lösungsbildes ergab es sich in zwei Fällen, dass das gewünschte Kind einen Platz einnehmen konnte, an dem es sich zugehörig, geliebt und gewünscht fühlte. Der dritte Fall konnte nur bestätigen, was sich anfangs der Aufstellung auch gezeigt hatte: Die berufliche Ausrichtung hatte absoluten Vorrang und ein Kind war nicht wirklich gewünscht bzw. dem Partner zur Liebe gewünscht.

Hellinger (in ORDNUNGEN DER LIEBE) beschreibt einen Fall von Kinderlosigkeit nach einer Fehlgeburt in einer früheren Beziehung. Diesmal war die Lösung, dass sich die Mutter dem Kind zuwendet und es wiederholt mit den Worten anspricht: „Mein liebes Kind!". So einfach kann das sein!?!

Es wirken Dinge hinter den Dingen. Familienaufstellungen zeigen das, was ist; es geht also um Wahrheit und Wahrhaftigkeit. Und die sieht oft anders aus, als wir glauben. Es zeigen sich sowohl segensreiche als auch unheilvolle Verbindungen und Kräfte. Und wir haben durch dieses Verfahren die Möglichkeit, diese anzuschauen und zu sehen, wie diese Kräfte in uns und in unseren Familien wirken. Mit der Arbeit und dem Lösungsbild erhalten wir die Möglichkeit, uns den positiven und stärkenden Kräften anzuschließen.

Was das behandelte Thema betrifft, schaffen wir durch diese Arbeit die Voraussetzung dafür, dass Befruchtung und Empfängnis stattfinden können oder sollten. Wenn die Seele bereit ist für ein Kind, dann kann es der Körper auch werden.

Krank vor Kummer

DIE BEHANDLUNG seelischer Krankheiten ist eine Stärke der Naturheilkunde. Homöopathie und Bachblütentherapie sind besonders hilfreich.

Viele körperliche Erkrankungen beginnen mit Kummer, Sorge, Kränkung und Demütigung. Kommen diese bekümmernden Erfahrungen immer wieder vor, wird dadurch oftmals auch eine Krankheit aufrecht erhalten. Dem Patienten, der seelisch stark leidet, kann ausgezeichnet mit Hilfe der Homöopathie und der Bachblütentherapie geholfen werden. Wenn es dem Heilpraktiker gelingt, den Kummer, also das, was eigentlich krank macht, zu behandeln, werden auch körperliche Symptome verschwinden.

So ein Krankheitsauslöser wird vom Homöopathen fast ausschließlich mit Hochpotenzen behandelt. Diese Behandlung gehört nicht in die Hände von Laien. Ich möchte Ihnen also davon abraten, nun Selbstversuche zu veranstalten. Bitte suchen Sie einen erfahrenen Heilpraktiker in Ihrer Wohngegend auf. Dennoch möchte ich Ihnen „Kummermittel" aus Homöopathie und Bachblütentherapie vorstellen, um Ihnen ein Bild davon zu geben, wie die Behandler arbeiten.

Bitte keine Selbstversuche!

Am Ende der Kraft

DAS HAUPTMITTEL bei Kummer ist unbestreitbar **Natrium muriaticum**, das homöopathisch aufbereitete Kochsalz. Der Patient, der dieses Mittel benötigt, ist am Ende seiner Kraft und an der Welt verzweifelt. In der Anamnese, also der Aufnahme der Krankengeschichte, stellt sich heraus, dass alles mit dem Tod einer geliebten Person oder einer großen menschlichen Enttäuschung begann. Das ist für den Patienten das Schlimmste, was ihm jemals passiert ist. Diesem Patienten hilft kein Trost. Im Gegenteil: Trostversuche verschlimmern häufig sogar die Symptomatik. Der Patient ist passiv und ist dabei, sich zu Tode zu grämen. Das psychische Trauma kann unter Umständen schon Jahre oder Jahrzehnte zurückliegen.

Ähnlich verhält es sich bei **Ignatia**, der Ignatiusbohne. Nur ist der Patient, der Ignatia benötigt, ein völlig anderer Menschentyp. Er ist zart besaitet und sehr gefühlsbetont. Beispielsweise kann der Ignatia-Typ trotz Enttäuschung und Aussichtslosigkeit die Liebe zu einem bestimm-

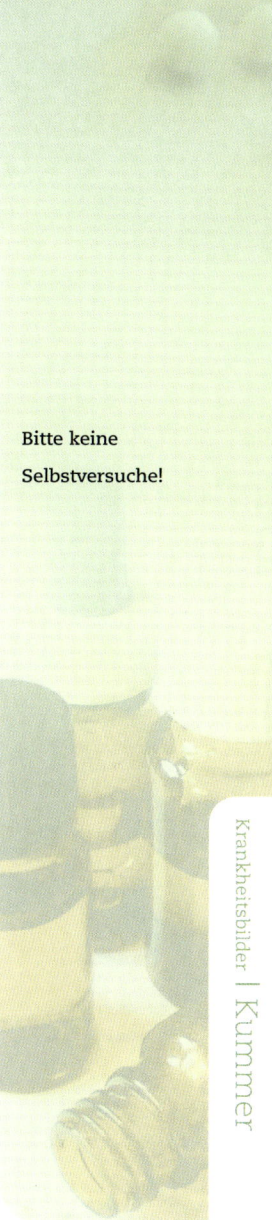

Krankheitsbilder | Kummer

ten Menschen nicht lassen. Auch der Ignatia-Patient lässt sich sehr häufig nicht trösten. Auffällig bei ihm ist noch das ständige Seufzen und Räuspern. Oftmals hat er das Gefühl von einem Kloß im Hals, der einfach nicht weggeschluckt werden kann.

Alltagssorgen und Liebeskummer

MIT DEM MITTEL **Ambra grisea**, einer Substanz, die vom Pottwal ausgeschieden wird, behandeln wir den Kummer und die Sorgen, die der Alltag dem Patienten bereitet. Der Patient kann nicht einschlafen, liegt grübelnd im Bett und wird von seinen Gedanken festgehalten. Häufig beobachten wir beim Ambra-Patienten das eigentümliche Symptom, dass er unmöglich im Beisein von anderen den Stuhlgang verrichten oder das Wasser lassen kann.

Trennung und Liebeskummer im besonderen Maße machen den Patienten zu schaffen, die **Acidum Phosphoricum** (Phosphorsäure) brauchen. Dieser Patient ist sehr geschwächt und äußerst empfindlich. Er möchte nur noch seine Ruhe haben.

Pulsatilla, die Küchenschelle, wird bei Patienten eingesetzt, die sehr zart besaitet sind. Anders als bei den bisher genannten Mitteln erzählt der Patient schluchzend und weinend und auch Trost suchend, was ihm widerfahren ist. Pulsatilla-Patienten haben wenig Durst, selbst bei trockenem Mund, sind sehr tränenreich und von ihrer Stimmung her wie ein Apriltag. Der Ärger geht ihnen an die Galle, und sie können sehr schlecht Fett verdauen und vertragen.

Cimicfuga ist das Wanzenkraut. Über den Cimicfuga-Patienten lastet eine bleierne Traurigkeit. Eigentümlich bei diesen Patienten ist, dass die körperlichen Beschwerden dazu führen, dass die seelischen Zustände sich bessern oder gar vergehen und umgekehrt. Das heißt, wenn die seelischen Zustände sich verstärken, bessert sich das körperliche Befinden.

Bei **Sepia**, hergestellt aus dem Tintenfisch, finden wir oftmals eine aggressive Haltung der Demütigung und der Kränkung gegenüber. Oft sind die Sepia-Patienten hoch gewachsen und schlank mit harten Zügen im Gesicht. Andere Patienten haben nur im Bereich der Hüften bis hin zum Oberschenkel eine ausgeprägte Figur, sind ansonsten aber schlank gewachsen. Man kann es ihnen oftmals im Gesicht ansehen, dass sie eine einmal erlittene Kränkung nicht vergessen haben.

Zornig, eifersüchtig

Lᴀᴄʜᴇꜱɪꜱ ɪꜱᴛ ᴀᴜꜱ dem Gift der Grubenotter hergestellt. Lachesis-Patienten sind äußerst argwöhnisch, eifersüchtig und heftig in ihrer Art. Sie können sich so richtig in Rage reden und hören nicht wieder auf. Dabei ist oft zu beobachten, dass sie von einem Thema zum anderen springen, was das Zuhören schwer macht. Die körperlichen Beschwerden der Lachesis-Patienten treten ganz ausgeprägt nur auf der linken Seite auf.

Wer **Aurum**, also homöopathisches Gold, benötigt, scheitert oftmals an seinen beruflichen Plänen. Der Aurum-Patient hat dann häufig das Gefühl, nicht in diese Welt hineinzupassen. Er neigt zu schweren Depressionen bis hin zu Selbstmordversuchen.

Das Mittel **Staphisagria** (Stefanskraut) ist eines der Hauptmittel bei Demütigung und Erniedrigung. Diese können beruflicher, privater oder sexueller Art sein. Der Staphisagria-Patient reagiert darauf aufbrausend, gereizt und zornig. Niemand kann es ihm Recht machen. Oftmals ist der Patient sexuell sehr gereizt. Seine amourösen Gedanken lassen sich einfach nicht abschalten und belasten ihn sehr.

Bachblütentherapie

Dᴀꜱ Hᴀᴜᴘᴛᴋᴜᴍᴍᴇʀᴍɪᴛᴛᴇʟ in der Bachblütentherapie ist **Star of Bethlehem**, gleichzeitig Bestandteil der populären Notfalltropfen. Star-of-Bethlehem-Patienten leiden meist still. Sie sind schwach und sprechen mit leiser Stimme. Alles Leben scheint aus ihnen entflohen zu sein. Das Mittel hilft dem Patienten, seelische Blockaden aufzulösen, die ihm Lebenskraft rauben.

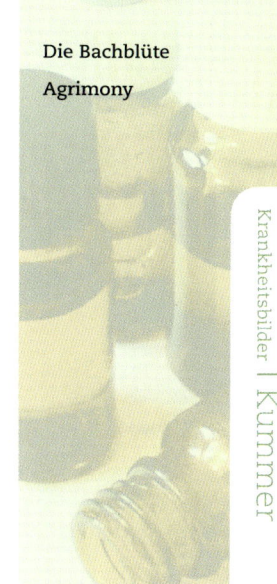

**Die Bachblüte
Agrimony**

Das zweite Mittel ist **Agrimony**. Diese Patienten versuchen, ihren tief sitzenden Kummer zu überspielen. Oftmals können sie nur selten ernst sein. Andere überspielen ihren Kummer, indem sie sich in Arbeit flüchten. Gelingt dies nicht oder nicht mehr, werden nicht selten Alkohol und Drogen konsumiert.

Honeysuckle hilft Patienten, die sich aus Enttäuschung über die Gegenwart in die Vergangenheit zurückziehen. Es ist auch gut für Menschen, die ein vergangenes Erlebnis einfach nicht überwinden können und ständig daran festhalten.

Gentian unterstützt Menschen, die eine große Niederlage in ihrem Leben erlitten haben. Es holt sie aus ihrer Depression und löst pessimistische Gedanken auf.

Mit Hilfe von **Walnut** können Menschen ein psychisches Trauma überwinden, das durch einen Wechsel im Leben aufgekommen ist. Walnut wird beispielsweise eingesetzt, wenn jemand die Trennung von einem Menschen nicht schafft. Es ist auch sinnvoll bei Berufswechsel oder bei Umzug in eine neue Umgebung. Walnut kann immer dann gegeben werden, wenn ein Mensch von einer in die nächste Lebensphase übertritt, also geboren wird, in die Pubertät oder in die Wechseljahre kommt oder aus dem Arbeitsleben ausscheidet.

Das Kind ist ja nicht dumm ...
– Lernschwächen

WENN JEDER SCHULTAG für Kinder zum Horror wird, stecken dahinter oft Schwierigkeiten beim Lernen. Die seelischen Nöte überforderter Kinder haben Erwachsene zu wenig im Blick. Die Folge: Viele Schüler nehmen Beruhigungs- oder Aufputschmittel, um Schulstress auszuhalten.

Unsere so genannte Kultur zeigt ihre erschreckenden Schattenseiten besonders bei den Kindern: Seit Jahren schon warnen Kinderärzte, Therapeuten und Pädagogen, dass zu viele Kinder in Deutschland Medikamente einnehmen. Die Palette reicht von Kopfschmerztabletten bis zu starken Beruhigungs- oder Aufputschmitteln – so genannten Psychopharmaka.

Der Druck wächst

UNSERE KINDER unterliegen einer Reiz- und Sinnesüberflutung sowie einem Leistungsdruck. Mangelnde Zeit und Zärtlichkeit der Eltern wird mit Geschenken vertuscht. An die Stelle des Geschichtenerzählens am Bett kommt eine Märchenkassette oder eventuell sogar ein Videofilm.

Unsere Kinder geraten in dauernde Anspannung und Erwartungshaltung. Und natürlich wird auch von ihnen eine Anpassung an unsere leistungsorientierte Konsumgesellschaft erwartet, und die lässt wenig Freiraum für Träumer und sensible Wesen. Der Mensch wird zum Geld-Verdienen und -Ausgeben erzogen. Alles Denken und Handeln richtet sich an der künftigen Vorstellung des Gelderwerbs aus. Schulische Leistungen wie Lesen und Schreiben oder Rechnen sind Maßstab des Könnens, während musische Fähigkeiten und überbordende kindliche Phantasie in den Hintergrund treten und belächelt oder sogar besorgt beobachtet werden.

Das Kind als Ganzes sehen

SO IST ES KEIN Wunder, dass viele Kinder mit dem Schulsystem nicht zurechtkommen und mit dem Lernstoff überfordert sind.

Natürlich ist ein Umdenken auf allen Ebenen vonnöten, um das Übel an der Wurzel zu fassen. Doch hält auch die Naturheilkunde eine Reihe von Mitteln und Medikamenten bereit, um Kindern und auch Erwachsenen bei Konzentrationsproblemen und Lernschwierigkeiten zu helfen

Homöopathische Mittel können dazu beitragen, das innere Gleichgewicht wieder zu erlangen, womit auch eine Basis für stressfreies Lernen geschaffen ist. Ein erfahrener Homöopath wird ein Kind in seinem ganzen Wesen erkennen und kann bei Lernproblemen ein geeignetes homöopathisches Mittel in ansprechender Dosierung geben.

Dem lernschwachen Kind steht eine Reihe von homöopathischen Mitteln zur Verfügung. Die Homöopathen unterscheiden ihre Patienten bei der Behandlung beispielsweise nach folgenden sechs Typen:

Der **Calcium-Carbonicum-Typ**: Bei diesem Kind finden wir angeborene geistige und körperliche Zurückgebliebenheit, Schwäche, Aufnahme- und Begriffsstutzigkeit, Müdigkeit in den ersten Schulstunden und insbesondere abends.

Der **Calcium-Phosphoricum-Typ**: Typisch bei diesem Kind sind anfänglich gute Schulleistungen, die aber mit zunehmender Tageszeit, zunehmendem Schuljahr und zunehmendem Alter nachlassen. Das Kind oder die Eltern schildern Konzentrationsstörungen und Kopfschmerzen als Symptome.

Der **Tuberculinum-Typ**: Diese Kinder haben ein leicht erregbares Temperament; ihre Launen schlagen sehr schnell um, beispielsweise von Heiterkeit in gereizte Stimmung. Kinder vom Tuberkulinum-Typ haben Schwierigkeiten beim Erlernen der Sprache. Hier können ein paar Gaben des homöopathischen Mittels wunderbar wirken.

Der **Luesinum-Typ**: Hier finden wir Anlageschwierigkeiten mit dem logischen Denken. Die Kinder haben in der Schule insbesondere Schwie-

rigkeiten mit dem Fach Mathematik. Von daher kann man dem Kind vor Mathematik-Schularbeiten und vor den entsprechenden Klassenarbeiten Luesinum geben.

Der **Medorrhinum-Typ**: Das Mittel Medorrhinum wird bei Sprech-. Schreib- und Hörfehlern eingesetzt.

Der **Carcinosinum-Typ**: Carcinosinum wird insbesondere bei Leseschwäche eingesetzt.

Vor der Prüfung

DIE HOMÖOPATHIE hält außerdem eine Reihe von Mitteln bereit, die sich bei Prüfungen oder Prüfungsvorbereitungen bewährt haben:

- **Argentum Nitricum** – dieses Mittel geben wir den Leuten, die schon Wochen vor der Prüfung unter Herzklopfen und Bauchweh, Schwitzen und Schlaflosigkeit leiden.
- **Gelsemium** – dieses Mittel geben wir bei Aufregung vor Prüfungen, wenn Unruhe, Herzklopfen und Kopfbenommenheit im Vordergrund stehen. Hinzu kommen mitunter Kopfschmerzen, die sich bis vorne in die Augen hineinziehen.
- **Strophantus** – dieses Mittel stärkt die Durchblutung und wird zur Steigerung der geistigen Leistungsfähigkeit und Konzentration gegeben. Man kann es auch während der Prüfungen in halbstündigen Abständen nehmen.
- **Agaricus** – dieses Mittel geben wir dann, wenn der Patient unfähig ist, sich zu konzentrieren und etwas aufzunehmen. Dieses Mittel wird von den Homöopathen auch Hirn- oder Studentenfutter genannt.
- **Cocculus** – ist ein Mittel, das sich besonders bei Nachtarbeit bewährt hat, insbesondere bei Folgen von Nachtarbeit, also bei Studenten, die nächtelang gelernt haben. Sie klagen meist über Schwindel, Kopfschmerzen und ähnliches, die dann sehr schnell von Cocculus aufgelöst werden.
- **Acidum phosphoricum** – dieses Mittel setzen Homöopathen ein, wenn Patienten sich morgens unfähig fühlen, zu denken oder zu arbeiten. Der Phosphor-Typ ist ein regelrechter Leistungsmensch. Er ist erregt, aufnahmefähig, geistig interessiert, aber infolge seiner Lebensweise und der konditionellen Schwäche kommt es immer wieder zu geringeren Leistungen.

Wie Bachblüten helfen

AUCH DIE BACHBLÜTENTHERAPIE zeigt bei lernschwachen Kindern gute Wirkung. So wird die Bachblüte **Gentian** bei Schülern eingesetzt, die leicht verzagen und schnell pessimistisch sind. Typisch für diese Kinder ist, dass sie meinen, sowieso nichts mehr zustande zu bringen, wenn irgendwann etwas schiefgegangen ist. Die Bachblüte **Larch** wird bei Kindern eingesetzt, denen es an Selbstvertrauen fehlt. Sie haben von vornherein das Gefühl, dass sämtliche andere Menschen ihnen überlegen wären und dass sie selbst nichts zustande bringen würden. **Clematis** ist die Bachblüte für Schüler, die sehr träumerisch sind, deren Gedanken immer wieder abschweifen, die sich überall aufhalten, nur nicht im Hier und Jetzt. **Chestnut Bud** ist in der Bachblütentherapie die „Hirnblüte". Sie gilt als Erinnerungs- und Gedächtnismittel. Das Mittel wird insbesondere dann eingesetzt, wenn immer wieder die gleichen Fehler gemacht werden, wenn also die Kinder nichts aus dem Vorausgegangenen lernen. **White Chestnut** schließlich wird eingesetzt bei Kindern, die sich überhaupt nicht konzentrieren können, deren Gedanken immer wieder abschweifen.

Eltern sind gefordert

NEBEN DER HOMÖOPATHIE und der Bachblütentherapie gibt es eine Reihe anderer Naturheilverfahren, die bei lernschwachen Kindern sehr effektiv eingesetzt werden können. Ich denke da beispielsweise an die Akupunktur oder an die Farbpunktur, eine Bestrahlung von Akupunktur-Punkten mit Farbe.

Die naturheilkundliche Behandlung von Kindern mit Lernproblemen muss durch die Eltern intensiv begleitet werden. Sie sollten dafür sorgen, dass das Kind genügend Bewegung hat, dass es genügend elterliche Aufmerksamkeit bekommt und sich nicht stundenlang allein überlassen wird, beispielsweise vor dem Fernseher. Natürlich spielt auch in diesem Zusammenhang eine ausgewogene Ernährung eine ganz große Rolle.

Kein Kind braucht – zumindest nicht auf Dauer – Psychopharmaka. Ihm kann mit den hier aufgezeigten Wegen geholfen werden, wobei Sie auch bedenken sollten, dass nicht jedes Kind ein Genie ist.

Die naturheilkundliche Behandlung von Kindern mit Lernproblemen muss durch die Eltern intensiv begleitet werden.

Abgekaut statt ausgelebt – Nägelkauen

NÄGELKAUEN KANN eine lästige Marotte, aber auch ein Hilfeschrei der Seele sein. Verbote, Bestrafungen oder das berüchtigte Bepinseln der Nägel reichen meist nicht aus, um Kindern dieses Verhalten abzugewöhnen.

Nägelkauen tritt nicht nur als vorübergehendes Symptom bei Kindern und Jugendlichen auf. Oft haben auch Erwachsene über Jahre damit zu tun. Auffallend bei meinen umfangreichen Recherchen für diesen Artikel war, dass es nur sehr wenig Literatur zu diesem Thema gibt. Dabei leiden die Betroffenen und ihre Angehörigen oder Freunde sehr wohl unter dem unschönen Anblick der abgenagten Nägel.

Blick in die Psyche

AUCH DER HEILPRAKTIKER kann einem Patienten, der vom Nägelkauen loskommen möchte, kein universelles Heilmittel verabreichen. Ich meine, dass es wichtig ist, sich zunächst mit dem psychischen Hintergrund des Nägelkauens zu beschäftigen. Das Nägelbeißen geschieht ja meist unbewusst. Es wird von den Betroffenen als Zwang erlebt, der nicht ihrer willentlichen Kontrolle unterliegt. Was könnte dahinter stecken?

Die Fingernägel beim Menschen hatten ursprünglich die gleiche Bedeutung wie die Krallen beim Tier. Sie dienten sowohl der Verteidigung als auch dem Angriff. Symbolisch gesehen sind die Nägel Werkzeuge der Aggression. Deutlich wird das beispielsweise an der Redewendung „jemandem die Krallen zeigen".

Was bedeutet diese Symbolik für einen Menschen, der sich die Nägel abkaut? Nach meinem Verständnis beißt er sich die eigenen Aggressionen ab. Er entschärft seine Waffen. Dazu kommt es, weil dieser Mensch nicht weiß, wie er mit negativen Gefühlen, mit dem Wunsch, andere anzugreifen oder zu kämpfen, umgehen soll. Er hat sogar Angst vor diesen Gefühlen und versucht, sie zu unterdrücken oder zumindest nicht nach außen, sondern gegen sich selbst zu richten. Das Beißen ist zugleich Unterdrückung und Ventil für Aggressionen. Denn Wut und Ärger werden an den Fingernägeln abgearbeitet.

Wohin mit der Wut?

NÄGELKAUEN KANN also ein wichtiger Hinweis darauf sein, dass ein Mensch Angst hat, seine Aggressionen auszuleben. Als Betroffener oder als Elternteil sollten Sie sich bewusst machen, wie Sie mit ihren Aggressionen umgehen. Unterdrücken Sie bei sich selbst Gefühle wie Wut? Wehren Sie sich, wenn jemand Sie angreift? Schwelt in Ihrer Familie ein latenter Streit oder werden Meinungsverschiedenheiten offen ausgesprochen?

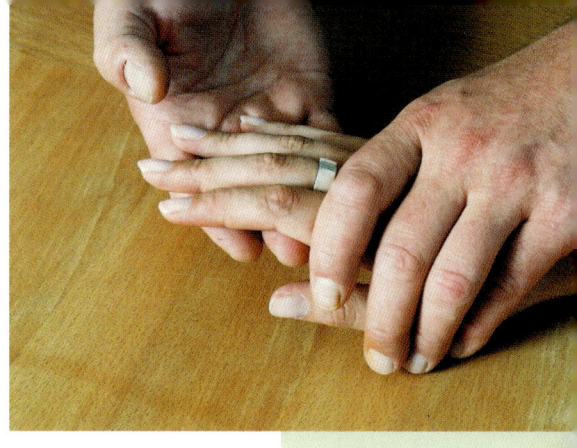

Wenn Sie ein Nägel kauendes Kind haben, sollten Sie Ihre Erziehungsprinzipien hinterfragen. Welchen Freiraum hat das Kind für Gefühle wie Wut oder Aggression? Soll das Kind immer lieb sein oder darf es auch mal seine andere Seite zeigen? Es geht also darum, Räume zu schaffen, in denen Aggressionen ausgelebt und wo Schuldgefühle umgesetzt werden können.

> **Nägelkauen kann ein Hinweis darauf sein, dass ein Mensch Angst hat, seine Aggressionen auszuleben.**

Tipps für Eltern

DIE PAAR- UND Familientherapeutin Maria Kenessey-Szuhanyi aus Zürich gibt folgende Verhaltenstipps:

- Wenn Ihr Kind an den Nägeln kaut, tun Sie dies nicht als Lappalie ab. Nägel kauen ist nämlich ein Hilfeschrei der Seele. Schimpfen und Bestrafen ist der falsche Weg, dem Kind dieses Verhalten abzugewöhnen.
- Nehmen Sie sich möglichst viel Zeit für Ihr Kind. Vielleicht vermisst es Ihre Präsenz, vielleicht ist es nervös. Auch Schwierigkeiten in der Schule, Über- oder Unterforderung können der Auslöser sein. Um herauszufinden, wo das Problem liegt, braucht das Kind in jedem Fall viel Aufmerksamkeit.
- Handelt es sich „nur" um eine abgeschwächte Form, kann man mit Geduld und Zuneigung in einer vertrauensvollen Atmosphäre einiges erreichen. Ist das Nägelkauen allerdings stärker ausgeprägt, ist unter Umständen eine Familientherapie nötig. Damit können vorhandene Spannungen innerhalb der Familie gelockert werden.

Umstrittene Tinkturen

UM KINDERN DAS Nägelkauen zu verleiden, werden übelschmeckende Tinkturen angeboten, mit denen man die Nägel bepinselt. Diese Maß-

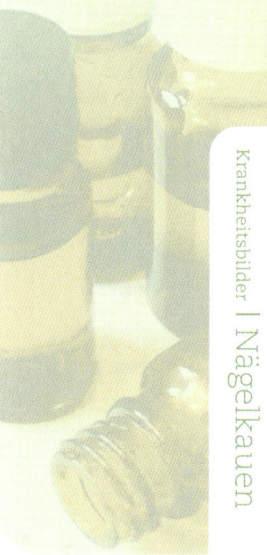

nahme ist allerdings höchst umstritten. Viele Psychologen und Erziehungsberater raten ganz davon ab. Denn mit dieser Maßnahme würden höchstens die äußeren Zeichen und nicht das wirkliche Problem bekämpft. Dahinter steht die Auffassung, dass das Nägelkauen ein Symptom einer emotionalen Störung ist, deren Ursache in der Kindheit und Jugend liegt. Hier wird das Nägelkauen als eine Ersatzhandlung verstanden, die sich entwickelte, weil den Kindern eine andere sinnvolle Lösung ihrer damaligen Probleme nicht möglich war. Viele Experten meinen, dass diese Probleme mit technischen Tricks nicht in den Griff zu bekommen sind, wenn der Betroffene keine begleitende psychotherapeutische Unterstützung erhält.

Bachblütentherapie

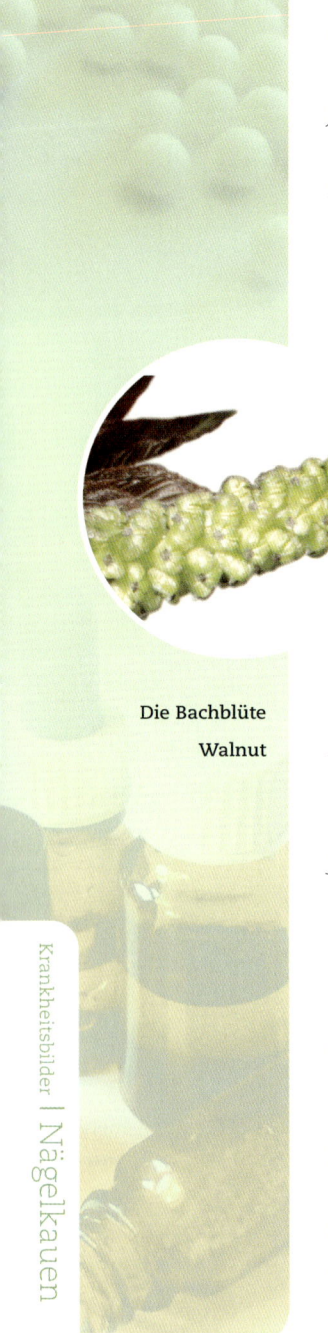

Die Bachblüte Walnut

DIE GANZHEITLICHE Heilkunde zielt darauf ab, ein Kind, das an den Nägeln kaut, wieder ins seelische Gleichgewicht zu bringen. Aus der Bachblüten-Therapie bieten sich folgende Mittel an:

Agrimony für Kinder, die nach außen hin fröhlich wirken, dabei aber ihre inneren Ängste und Spannungen überspielen.

Cherry Plum für Patienten, die unter einem ungeheuren inneren Druck leiden. Sie fühlen sich, als würden sie auf einem Pulverfass sitzen. Cherry Plum kann eingesetzt werden bei Zwangshandlungen aller Art, zum Beispiel Nägelbeißen, Haareherausreißen, Wundkratzen, zwanghaftes Masturbieren.

Elm kann eingesetzt werden, wenn der Patient sich völlig überfordert fühlt.

Rock Rose bekommen die Patienten, die unter einer großen Angstspannung stehen, die sich beispielsweise in Albträumen äußert.

Star of Bethlehem ist der Seelentröster unter den Bachblüten und gut geeignet für traumatisierte Kinder, die eine Scheidung, den Tod wichtiger Bezugspersonen oder Misshandlung erleiden mussten.

Walnut ist sinnvoll, wenn das Nägelkauen in einer Phase des Wechsels und des Neubeginns auftritt, beispielsweise Schulwechsel oder Geburt eines Geschwisterkindes.

Willow empfiehlt sich für Patienten, die ihre Aggressionen nicht ausleben können sondern für sich behalten. Oft richten sie ihre Aggressionen gegen sich selbst.

Homöopathie

AUS DER HOMÖOPATHIE kommen zur Behandlung des Nägelkauens eine ganze Reihe von Mitteln in Frage, deren Auswahl sich an Konstitution und vorherrschenden Symptomen orientiert. Man denke dabei insbesondere an **Phosphor** und dessen Salze sowie **Belladonna** (Tollkirsche) bei zwanghaften Handlungen. **Arum Triphyllium** (Zehrwurzel) kommt bei Kindern in Frage, die zusätzlich nachts den Kopf im Kissen hin und her bohren. Typisch für diese Kinder sind rissige Lippen und Mundwinkel. Oft zupfen sie sich an Lippen und Nase, bis diese bluten.

Eine ganzheitliche Therapie kann aber nur wirksam sein, wenn sich die Ursache der Erkrankung oder der Verhaltensstörung zeigt. Und da sind im Allgemeinen die Eltern gefragt, bei sich selbst etwas zu verändern.

EMOTIONALE UND SEELISCHE ERKRANKUNGEN

Stotterer stark machen

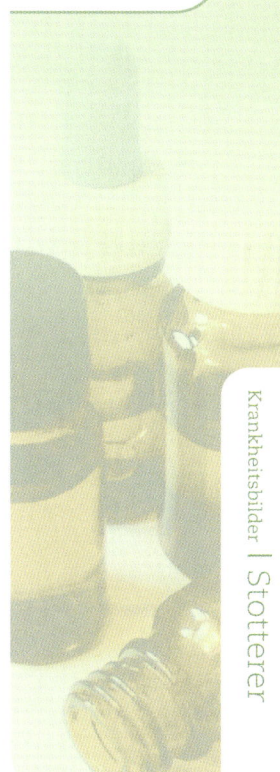

WENN ES BEIM Sprechen hakt, kann das verschiedene Ursachen haben. Oft hilft eine logopädische Behandlung. Die Naturheilkunde kann ergänzend wirken.

Als der vierjährige Sven zu stottern begann, ging seine Mutter mit ihm zu einem Sprachtherapeuten (Logopäden). Hier bekam die Mutter den Rat, zunächst jede Korrektur der Sprache ihres Sohnes zu unterlassen. Sie sollte Sven beim Sprechen nicht unterbrechen, selbst wenn es manchmal länger dauern sollte, bis er einen Satz vollendet hat.

Svens Mutter erfuhr, dass das Stottern bei einem Kind im Alter von drei bis fünf Jahren meistens vorübergehend sei. Das so genannte Entwicklungsstottern beruht auf einem Missverhältnis von Sprechgeschwindigkeit sowie sensorischen Fähigkeiten und Denkvorgängen. Es tritt in einer Phase auf, in der die Kinder besonders aufnahme- und lernbereit sind und in der besonders viel Neues auf sie einstürmt.

Eigenart respektieren

DIE MUTTER folgte dem Rat des Logopäden und achtete auch darauf, dass kein anderer Svens Sprache verbesserte. Nach nur wenigen Mona-

ten besserte sich Svens Stottern merklich. Als er fünf Jahre alt war, merkte ihm keiner mehr an, dass er noch ein Jahr zuvor gestottert hatte.

Etwa 80% aller Kinder beginnen zwischen dem dritten und fünften Lebensjahr zumindest zeitweise zu stottern. Doch manchmal beginnt es auch zum Zeitpunkt der Einschulung oder auch, noch seltener, während der Pubertät. Die meisten Kinder bewältigen die frühe Phase von selbst. Doch kommt es bei etwa 1,5 bis 2% der Bevölkerung zum chronischen Stottern. Dabei ist auffällig, dass Männer deutlich häufiger betroffen sind. Und zwar etwa zu 70 bis 80%.

Das echte chronische Stottern kann körperliche Ursachen haben, beispielsweise einen Hörschaden oder falsche Atmung. Es kann auch durch belastende Lebensumstände hervorgerufen werden. Und schließlich gibt es Stotterer, die sich beim Sprechen zu sehr kontrollieren wollen und dadurch ihren Redefluss stören.

Zur Verhinderung des Stotterns vermeiden Kinder dann schwierige Laute, Silben und Wörter und suchen stattdessen leicht auszusprechende Wendungen. Die betroffenen Kinder bewegen oft andere Körperteile beim Sprechen mit. Beispielsweise stampfen sie mit den Beinen, gestikulieren wild mit den Armen, die Gesichtsmuskulatur zuckt.

Im Allgemeinen verringert sich das Stottern beim Sprechen mit bekannten und vertrauten Personen oder im Spiel mit Puppen oder Stofftieren. Auch beim Singen haben viele Stotterer keine Probleme mit der Sprache.

Gehemmt und korrekt

DIE PÄDAGOGIN und Buchautorin Dr. Gela Brueggebors (SO SPRICHT MEIN KIND RICHTIG) beschreibt Stotterer als fast immer zurückhaltend, ängstlich, vorsichtig, korrekt und gehemmt. Oftmals fühlen sie sich minderwertig, leben zurückgezogen, sind menschenscheu und neigen zu Verstimmungen. Fälschlicherweise können diese Wesensmerkmale als Folgen des Stotterns angesehen werden, doch meist ist es genau umgekehrt: Das Stottern ist Ausdruck des seelischen Befindens.

Die Sprachhemmungen verstärken sich meist in spannungsvollen Situationen. Das kann jeder nachvollziehen, der schon mal vor einer großen Gruppe eine Rede halten musste oder fürs Radio oder das Fernsehen befragt wurde. In solchen Momenten kann es auch bei redegewandten Personen zu Versprechern kommen. Stotterer empfinden oftmals schon Gespräche mit Fremden, ein Telefonat oder eine Bestellung an der Laden-

Stottern ist Ausdruck des seelischen Befindens.

theke als große Herausforderung, die ihnen die Sprache verschlägt.

Sollte sich das Stottern nicht gelegt haben, dann kennen Logopäden Techniken, mit dem es dem Kind gelingt, trotz des Stotterns flüssig zu sprechen. Es gibt verschiedene Atem-, Stimm- und Sprechtherapien bis hin zu verhaltenstherapeutischen Verfahren. Auch die Therapie mit Medikamenten wird angewendet.

Bei Kindern ist die Prognose günstig. Etwa die Hälfte aller chronisch stotternden Kinder sind nach der Therapie geheilt. Im Erwachsenenalter werden etwa ein Drittel der Stotterer symptomfrei, ein Drittel kann besser sprechen und ein Drittel kann nicht beeinflusst werden.

Mut geben

NATURHEILKUNDLICHE Verfahren wie die Bachblütentherapie und die Homöopathie können die Behandlung eines Stotterers sehr gut ergänzen. Unterstützend können dem Kind beispielsweise die Bachblüte **Larch** oder **Gentian** gegeben werden. Diese vermitteln dem Kind Selbstvertrauen, Mut und Zuversicht.

Die Homöopathie empfiehlt unter anderem **Cannabis sativa** (Hanf), insbesondere bei Kindern, die Schwierigkeiten haben, ihre Gedanken in Worten auszudrücken. Oft ist ihre Sprache unschlüssig, hastig und unzusammenhängend. Hanf ist im Übrigen auch das Mittel bei Lektophobie (Lesefurcht). Als zweites homöopathisches Mittel ist **Stramonium** (der Stechapfel) für unruhige Kinder zu nennen. Sie sind hastig in ihrer Sprache, kommen ihren Gedanken nicht hinterher, sind oftmals geschwätzig, redselig, gleichzeitig lachend und singend. Typisch ist für diese Kinder, dass sie keine Einsamkeit ertragen können und Angst in der Dunkelheit haben. Aber auch **Belladonna** (Tollkirsche) ist einen Versuch wert. Im Arzneimittelbild finden wir – unter anderem neben Stottern – Kinder, die nicht sprechen mögen und mit den Zähne knirschen.

Gestresste, reizbare, überforderte Kinder benötigen häufig **Nux vomica** (Brechnuss). Bei anderen Sprachstörungen wie Poltern (überstürztes Sprechen), Stammeln oder Lispeln, können die genannten Mittel ebenfalls versucht werden.

Selbsthilfe

IN VIELEN STÄDTEN gibt es Selbsthilfegruppen für Stotterer. Deren Adressen sowie Informationen und Tipps hält die Bundesvereinigung Stotterer Selbsthilfe e.V. bereit. Sie geht allerdings davon aus, dass die Ur-

sache des Stotterns in körperlichen Fehlfunktionen zu suchen ist. Hemmungen und Unsicherheiten sind demnach Folgen des Stotterns. Die Vereinigung ist zu erreichen: Gereonswall 112, 50670 Köln, Tel. (02 21) 1 39 11-06, Fax 1 39 13 70, www.bvss.de. Jeden Donnerstag (17–20 Uhr) bietet die Organisation telefonische Beratung an.

Kummer ertränken und Ärger herunterspülen – Alkoholismus

ICH WURDE GEFRAGT, ob man die Homöopathie nicht auch bei der Behandlung von Alkoholkranken einsetzen könne. Man kann. Auch wenn es ausgesprochen selten ist, dass jemand in die Praxis kommt, um seinen Alkoholismus behandeln zu lassen, so war es doch in den letzten Jahren immer wieder zu beobachten, dass bei entsprechender Behandlung mit dem passenden Mittel sich das Verlangen nach Alkohol verringerte oder ganz aufgehört hat.

Wie gesagt: Es kommt nicht zu häufig vor und von daher möchte ich an dieser Stelle auf die Erfahrung eines homöopathischen Arztes zurückgreifen, der Mitte des 19. Jahrhunderts gewirkt hat. Sein Name ist Jean Pierre Gallavardin.

Neben der Behandlung psychischer Störungen und Erkrankungen hatte er ein besonderes Augenmerk auf die Behandlung von Gemüts- und Geistesstörungen, Behandlung des Sexualtriebes, Behandlung von „Charakterfehlern" und insbesondere auch die Behandlung von Trunksucht und Trunkenheit. In seinem Buch PSYCHE UND HOMÖOPATHIE führt er aus, dass er etwa die Hälfte seiner Patienten heilen konnte, die nicht an erblicher Trunksucht gelitten haben. Er beschreibt dabei die 14 Hauptmittel auf diesem Gebiet, die er den Betroffenen ohne deren Wissen in die Nahrung oder in das Getränk geben ließ. Dies ist im Übrigen eine Vorgehensweise, die ich auf keinen Fall unterstütze, da ich denke, dass der Anstoß, der Wunsch zur Heilung, vom Patienten selbst ausgehen sollte.

Nux vomica (die Brechnuss): Patienten, die Nux vomica benötigen, trinken häufig aus Kummer und Sorge. Die Patienten sind oft von Natur

Der Wunsch zur Heilung sollte vom Patienten selbst ausgehen.

aus sanfte Charaktere, die in der Trunkenheit brutal werden, bis zum Schlagen. Einzusetzen auch bei Patienten, die vor und während der Trunkenheit besonders eifersüchtig sind und mit Selbstmord durch Ertrinken, Erschießen oder Erdolchen drohen. Oft sind die Patienten schon durch auffallend kleine Mengen von Alkohol betrunken. Nux-vomica-Patienten neigen unter Umständen dazu, ihr Vermögen zu verspielen. Mitunter zeigen sie sich geizig gegen ihre Familie, sind aber äußerst freigebig aus Prahlerei gegenüber Fremden oder Trinkkumpanen. Es zieht sie weg von der Familie in die Gesellschaft von Trinkern.

Lachesis (aus dem Gift der Grubenotter): Es ist bei Personen passend, die während der Trunkenheit ununterbrochen reden und Dinge sagen, die sie sonst niemals sagen würden. Lachesis-Patienten vertragen sehr schlecht Wein und andere saure Getränke. Während des Rausches werden sie zu Gewalttaten getrieben, bis hin dazu, andere zu töten. Die Patienten suchen die Fehler bei anderen und werfen sie ihnen vor. Sie sind äußerst rechthaberisch und streiten sich oft aus reiner Freude am Widerspruch.

Causticum (ein spezieller Ätzstoff, den Hahnemann in die Homöopathie eingeführt hat): Causticum-Patienten sind vor und während der Trunkenheit streit- und ränkesüchtig, rechthaberisch, aber auch leicht zu Tränen gerührt. Sie zeigen sehr starke sexuelle Erregung. Bei ihnen ist die Gier nach harten Getränken sehr ausgeprägt. Causticum kann auch bei Trunksucht infolge des Todes geliebter Menschen gegeben werden.

Sulfur (der Schwefel): Sulfur-Patienten haben ein ausgeprägtes Verlangen nach Wein und Bier. Oftmals sind sie heimliche Trinker, sanftmütig vor und brutal in der Trunkenheit. Sie wirken intelligenter, wenn sie betrunken sind.

Calcium carbonicum (Austernkalk): Die Patienten sind korpulent bis fettleibig und schwitzen sehr schnell, besonders am Kopf. Bei Calcium-Patienten ist der Wille sehr gering ausgeprägt. Sie können, wie Gal-

lavardin schreibt, noch nicht mal ein Glas Milch abschlagen, wenn es ihnen angeboten wird. Mal sind sie geizig, mal verschwenderisch für sich selbst oder aus Prahlerei.

Hepar sulfuris (Kalkschwefelleber): Der Patient ist lieblos, immer unzufrieden, aufbrausend, zornig bis hin zum Töten. Er lässt sich zum Verbrechen hinreißen, braucht Wein für geistige Arbeit.

Arsenicum album (weißes Arsenik): Während des Rausches sind Arsenicum-album-Patienten boshaft, rachsüchtig, unerbittlich, und zeigen kriminelle Veranlagungen oder auch den Trieb zum Selbstmord durch Erdolchen, Vergiften oder Erhängen. Der Arsenicum-Patient ist immer durstig, selbst nach Wasser.

Mercurius solubilis (eine Quecksilberverbindung): Der Patient ist immer unzufrieden mit sich selbst und mit allem. Häufig kommt Spielleidenschaft auf. Die Patienten sind Menschen, die das Geld ausgeben, wie es hereinkommt. Gallavardin sagt aus, sie hätten einen sehr schwierigen Charakter und eine schwache Intelligenz, ihre Krankheiten wären eher nur zu lindern als zu heilen.

Petroleum: Diese Patienten sind Trinker ohne Energie und Willen, die kein Glas zurückweisen können. Während der Trunkenheit werden sie geschwätzig. Sie trinken aus Langeweile, vertragen keinen Wein und wir finden bei ihnen Unentschlossenheit im höchsten Grade.

Opium: Opium-Patienten bevorzugen Branntwein. Sie betrinken sich nach Demütigung und Kränkung. Trunkenheit durch Wein macht sie sehr fröhlich, harte Getränke stumpfsinnig oder sie schlafen ein.

Staphisagria (Stephanskörner): Hier handelt es sich um Patienten, die nach sexuellen Ausschweifungen ihren Körper durch Alkoholika wieder aufputschen möchten. Während der Trunkenheit herrscht große Traurigkeit und Hypochondrie (Verfolgungswahn), Staphisagria ist auch ein Mittel bei Beschwerden nach Kränkungen.

Conium (der Schierling): Conium-Patienten trinken, um den von Langeweile und Lebensüberdruss verzerrten eiskalten Körper wieder zu kräftigen. Sie ertragen keine Enthaltsamkeit und sind manchmal Erwachsene mit kindlicher Intelligenz und von großer Gleichgültigkeit.

Pulsatilla (die Küchenschelle): Die Patienten versuchen, ihr geschwächtes Verdauungssystem durch Trinken zu stärken. Blasse und blutarme Frauen und Mädchen trinken zur Steigerung ihrer schwachen Kräfte. Oft ist zu beobachten: Pulsatilla-Patienten vertragen keine Fette. Die Patienten sind meist schüchtern oder sogar außerordentlich feige.

Magnesium carbonicum: Dies sind Patienten mit Vorliebe für Liköre, Leckereien und Süßigkeiten. Sie sind sehr redselig während der Trunkenheit, nachts schlaflos, tagsüber schläfrig. Das Gesicht ist entweder fahl oder brennend rot. Es sind Patienten, die während des Rausches zänkisch werden.

Ein Destillat aus Eicheln, unter dem Namen **Quercus glandium spiritus** halbhomöopathisch verwendet, wurde erstmals von Rademacher bei chronischen Milzbeschwerden empfohlen. 5–10 Tropfen des destillierten Spiritus dreimal täglich heilen diese Beschwerden, insbesondere, wenn sie als Folge exzessiven Alkoholgenusses aufgetreten sind. Er wirkt auch anderen Alkoholfolgen entgegen wie Schwindel, Leberbeschwerden – nach A. Vögeli bei Leberzirrhose mit Aszites (Bauchwassersucht) –, Analfisteln und Taubheit im Kopf. Erfreulicherweise ist es kein Mittel, das nun erlaubt, fröhlich drauflos zu zechen, es beseitigt nicht nur das Verlangen, sondern es ruft selbst bei hart gesottenen Trinkern eine Abneigung gegen Alkohol hervor. Verwendet wird i.A. die Urtinktur und niedrige Potenzen.

Eine ausführliche Darstellung von **Quercus glandium spiritus** ist in der Zeitschrift VOLKSHEILKUNDE 7/1987 erschienen, sodass ich nur noch einmal die Leitsymptome wiederholen möchte:

1. Schmerz in den linken Rippen
2. Schwindel bei Milzerkrankungen
3. Gerötetes Gesicht
4. Stinkender kotartiger Mundgeruch und übel riechende Zunge bei Trinkern und Leuten, die zu jeder Tages- und Nachtzeit ein Gläschen vertragen können. Dieses Mittel soll selbst bei schwersten Trinkern noch Erfolge vorweisen.

In diesem Zusammenhang ist noch erwähnenswert, dass das genannte Nux vomica das beste Kater-Mittel in der Homöopathie ist. Also: Sollten Sie mal über die Stränge geschlagen haben und sollte es Ihnen nicht gut bekommen sein, ist es allemal einen Versuch wert.

Oftmals tritt Alkoholsucht familiär gehäuft auf. Gerade die, die in ihrer Kindheit schlechte Erfahrungen mit trunksüchtigen Eltern gemacht haben, greifen in späteren Jahren selbst gehäuft zum Alkohol. Die Familienaufstellungen zeigen, dass in den Kindern unbewusst der Wunsch aufkommt, ihren Eltern zu folgen, die auf Grund ihrer Trunksucht missachtet und verachtet und eventuell von der Familie verstoßen wurden.

Krankheitsbilder | Alkoholismus

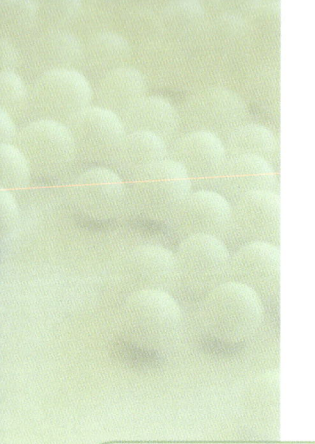

So sorgen sie unbewusst dafür, dass die früher Verstoßenen in Erinnerung behalten werden.

Der Behandlung von Trunksucht und Alkoholismus ist leider nur teilweise Erfolg beschieden. Die Ursachen sind komplex, die Behandlung benötigt Ausdauer und gerade daran mangelt es vielen der Betroffenen, sodass sie mitunter die Behandlung schon nach kurzer Zeit abbrechen. Einen Versuch ist es jedoch allemal wert.

Wenn uns die Luft wegbleibt – Asthma

Die Ursachen für Asthma sind sehr vielfältig und im Einzelnen nicht genau geklärt.

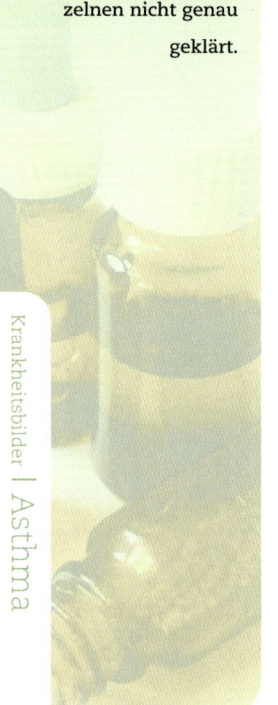

WENN WIR GESUND atmen wollen, hängt dies wesentlich von der Arbeit der Lungen ab. Bei der Atmung folgt die Lunge jeder Bewegung des Brustkorbs und durch den elastischen Eigenzug können sich die Lungen dehnen oder zusammenziehen. Die unbeschwerte Atmung setzt voraus, dass die Atemwege, die Bronchien und die Lungenbläschen frei sind. Auch der Atemapparat, der aus Brustkorb, Rippenfell, Rippen, Atemmuskeln und Zwerchfell besteht, muss einwandfrei funktionieren. Das Atemzentrum im Gehirn passt den aktuellen Atemrhythmus den jeweiligen Erfordernissen des Körpers an. So senkt er beispielsweise im Schlaf die Atemfrequenz, um eine ruhige und gleichmäßige Atmung zu erzeugen. Wenn jedoch körperliche Arbeit verrichtet wird, sorgt das Atemzentrum dafür, dass die Atmung entsprechend dem Sauerstoffbedarf angepasst wird. Diese Regulation findet auf Grund einer kontinuierlichen Messung des Sauerstoff- und Kohlensäuregehaltes und des pH-Wertes im Blut statt. Nervenverbindungen zwischen dem Atemzentrum, dem Atemapparat und den Lungen steuern die Atmung.

Beim Asthma ist es so, dass anfallsartig Atemnot auftritt. Diese Atemnot wird durch die Verengung der Bronchien verursacht. Diese hat grundsätzlich drei verschiedene Ursachen:
• Verkrampfung der Bronchialmuskeln (Bronchospasmus)
• Verdickung der Bronchialschleimhaut durch Entzündungen oder durch Tränkung mit Flüssigkeit und
• Verlegung oder Verstopfung der Atemwege durch Schleim.

Entsprechend setzt die Schulmedizin folgende Medikamente ein: so genannte Broncho-Spasmolythika, die die Bronchien zu entkrampfen. Andere Medikamente wirken entzündungshemmend oder bilden Ödeme der Bronchialschleimhaut zurück. Und die dritte Gruppe der Medikamente verflüssigt den zähen Schleim in den Bronchien.

Die Ursachen für Asthma sind sehr vielfältig und im Einzelnen nicht genau geklärt. Von daher müssen diese beim Patienten individuell erkannt werden, um eine zielgerichtete und individuelle Behandlung vornehmen zu können. Folgende Arten werden unterschieden

Das **chemische Asthma**, bedingt durch intensives Einatmen chemischer Schadstoffe. Diese können beispielsweise am Arbeitsplatz vorkommen, etwa in einem Lack verarbeitenden Betrieb. Charakteristisch hierbei ist, dass das Asthma nur dort auftritt, wo die Schadstoffe auch auftreten, eben beispielsweise am Arbeitsplatz. Chemisches Asthma wird als Berufskrankheit eingestuft.

Das **allergische Asthma**: Dies tritt meist bei Kindern oder Jugendlichen auf, seltener bei Erwachsenen. Häufige Auslöser sind Pollen, Haustaub, Pilzsporen, Tierhaare sowie Nahrungsmittel. Bei ca. 80 % aller Asthmafälle bei Kindern wird als Ursache ein Allergieasthma angenommen. Meistens stammen die Kinder dabei aus allergisch vorbelasteten Familien. Die Wahrscheinlichkeit der Vererbung ist mit 50 % relativ hoch, wenn beide Eltern Allergiker sind, bzw. liegt bei 30 %, wenn nur ein Elternteil an einer Allergie leidet.

Das **Infektasthma**: Durch eine Lungenerkrankung, eine Bronchitis oder auch eine einfache Erkältung wird die Bronchialschleimhaut dermaßen geschädigt, dass sie in der Folge überempfindlich ist.

Das **Anstrengungs- oder Bewegungsasthma:** tritt vermehrt bei Kindern auf. Insbesondere bei sportlicher oder ausgedehnter körperlicher Betätigung entsteht als Folge einer Entzündung der Bronchien das Dauerasthma, wodurch die Bronchialschleimhaut geschädigt wird. Häufig bleibt dann diese Überempfindlichkeit des Bronchialsystems dauerhaft bestehen. Und äußere Reize wie Zugluft, Zigarettenqualm oder neue Bronchialerkrankungen führen dazu, dass der Patient Asthmaanfälle bekommt. Oft geht dieser Zustand über in das so genannte **Dauerasthma**.

Beim **Nachtasthma** haben die Betroffenen insbesondere in der zweiten Nachthälfte und in den frühen Morgenstunden ihre größten Probleme. Während sich selbst beim gesunden Menschen nachts die Atemwe-

ge verengen, haben eben die betroffenen Kranken mit Atemwegsleiden besonders darunter zu leiden.

In vielen Städten bieten Atemtherapeuten ihre Dienste an. Bei ihnen kann der Asthma-Patient die Atemmuskulatur unter Anleitung trainieren. Ein erster Schritt hierbei ist, ein bewusstes Atmen zu erlernen. Ein wichtige Atemübung ist die so genannte Lippenbremse. Diese ist besonders hilfreich bei einem schweren Atemnotanfall. Bei der Lippenbremse wird der Strom der ausgeatmeten Luft mit den Lippen gebremst, um hierdurch dem Zusammenziehen der Atemwege entgegen zu wirken. Die Atemtherapie leistet auch eine Unterstützung beim Abhusten von Schleim. Durch Einnehmen der so genannten Drainagelage wird das Abhusten des Sekretes erleichtert. Die Massage des Brustkorbes hat sich als eine weitere Möglichkeit dargestellt. Hierbei handelt es sich um Klopf- und Vibrationsmassagen. Auch Angehörige können diese Hilfe erlernen und somit den Patienten morgens beim Abhusten helfen.

Forschungen in Russland haben übrigens ergeben, dass Asthmakranke im Wesentlichen viel zu viel einatmen und deshalb Schwierigkeiten beim Ausatmen haben. Eine andere Form der Atemtherapie vermittelt von daher insbesondere die Fähigkeit, genügend auszuatmen.

Das Wort Asthma kommt aus dem Griechischen und bedeutet Engbrüstigkeit. Eng heißt im lateinischen **angustus**, womit wiederum unser deutsches Wort Angst sehr nah verwandt ist. Laut Dethlefsen und Dahlke in ihrem Buch KRANKHEIT ALS WEG hat die asthmatische Enge ebenfalls viel mit Angst zu tun. Mit der Angst vor dem Hereinlassen bestimmter Lebensbereiche. Laut den Autoren hat Asthma mit folgenden Lebensbereichen zu tun:

• nehmen und geben,
• sich abschließen wollen,
• Dominanzanspruch und Kleinheit,
• Abwehr der dunklen Lebensbereiche.

Sie geben Asthmatikern folgende Empfehlungen: „Wann immer die Enge spürbar wird, es ist Angst. Das einzige Mittel gegen Angst ist Ausdehnung. Ausdehnung geschieht durch Hereinlassen des Gemiedenen."

Homöopathischen Medikamenten, die bei Asthma eingesetzt werden können, sind:

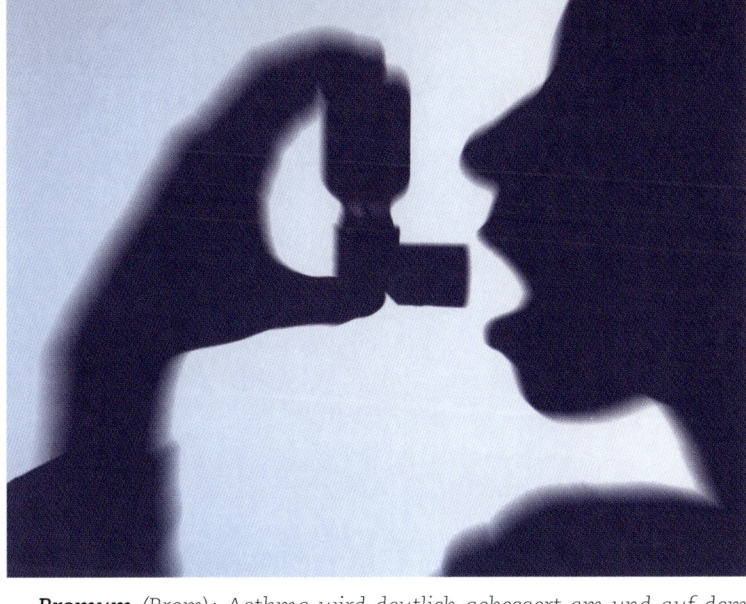

Bromum *(Brom): Asthma wird deutlich gebessert am und auf dem Meer, im Binnenland wiederkehrend. Vor allem nach Abkühlung.*

Kalium carbonicum *(Kaliumcarbonat): Schwäche, häufiger, heftiger, trockener Husten mit graugelbem, zähem Sekret, das schwer auszuhusten ist. Verschlimmerung der Beschwerden durch Kälte und zwischen 3 und 4 Uhr morgens.*

Sambucus niger *(schwarzer Holunder): Der Patient schläft in den Asthmaanfall hinein. Erstickendes Asthma mit strangulierendem Husten. Die Beschwerden verschlimmern sich gegen Mitternacht, durch kalte Luft, im Ruhen oder Liegen mit tief liegendem Kopf. Sie bessern sich durch Bewegung.*

Zingiber *(Ingwer): Bronchialasthma mit Magenbeschwerden. Patient erwacht nachts aus dem Schlaf mit Atemnot. Trotz Heftigkeit des Anfalls kein Angstgefühl.*

Aralia racemosa *(die amerikanische Narde): Symptome: Asthmaanfall gleich nach dem ersten Einschlafen oder beim Niederlegen. Hinlegen ruft sofort Erstickungsgefühl hervor, Patient muss sich aufrichten. Lautes „musikalisches" Pfeifen besonders bei der Einatmung. Auf dem Höhepunkt des Anfalls löst sich scharfer Schleim.*

Arsenicum album *(weißes Arsenik): Asthmaanfälle mit Unruhe und Angst um und nach Mitternacht. Erstickungsnot, der Patient muss sich aufsetzen oder aus dem Bett springen. Verlangen nach frischer Luft trotz Frostigkeit. Wenig zäher Auswurf. Der Husten ist trocken, pfeifend, erschöpfend. Asthma, das sich abwechselt mit Hautausschlägen.*

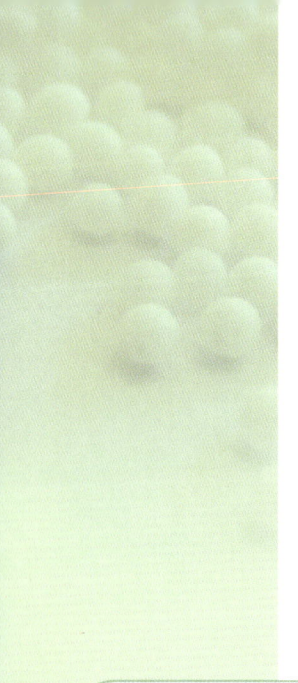

Blatta orientalis (die Küchenschabe): Dieses Mittel wird bei chronisch-asthmatischer Bronchitis eingesetzt. Dabei unaufhörlicher Husten, Erstickungsgefühl, schleimig-eitriger Auswurf, der die Beschwerden erleichtert.

Cuprum (der Kupfer): Oft hilfreich als Notfallmittel bei plötzlichen heftigen Anfällen mit Erstickungsgefühl, Zyanose (Blaufärbung des Gesichts), reichliche feuchte Rasselgeräusche, mühevoller Auswurf. Die Symptome verschlimmern sich nachts, bei Kälte sowie bei Einatmen von kalter Luft. Besserung trifft häufig durch kalte Getränke ein.

Dies ist wie immer nur eine kleine Auswahl an Homöopathika, die in Frage kommen. Ihr passendes Mittel sollten Sie von einem Homöopathen bestimmen lassen.

KÖRPERLICHE SYMPTOME

Keinen Druck aushalten – Blasenschwäche

HARNINKONTINENZ, das unwillkürliche Abfließen von Urin, ist weit verbreitet. Doch gibt es gute Behandlungsmöglichkeiten.

Rund vier Millionen Deutsche haben eine schwache Blase. Dennoch wird über dieses Thema in der Öffentlichkeit kaum gesprochen. Viele Menschen mit Inkontinenz ziehen sich aus Furcht vor einer Blamage zurück und leben über lange Zeit mit der schwachen Blase, ohne sich nach Behandlungsmöglichkeiten zu erkundigen.

Harninkontinenz äußert sich in unterschiedlicher Weise und hat auch verschiedene Ursachen. Im Wesentlichen gibt es vier Arten von Inkontinenz:
• Die so genannte Stressinkontinenz oder auch Belastungsinkontinenz kommt am häufigsten vor. Hierbei handelt es sich um unwillkürlichen Urinabgang bei Druckerhöhung innerhalb des Bauches. Schon beim Lachen, Husten, Springen, aber auch beim Heben fließt Urin ab, weil die Harnröhre nicht mehr dicht verschlossen ist. Dazu kommt es, weil die Beckenbodenmuskulatur beispielsweise aufgrund von Schwangerschaften oder aufgrund eines veränderten Hormonhaushaltes erschlafft ist.

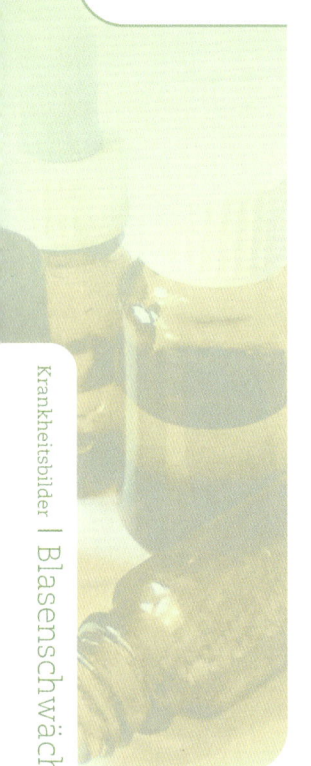

- Die Dranginkontinenz ist ein unwiderstehlicher Harndrang mit unwillkürlichem Urinverlust. Häufig ist diese Inkontinenz kombiniert mit nächtlichem Bettnässen. Ursache sind Harnwegsinfektionen, Blasensteine, Tumore, Östrogenmangel, ein Schlaganfall, häufig auch psychosomatische Faktoren.
- Bei Reflexinkontinenz spüren die Patienten keinen Harndrang. Die Blasenmuskeln ziehen sich aber schon bei geringen Harnmengen selbstständig zusammen, wobei Urin abfließt. Ursache ist meistens eine Schädigung der Nerven im Rückenmarksbereich.
- Die Überlaufinkontinenz ist ebenfalls mit fehlendem Harndrang verbunden. Erst wenn die Blase ganz gefüllt ist, fließt sie praktisch über. Auch hier liegen Nervenschäden im Rückenmarksbereich vor.

Von Selen bis Tollkirsche

IN DER HOMÖOPATHIE gibt es eine Vielzahl von Heilmitteln, die bei verschiedenen Inkontinenzbeschwerden eingesetzt werden:

Selenium (Selen): Unwillkürliches Harnträufeln beim Gehen, nach dem Urinieren oder auch nach dem Stuhlgang.

Apocynum Cannabinum (der Indianerhanf): Der Blasenschließmuskel scheint erschlafft zu sein. Der Patient kann nicht sagen, wann das Harnlassen beendet ist, da der Drang noch vorhanden ist und der Harn nachtröpfelt.

Causticum (Ätzkali): Unwillkürlicher Harnabgang beim Lachen, Husten oder Niesen sowie bei Bettnässen im ersten Schlaf.

Cina (die Zitwerblüte): Bettnässen von nervösen Kindern.

Ferrum metallicum (Eisen): Blasenschwäche bei blutarmen und schwachen Personen. Unfreiwilliger Harnabgang bei plötzlichen Bewegungen, bei Anstrengungen, beim Husten oder Lachen, beim Gehen.

Hyoscyamus (Bilsenkraut): Unfreiwilliger Harnabgang bei Infektionen und durch Lähmung der Blase.

Petroselinum (Petersilie): Harninkontinenz bei Prostatahypertrophie (Schwellung der Prostata) und bei Frauen nach Gebärmutter-Operationen. Dieses Mittel wird insbesondere dann gebraucht, wenn der Harndrang ganz heftig und plötzlich auftaucht, sodass es kaum gelingt, die Toilette zu erreichen.

Plantago Major (der breitblättrige Wegerich): Nächtliches Bettnässen mit reichlichem Harnabgang, besonders bei durstigen und trägen Kindern.

Rhus aromatica (Gewürzsumach): Harninkontinenz infolge Lähmung der Blase. Auffällig ist reichlicher und heller Urin.

Sepia (Beutel des Tintenfisches): Erschlaffte Beckenorgane durch Geburten. Hier entsteht das Gefühl des „Nach-unten-Drängens", als ob alles durch die Scheide entweichen wolle. Die Inkontinenz entsteht dadurch, dass sämtliche Bauchorgane auf das Becken und somit auf die Blase Druck ausüben.

Pulsatilla (Kuhschelle): Nächtlicher Urinfluss bei Husten oder Blähungen. Generell besteht vermehrter Harndrang.

Belladonna (Tollkirsche): Die Patienten haben das Gefühl von Bewegung in der Blase wie von einem Wurm. Das Blasengebiet ist empfindlich. Die Inkontinenz äußert sich durch dauerndes Tröpfeln. Die Patienten müssen häufig und reichlich urinieren.

Genau abstimmen

WIE SCHON BEI der Besprechung anderer Krankheitsbilder ist es auch bei der Inkontinenz so, dass ich Ihnen nur die wichtigsten homöopathischen Mittel vorstellen kann. Wichtig ist, dass das homöopathische Mittel auf den Patienten abgestimmt wird. Dies bedeutet, dass andere kleinere und weniger bekannte Mittel, die hier nicht aufgeführt sind, durchaus auch das Mittel der Wahl sein können.

Wir sehen hier, dass wir die Ursache der Erkrankung angehen müssen. Bei vielen Patienten ist es allein schon ausreichend oder bessernd, ein Beckenbodentraining durchzuführen, um die Muskulatur in diesem Bereich zu trainieren. Gymnastik zur Stärkung der Unterleibsmuskeln ist für Frauen mit Stressinkontinenz wichtig, hat aber auch vorbeugenden Effekt.

Bei organischen Formen der Harninkontinenz muss natürlich auch die Ursache beseitigt werden. Bei psychischem Stress, der auf die Blase geschlagen ist, muss man sehen, dass der Patient in Zukunft lernt, mit dieser Art von Stress umzugehen, oder lernt, sich eben diesem Stress nicht auszusetzen.

Nehmen Sie ab!

BEI DER WEIT verbreiteten Stressinkontinenz fließt immer dann Urin ab, wenn im Bauchraum Druck entsteht, also beim Husten, Lachen oder beim Heben. Ganz klar, dass Menschen mit Übergewicht unter Stressinkontinenz stärker leiden als normalgewichtige Patienten. Jedes Kilo mehr bedeutet mehr Druck auf die Blase. Allein durch Abnehmen lässt sich Stressinkontinenz häufig deutlich verringern.

Lassen Sie Dampf ab – Bluthochdruck

VIELE PATIENTEN wissen nicht, dass sie einen zu hohen Blutdruck haben, weil er keine Beschwerden bereitet. Erst bei Routine-Untersuchungen fallen hohe Werte auf. Oft lassen sie sich mit Mitteln aus der Naturheilkunde gut senken.

Wie kommt es eigentlich, dass der Blutdruck in unserem Körper schwankt? Unsere Blutgefäße ermöglichen es dem Blut, jede Zelle unseres Körpers mit Nahrung und Sauerstoff zu versorgen und von Abfallstoffen zu entsorgen. Dabei stehen die Wände der Blutgefäße unter einer Spannung, die ständig dem wechselnden Versorgungsbedarf der einzelnen Organe und Körpergebiete angepasst wird. Dies geschieht durch ein sehr empfindliches und kompliziertes Regulationssystem. Bei enger Stellung der Gefäße muss das Herz mehr Kraft aufwenden, um das arterielle sauerstoffreiche Blut in die Gefäße zu pumpen. Somit steigt der Blutdruck. Wenn die Gefäße hingegen weiter werden, so arbeitet das Herz gegen einen geringeren Widerstand, der Blutdruck sinkt.

Solche Schwankungen des Blutdrucks sind völlig normal. Ist es jedoch so, dass die Blutgefäße andauernd in ihrer Engerstellung verharren und der Blutdruck ständig erhöht ist, dann kann es mit der Zeit zu einer Schädigung von Herz, Nieren und Gefäßen kommen. Im Ernstfall führen diese Dauerschädigungen dann sogar möglicherweise zu lebensbedrohlichen Folgen wie Herzinfarkt, Schlaganfall oder Schrumpfniere. So besteht zwischen Blutdruck und Lebenserwartung ein Zusammenhang: Je höher der Blutdruck eines Menschen, desto niedriger die Lebenserwartung.

Was bedeuten die Werte?

BEIM BLUTDRUCKMESSEN werden zwei Werte ermittelt. Der erste Wert besagt, wie stark der Druck ist, der auf den Arterienwänden liegt, während das Herz pumpt (der systolische Druck). Der zweite Wert zeigt an,

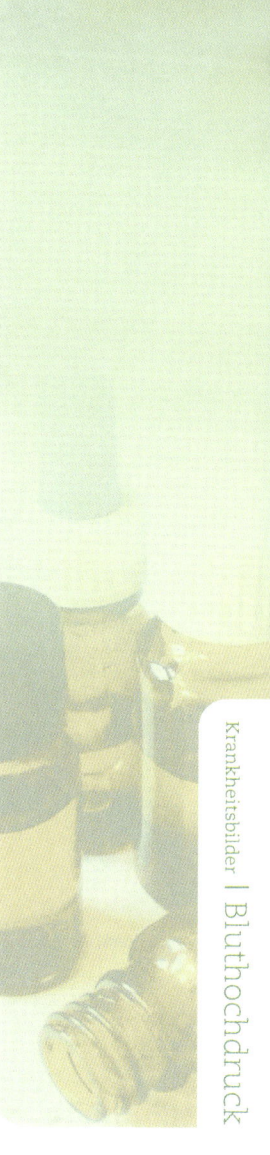

Krankheitsbilder | Bluthochdruck

97

welcher Druck noch auf den Wänden liegt, wenn sich das Herz entspannt (der diastolische Druck). Der zweite Blutdruckwert kann darüber hinaus auch noch abhängig sein vom Zustand und von der Funktion der Nieren. Der Blutdruck wird in der Einheit Millimeter / Quecksilbersäule (mm/hg) angegeben. In ärztlichen Untersuchungsbefunden wird der Blutdruck oft mit RR abgekürzt.

Ein Blutdruck bis hin zu 140/90 mm/hg für alle Altersgruppen ist gemäß Weltgesundheitsorganisation der obere Grenzwert der Norm. Das heißt, alles was darüber liegt, zählt zum Bluthochdruck (Hypertonie), allerdings in verschiedenen Abstufungen.

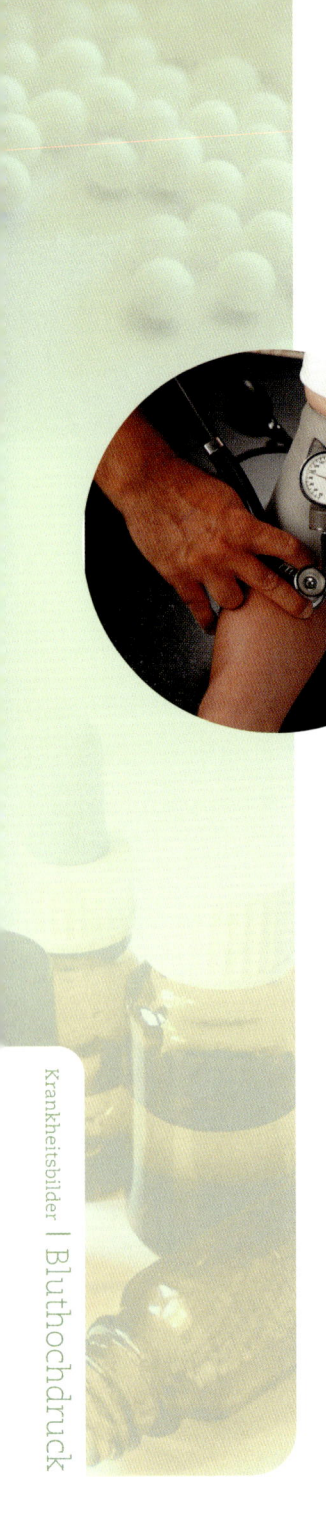

Es gibt zwei verschiedene Arten von Bluthochdruck: den primären oder essentiellen und den sekundären oder symptomatischen Bluthochdruck.

Beim primären oder essentiellen Bluthochdruck ist der Hochdruck die Grundkrankheit und die Schäden, die er verursacht, sind Folgeerscheinungen. Dies ist die häufigste Form der Hypertonie und muss meistens länger behandelt, zumindest regelmäßig kontrolliert werden. Beim sekundären oder symptomatischen Bluthochdruck ist der Bluthochdruck Folge der Erkrankung eines bestimmten Organs, zum Beispiel der Nieren. Wenn die Organerkrankung erfolgreich behandelt ist, dann verschwindet auch der Bluthochdruck wieder.

Medikamente zur Senkung

WÄHREND ALSO im zweiten Fall gar keine oder nur vorübergehend blutdrucksenkende Mittel gegeben werden, erfolgt die Behandlung bei der essentiellen Hypertonie mit Blutdruckmitteln, die, je nach Lage des Falles, eine oder mehrere der folgenden Eigenschaften haben:

a) Sie erweitern die Blutgefäße und / oder beeinflussen die Tätigkeit des Herzens.

b) Sie regen die Wasserausscheidung des Körpers an und entlasten dadurch die Arbeit des Herzens.

Hierzu stehen chemische Einzel- oder Kombinationspräparate zur Verfügung, die eine oder mehrere der oben beschriebenen Wirkungen haben. Diese Mittel wirken meistens sehr schnell, haben aber auch oft als Ergebnis ihrer starken Wirksamkeit unangenehme Nebenwirkungen und zahlreiche Gegenanzeigen.

Suche nach den Ursachen

WIR KÖNNEN natürlich auch pflanzliche oder homöopathische Präparate einsetzen, die dieselben oder ganz ähnliche Wirkungen haben, jedoch meistens nicht so schnell wirken. Dafür werden wir bei ihnen unerwünschte Nebenwirkungen nur äußerst selten beobachten. Dazu sollte der Behandler zunächst fragen, welche Ursachen der Bluthochdruck haben könnte. Es sind einige Faktoren bekannt, die zum Bluthochdruck führen können:

- familiäre Vorbelastungen mit der Neigung zu hohem Blutdruck,
- Übergewicht,
- sehr hoher Kochsalzkonsum (wobei auch das schon wieder strittig ist),
- zu fett- und kohlehydratreiche Ernährung,
- dauerhafte seelische Belastungen (Stress und Krankheit),
- ungesunde Lebensweise, zum Beispiel Alkohol, Rauchen, zu wenig Schlaf,
- organische Erkrankungen.

Insbesondere Ärger, Stress und unterdrückte Wut, also viele psychische Beeinträchtigungen, können den Blutdruck in die Höhe treiben. Anhaltende Probleme beruflicher und familiärer Art machen dem Herzen, den Blutgefäßen und dem vegetativen Nervensystem, somit auch dem Blutdruck, zu schaffen.

Behandlung mit Bachblüten

IN DIESEM FALLE helfen ganz ausgezeichnet die Bachblüten, die Blumen, die durch die Seele heilen. Die meisten Patienten berichten unter der Einnahme von Bachblüten, dass sie beobachten können, wie sie seelisch entspannen und diese Entspannung sich natürlich dann auch auf der körperlichen Ebene bemerkbar macht. Ein hoher Blutdruck hat sehr viel mit der Lebenseinstellung zu tun. Aus Versuchen wissen wir, dass die Pulsfrequenz und der Blutdruck nicht nur dann steigen, wenn körperliche Leistung vollbracht wird, sondern bereits dann, wenn wir uns das nur vorstellen. Der Blutdruck steigt ebenfalls an, wenn sich in einem Gespräch eine Konfliktsituation nähert, sinkt aber bereits wieder, wenn der betreffende Mensch selbst über den Konflikt spricht und somit seine Probleme nach außen bringt. Letztlich löst der Hypertoniker seine Konflikte nicht, wodurch der Überdruck zustande kommt. Vielmehr ist bei ihm zu beobachten, dass er oftmals in äußere Betriebsamkeit flieht und

Ein hoher Blutdruck hat sehr viel mit der Lebenseinstellung zu tun.

versucht, durch große Aktivität in der Außenwelt sich und die anderen von dem Konflikt abzulenken.

Ich selbst habe sehr gute Erfolge beobachten können bei der Behandlung von Bluthochdruck mit homöopathischen Komplexpräparaten, noch bessere mit Einzelmitteln und insbesondere mit der Bachblütentherapie.

Von den Bachblütenmitteln kommen beispielsweise in Frage **Cherry Plum** für Menschen, die so unter Druck stehen, dass sie das Gefühl haben, gleich irgend etwas anzustellen, was sie nicht mehr kontrollieren können. Oder **Vervain** für diejenigen, die absolut nicht abschalten können und sich in eine geradezu fanatische Betriebsamkeit hineinstürzen. Dann **Agrimony** für die Personen, die ständig versuchen, sich ihren Ärger und Frust nicht anmerken zu lassen und immer gute Miene zum bösen Spiel machen. Als letztes noch **Impatiens** für aggressive, ungeduldige Menschen, die ständig unter Strom stehen und bei der kleinsten Gelegenheit aus der Haut fahren.

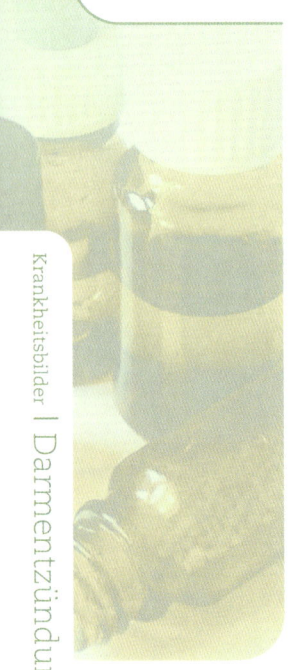

Die Bachblüte Vervain

Alarm im Darm – Darmentzündungen

MORBUS CROHN und Colitis ulcerosa sind chronische Darmentzündungen. Sie „verstecken" sich oft hinter unklaren Beschwerden.

An chronischen Darmentzündungen erkranken in Deutschland und in anderen westlichen Industrieländern immer mehr Menschen. Experten schätzen, dass bundesweit rund 300 000 Menschen unter solchen Darmproblemen leiden. Nicht nur Erwachsene, sondern zunehmend auch Kinder sind von Darmentzündungen betroffen. Die Erkrankungen beginnen meist mit allgemeinen Beschwerden wie Durchfall oder Abgeschlagenheit. Bis klar ist, dass dahinter eine schwere Darmkrankheit steckt, vergeht oft viel Zeit. Hinzu kommt, dass in unserer Gesellschaft alles, was mit Verdauung und Stuhlgang zu tun hat, als peinlich gilt. Aus Scham ignorieren viele Darmpatienten ihre Beschwerden.

Häufig Durchfall

MEDIZINER HABEN *für chronisch-entzündliche Darmerkrankungen zwei Bezeichnungen:* **Colitis ulcerosa** *und* **Morbus Crohn**.

- *Als* **Colitis ulcerosa** *bezeichnet man eine mit Geschwüren (= ulcera) verbundene Entzündung (= itis) des Dickdarms (= Colon). Als Folge leiden die Patienten unter blutig-schleimigen Durchfällen und müssen in akuten Krankheitsschüben jede Stunde zur Toilette. Ist ein Schub überstanden, gibt es auch Phasen, in denen die Entzündung abklingt.*

- **Morbus Crohn** *(Crohn-Krankheit) ist eine nach ihrem Entdecker, dem amerikanischen Arzt Bernard Crohn, benannte Darmentzündung. Sie kann den gesamten Verdauungstrakt erfassen, konzentriert sich aber meistens auf den unteren Dünndarm. Im Lauf der Krankheit werden die erkrankten Darmabschnitte oft durch Verengungen oder Durchbrüche weiter geschädigt. Auch sie ist mit meist unblutigen Durchfällen bis zu sechsmal am Tag und Gewichtsverlust verbunden. An Morbus Crohn erkranken oftmals sehr junge Patienten, auch Kinder. Die Darmkrankheit kann Begleiterkrankungen auslösen, die durch Überreaktionen des Immunsystems entstehen. Dazu zählen Gelenkentzündungen, Entzündungen der Haut und der Augen.*

Selbst für Experten sind die beiden Krankheiten oftmals gar nicht oder nur schwer zu unterscheiden, weil sie sehr ähnliche Beschwerden auslösen. Daher werde ich im Folgenden nur noch beide Erkrankungen zusammenfassend beschreiben.

Darmspiegelung ist notwendig

BEI VIELEN PATIENTEN *entwickelt sich die Krankheit langsam und verursacht uncharakteristische Beschwerden. Hierbei werden vor allem unklare Bauchschmerzen, vermehrte Durchfälle, aber auch unregelmäßig auftretendes Fieber, Gewichtsverlust und Appetitmangel beschrieben. Der blutige Stuhlgang bei Colitis ulcerosa lässt zunächst an Hämorrhoiden oder Verletzungen der Darmschleimhaut denken. Zur Untersuchung wird der Dickdarm gespiegelt, wobei die letzte Dünndarmschlinge und der Magen miteinbezogen werden. Der Dünndarm wird geröntgt. Hinzu kommen Labor- und Ultraschalluntersuchungen. Auch nach vielen Jahren der Forschung ist man noch immer auf der Suche nach der Ursache für die Erkrankung. Nach Ansicht von Experten haben sich inzwischen Hinweise vermehrt, dass genetische Veranlagung, Umweltfakto-*

ren und auch das Immunsystem an der Entstehung der Erkrankung beteiligt sind. Aber auch Ernährungsgewohnheiten und Ernährungsverhalten scheinen eine Rolle zu spielen.

Unbewusste Ängste

WELCHE ROLLE die Seele bei der Entstehung von chronischen Darmkrankheiten spielt, wird von Gesundheitsexperten unterschiedlich gesehen. Die Naturheilkundler Thorwald Detlefsen und Rüdiger Dahlke geben in ihrem Buch KRANKHEIT ALS WEG folgende Hinweise: „Im Durchfall haben wir einen Hinweis auf eine Angstproblematik. Nicht umsonst sagt der Volksmund, jemand hat Schiss oder macht sich vor Angst in die Hosen." Hinter Colitis ulcerosa, die mit blutig-schleimigen Durchfällen einhergeht, sehen die Naturheilkundler eine Persönlichkeit, die Angst hat, sich selbst zu verwirklichen. Fest steht, dass chronische Darmentzündungen eine starke seelische Belastung darstellen. Denn die äußerst unangenehmen Krankheiten schränken die Patienten im Alltag stark ein. Hinzu kommt, dass Morbus Crohn und Colitis ulcerosa in der Schulmedizin bis heute als unheilbar gelten. Durch Medikamente, operative Eingriffe und gezielte Ernährung lassen sich zwar die Beschwerden lindern und Mangelerscheinungen auffangen, aber eine grundsätzliche Behandlung ist der Schulmedizin nicht möglich.

Menschen stärken

DAS ZIEL EINER naturheilkundlichen Behandlung chronischer Darmentzündungen besteht darin, den einzelnen Patienten in seiner seelischen und körperlichen Gesundheit zu stärken. Voraussetzung ist, dass sich der Behandler auf die jeweiligen Krankheitssymptome und Lebensumstände des Patienten konzentriert. Das gilt sowohl für die körperlichen Beschwerden, aber auch für das Umfeld des Menschen. Ein wichtiger Behandlungsansatz besteht beispielsweise darin, über die Familie des Patienten zu sprechen und herauszufinden, wie sie ihn geprägt hat.

Hilfreich ist außerdem die Behandlung mit Bachblüten, um den Patienten psychisch zu stabilisieren. Auch die Homöopathie hält eine Reihe von Mitteln zur Behandlung von Darmerkrankungen bereit:

Krankheitsbilder | Darmentzündungen

Grunderkrankung / Beschwerden	Homöopathisches Mittel
chronische Darmerkrankungen	**Potentilla anserina** (Gänsefingerkraut)
typische Symptome der Colitis ulcerosa (unklare Bauchschmerzen, Durchfall unregelmäßiges Fieber)	**Aethiops antimonialis** (Spießglanzmoor), **Calcium stibiato sulfuratum** (aus Austernschalen, Kalk, schwarzem Schwefelantimon und Schwefel)
starke Blutungen, morgendliche Durchfälle mit Hitzegefühl im After, Verdauungsstörungen und Durchfälle mit Blutabgang, großes Schwächegefühl nach den Durchfällen	**Aloe vera** (Aloe)
diffuse Durchfallerkrankungen, auch mit Blutabgang, allgemeine Schwäche, Abmagerung, Hinfälligkeit, häufig Unruhe und Angst bis zu Todesfurcht, dabei kalter Schweiß und trockene Schleimhäute, großer Durst, brennende Bauchschmerzen, Besserung durch Wärme	**Arsenicum album** (weißes Arsenik)
chronische Schleimhautentzündungen des Mundes und des gesamten Verdauungskanals, übel riechende, klebrige und gelbliche Nachtschweiße, dick belegte und geschwollene Zunge, Mundgeruch, Speichelfluss, Empfindlichkeit gegen kalte Luft und Bettwärme, entzündliche Absonderungen mit eitrigem Charakter	**Mercurius solubilis** (eine Quecksilberverbindung)
gussartige Durchfälle, oft im Wechsel mit Verstopfung, Leere und Elendsgefühl vom Unterleib ausgehend, belegte Zunge, großer Durst, fauliger Mundgeschmack, saures Aufstoßen, oft Mastdarmvorfälle, Verschlimmerung der Beschwerden insbesondere morgens, bei warmem Wetter und nach jedem Essen	**Podophyllum** (Maiapfel oder Entenfuß)
kolikartige Bauchschmerzen nach dem Trinken, Jucken und Brennen des Afters, schmerzloser Durchfall, der morgens aus dem Bett treibt, schweflig riechender Stuhl	**Sulfur** (Schwefel)

Menschen mit chronischen Darmkrankheiten finden außerdem Rat bei einer bundesweit arbeitenden Selbsthilfegruppe.

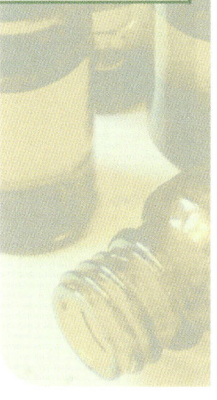

Auf den Magen geschlagen – Gastritis

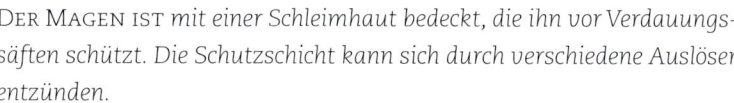

DER MAGEN IST mit einer Schleimhaut bedeckt, die ihn vor Verdauungs-
säften schützt. Die Schutzschicht kann sich durch verschiedene Auslöser
entzünden.

Jeder zehnte Mensch erkrankt im Laufe seines Lebens an einem Ma-
genschleimhautgeschwür. Noch verbreiteter ist dessen Vorstufe, die Magenschleimhautentzündung (Gastritis). Sie gehört zu den typischen
Krankheitsbildern, mit denen der Heilpraktiker häufig konfrontiert wird.

Die betroffenen Patienten klagen meist über Magenschmerzen nach
dem Essen, außerdem über Übelkeit, Sodbrennen, Völlegefühl, Aufstoßen und Mundgeruch. Oft ist zu beobachten, dass der körperliche und
der seelische Allgemeinzustand beeinträchtigt sind.

Meist chronisch

DER MAGEN gibt Sekrete sowie Enzyme ab, die die Verdauung vorberei-
ten. Damit die aggressiven Verdauungssäfte nicht dem Magen selbst
schaden, ist dieser mit einer schützenden Schicht aus Schleimhaut überzogen.

Verschiedene Faktoren können dazu führen, dass die Schleimhaut-
schicht angegriffen wird. Dann entzündet sich die Magenschleimhaut.
Man unterscheidet die akute und die chronische Gastritis. Die akute Magenschleimhautentzündung kann als Folge schwerer Erkrankungen,
Verletzungen und Operationen auftreten. Außerdem kann sie durch
schleimhautschädigende Medikamente hervorgerufen werden, beispielsweise nichtsteroidale Antirheumatika oder Acetylsalicylsäure (Aspirin).

Die chronische Gastritis ist oftmals Folge einer unruhigen Lebenswei-
se mit beruflichem Stress und großer Hektik. Hierfür wiederum typische
Merkmale sind ständiges zu schnelles Essen und reichlicher Konsum von
Alkohol, Kaffee und Tabak. Auch Störungen im Gefühlsbereich, zum Bei-
spiel Ärger und Wut, die nicht offen gezeigt werden, können auf den
Magen schlagen. Die chronische Gastritis kann auch Folge anderer
Krankheiten, wie Diabetes oder Blutarmut, sein.

Seit einigen Jahren hat die Schulmedizin als Hauptauslöser von Magenschleimhautentzündungen und Magengeschwüren eine Bakterienart
namens Helicobacter pylori ausgemacht. Diese wird mit Hilfe einer Ma-

genspiegelung und Gewebeentnahme festgestellt und mit Antibiotika behandelt.

Einstellung verändern

LETZTLICH HEILEND kann nur eine Änderung der Lebenseinstellung und der Lebensgestaltung wirken. Der Hektiker muss also lernen, Ruhe und Entspannung in sein Leben zu integrieren. Wer ständig seinen Ärger herunterschluckt, muss lernen, diesem Luft zu verschaffen. Und der Ungeduldige muss Geduld lernen. Zudem ist es oft sinnvoll, die Essensgewohnheiten zumindest während der ersten Zeit nach der Diagnose umzustellen. Dies bedeutet Meidung von Alkohol und Kaffee, Umstieg auf leicht verdauliche Nahrungsmittel. Zunächst sollte Schwerverdauliches, wie Vollkornkost und beispielsweise auch Fleisch und Wurstwaren, gemieden werden. Förderlich sind Haferschleim und gedünstetes Gemüse.

Medikamentös unterstützend gibt es zahlreiche Fertigpräparate oder Teemischungen, insbesondere mit Kamillenblüten, Pfefferminze und auch Melisse. Zudem hat sich der Einsatz von Heilerde bei Gastritis sehr bewährt. Sie wird in Tee oder Wasser eingerührt und schluckweise getrunken.

Bachblütentherapie

SEELISCHEN AUSGLEICH kann die Bachblütentherapie bewirken:

Agrimony verhilft den Menschen dazu, ihren Emotionen Ausdruck zu verleihen.

Impatiens bringt Ungeduldige und Gereizte zu Entspannung und innerer Ruhe.

Vervain oder auch **Rock Water** ermöglichen es dem Arbeitsbesessenen, sich arbeitsmäßig zurückzunehmen und Entspannung zuzulassen.

Die **Homöopathie** hält hervorragend wirkende Mittel gegen Gastritis bereit. Diese sind in der Übersicht auf der nächsten Seite ausführlich erläutert.

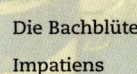

Die Bachblüte Impatiens

Krankheitsbilder | Gastritis

Grunderkrankung / Beschwerden	Homöopathisches Mittel
Magenstörungen durch Alkohol, Medikamente, Kaffee, Völlerei, aber auch durch Sorgen, meist morgendliche Übelkeit nach dem Essen und nach dem Rauchen, Heißhungeranfälle nach Abklingen der Beschwerden	**Nux vomica** (Brechnuss)
drückende, brennende Magenschmerzen, die nach allen Seiten ausstrahlen, stark aufgetriebener Bauch und Blähungen, Verlangen nach Süßigkeiten, die aber nicht bekommen, Beschwerden verschlimmern sich durch kalte Getränke, bessern sich durch warme Getränke und äußeren Druck	**Argentum nitricum** (Silbernitrat)
Mundtrockenheit mit heftigem Durst, Patient trinkt häufig kleine Mengen, „Landkartenzunge", Wundheit und Brennen der Schleimhäute, brennende Schmerzen in Magen und Bauch, Beschwerden verschlimmern sich durch Essen und kalte Getränke, Besserung durch Wärme	**Arsenicum album** (Weißes Arsenik)
starke Mundtrockenheit, auffallend starke Übelkeit und Ekel beim Anblick oder Geruch von Speisen, überempfindlicher Geruchssinn	**Colchicum** (Herbstzeitlose)
Kloß im Hals, der vom Magen kommt, Engegefühl im Hals, Magenschmerzen nach Lebenskrisen	**Ignatia** (Ignatius-Bohne)
Gastritis mit viel Sodbrennen und saurem Aufstoßen, Appetitlosigkeit und Übelkeit, besonders morgens	**Magnesium carbonicum** (Magnesiumkarbonat)
Magen reagiert empfindlich auf Druck und Bewegung, Hunger auf sehr pikante Speisen, Abneigung und Unverträglichkeit von Alkohol, Widerwille gegen Fett und Bratengeruch, Besserung durch Essen, Aufstoßen und Rückwärtsbeugen	**Mandragora** (Alraunenwurzel)
Magenschleimhautentzündung nach Völlerei, Zunge hat dicken weißen Belag, häufiges Aufstoßen, Verschlimmerung der Symptome nach dem Essen, oft eingerissene Mundwinkel und pappiger Mundgeschmack	**Antimonium crudum** (Grauspießglanzerz)
chronische Verdauungsstörungen, Gastritis der Alkoholiker und starken Biertrinker, verstärkte Beschwerden nach dem Essen, Schmerzen strahlen bis zum Rücken aus, Erbrochenes wirkt zäh und fadenziehend, geschwollene Zunge	**Kalium bichromicum** (Kaliumbichromat)

Hilfe, Haarausfall!

Wenn der Haarschopf immer kahler wird oder sich stellenweise lichtet, ist das nicht nur ein kosmetisches Problem. Haarausfall ist für den Heilpraktiker ein wichtiges Signal für Erkrankungen, die bisher nicht sichtbar geworden sind.

Auf unserem Kopf herrscht dichtes Gedränge. Rund 100 000 Haare wachsen auf einem durchschnittlichen Menschenhaupt. Täglich sprießen bei einem gesunden Menschen etwa 100 neue Haare aus der Kopfhaut, während die gleiche Menge „alter" Haare ausfällt.

Wenn man also morgens auf seinem Kopfkissen oder im Waschbecken jede Menge ausgefallener Haare findet, ist das nicht unbedingt alarmierend. Erst wenn Sie das Gefühl haben, dass Ihr Haar insgesamt lichter wird oder an einzelnen Stellen besonders stark ausfällt, sollten Sie die Ursachen von einem Heilpraktiker oder einem Arzt abklären lassen.

Auf die Wurzel schauen

Haarausfall (medizinischer Fachbegriff: Alopezie) kann verschiedene Ursachen haben. Zunächst einmal versucht der Arzt oder Heilpraktiker festzustellen, ob sich der Haarausfall rückgängig machen lässt oder ob an den kahlen Stellen nie mehr Haare nachwachsen werden. Hilfreich ist dabei ein so genanntes Trichogramm, womit eine Untersuchung der Haarwurzeln gemeint ist. An der Form der Haarwurzeln können Fachleute nämlich erkennen, unter welcher Art von Haarausfall der Patient leidet.

Diffus oder kreisrund

In der Medizin unterscheidet man den diffusen (zerstreuten), kreisrunden und den hormonbedingten Haarausfall.

Unter dem diffusen Haarausfall, wobei das Haupthaar insgesamt immer lichter wird, leiden meist Frauen. Ursachen können beispielsweise Entzündungen im Körper, Stresssituationen oder Eisenmangel sein. Der kreisrunde Haarausfall tritt recht häufig sowohl bei Männern als auch bei Frauen auf. Dabei entstehen plötzlich eine oder mehrere kleine, rundliche bis ovale Kahlstellen am behaarten Kopf. An den Rändern dieser Stellen lassen sich die Haare leicht und schmerzlos ausziehen. Die

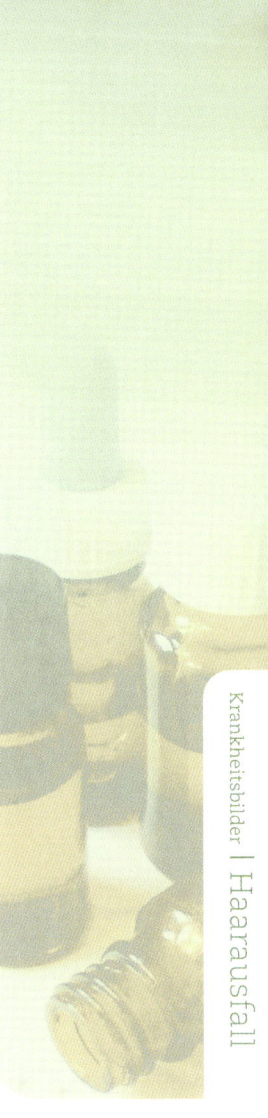

Krankheitsbilder | Haarausfall

Ursachen für den kreisrunden Haarausfall sind noch nicht hinreichend geklärt. Möglicherweise spielen Störungen des Immunsystems eine Rolle. Auch durch Medikamente und chronische Erkrankungen kann der kreisrunde Haarausfall ausgelöst worden. Sind die Auslöser beseitigt, wächst das Haar gewöhnlich nach etwa einem halben Jahr – zunächst weiß – wieder nach. Medikamente, zum Beispiel im Rahmen einer Chemotherapie, aber auch verschiedenste Erkrankungen können nicht nur kahle Stellen auf dem Kopf verursachen, sondern zum völligen Haarverlust führen. Bekannt ist weiterhin der psychogene Haarausfall als Folge von Schockzuständen, aber auch von familiären Schwierigkeiten oder depressiven Verstimmungen.

Oft sind Hormone schuld

DAS WACHSTUM unserer Haare wird durch Hormone gesteuert. Eine besondere Rolle spielen die männlichen Hormone, die Androgene. Sie beeinflussen die Lebensdauer unserer Haare, stören das Wachstum neuer Haare und sorgen dafür, dass schließlich überhaupt keine neuen Haare mehr gebildet werden.

Von diesem hormonbedingten Haarausfall sind in erster Linie Männer betroffen. Mit Beginn des zweiten Lebensjahrzehntes zeigen die männlichen Hormone beim Haupthaar ihre Wirkung. Zuerst entstehen die so genannten Geheimratsecken, später fallen auch die Haare am Hinterkopf aus.

Bei Frauen in und nach den Wechseljahren können Hormonstörungen käppchenförmigen, starken Haarausfall um den Wirbel herum auslösen.

Unter dem Einfluss von weiblichen Hormonen, den Östrogenen, wird die Haarpracht bei Frauen übrigens in der Schwangerschaft fülliger und erreicht einige Monate nach der Entbindung wieder ihren Normalzustand.

An Wunder glauben?

UM DEN HAARAUSFALL zu behandeln, muss der Heilpraktiker also zunächst dessen Ursache feststellen. Beim erblich bedingten Haarausfall der Männer gibt es aus meiner Sicht keine Behandlungsmöglichkeit. Auch wenn in den Medien immer wieder irgendwelche Wundermittel auftauchen.

Beim kreisrunden Haarausfall. dessen Ursache sich manchmal gar nicht feststellen lässt, hat sich die Behandlung mit dem homöopathi-

schen Mittel **Phosphorus** bewährt. Wird Haarausfall durch straff ge-
bundene Frisuren, Haarspangen oder besondere Kopfbedeckungen ausgelöst, beseitigt man solche Ursachen natürlich. Zusätzlich werden die
kahlen Stellen mit Mitteln aus der klassischen Homöopathie, zum Beispiel **Thallium** und seinen Salzen, und der Bachblütentherapie behandelt, um das Wachstum der Haare wieder anzuregen.

Stelle ich einen allergisch bedingten Haarausfall fest, muss ich den
Stoff finden, der die Allergie auslöst, und dem Patienten sagen, wie er
diesen Stoff meiden kann. Hilfreich ist bei diesen Patienten eine Behandlung, die den körperlichen und seelischen Allgemeinzustand verbessert
und dadurch die Allergiebereitschaft des Körpers senkt. Auch bei allen
anderen Formen des Haarausfalls muss die Grundkrankheit beseitigt
werden. Sie sehen, Haarausfall ist nicht nur ein kosmetisches Problem,
sondern kann uns wichtige Hinweise zum Aufspüren von Erkrankungen
geben, die bisher nicht sichtbar geworden sind.

Beim medikamentös bedingten Haarausfall gilt es, zwischen Schaden
und Nutzen der angewandten Medikamente abzuwägen. Wobei sich
mir die Frage stellt, ob etwas wirklich nützlich sein kann, was einem die
Haare ausfallen lässt.

Gift im Körper?

WIRD DER HAARAUSFALL durch giftige Stoffe hervorgerufen, müssen
wir die Quelle der Belastung ausschalten. Weiterhin ist es notwendig,
den belasteten Körper zu entgiften. Sehr häufig tritt, bedingt durch
Zahnfüllungen, die Belastung mit Quecksilber auf. Dazu ein Tipp: Falls
ihre Amalgamfüllungen einmal entfernt werden sollten, so achten Sie
bitte unbedingt darauf, dass zeitgleich eine Entgiftung und Ausleitung
seitens des Zahnarztes oder Ihres Therapeuten vorgenommen wird. Ich
hatte schon zahlreiche Patienten, die aufgrund der enormen Belastung,
die durch das Herausbohren der Amalgam-Füllung hervorgerufen wird,
gesundheitlich daniederlagen und, neben vielen anderen Symptomen,
auch den Haarausfall zeigten. Sie sprachen auf eine homöopathische
Entgiftungskur schon innerhalb weniger Tage an.

Bei Haarausfall mit ungeklärter Ursache haben sich Einreibungen
der Kopfhaut mit Eigenurin bewährt. Dafür sammelt man morgens den
Mittelstrahl-Urin. Am besten reibt man die befallenen Stellen damit am
folgenden Abend ein, wickelt den Kopf in ein Handtuch und lässt den
Urin über Nacht einwirken. Am nächsten Morgen werden die Haare

Krankheitsbilder | Haarausfall

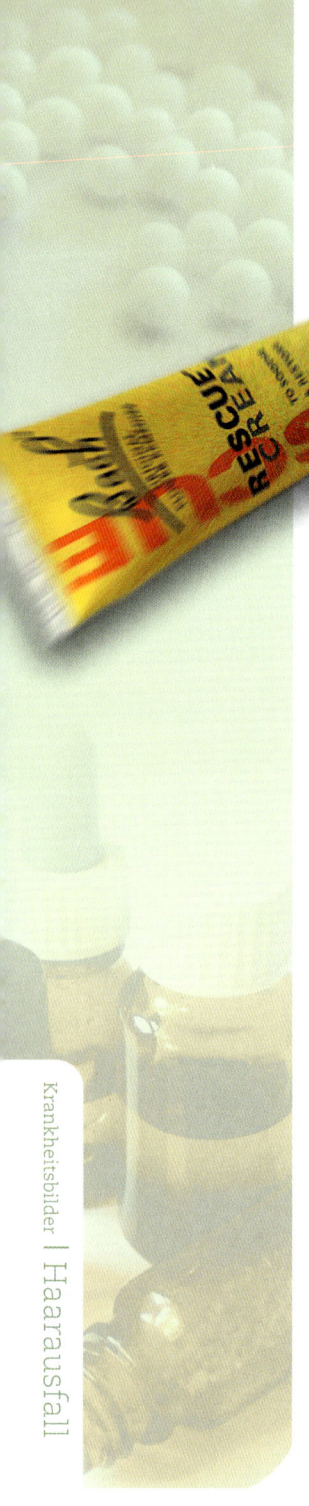

gründlich ausgewaschen. Diese Behandlung muss einige Wochen oder auch Monate durchgeführt werden.

Homöopathen verwenden **Kalium** oder eines der **Kalium-Salze** zur Behandlung des unspezifischen Haarausfalls. Erfolge haben sich auch gezeigt beim Einsatz der **Notfalltropfen** oder der **Notfallcreme** aus der Bachblütentherapie.

Generell empfiehlt es sich, ein Shampoo zu benutzen, das nicht aggressiv ist und nur natürliche Inhaltsstoffe enthält. Hierzu eignen sich insbesondere Haarwaschmittel, die auf der Basis von vergorener Milchsäure hergestellt sind.

Zum Schluss ein Tipp aus alter Zeit:

ZUR FÖRDERUNG des Haarwuchses vertrauten die Menschen früher ihr Haar einem schnellwachsenden Baum (Pappel, Weide) an. Dazu lösten sie etwas Rinde vom Stamm des Baumes und legten einige ihrer Haare dahinter. Dann wurde die Rinde wieder angedrückt. Die Wuchskraft des Baumes sollte sich auf das eigene Haar übertragen. Wer weiß: Vielleicht funktioniert diese Methode auch heute noch?

Richtig waschen

WER HAARPROBLEME hat, sucht in der Regel besonders sorgfältig das Haarshampoo aus. Dabei sind die teuersten Mittel nicht unbedingt die besten, weiß die Verbraucherzentrale Düsseldorf. Vielmehr kommt es darauf an, wie Kopfhaut und Haare auf das Shampoo reagieren. Und da kann ein preiswertes Produkt genauso mithalten wie teure Mittel. Zum richtigen Haarewaschen gibt die Verbraucherzentrale außerdem folgende Tipps:

- Das Shampoo nur kurz auf Haaren und Kopfhaut einwirken lassen und gründlich auswaschen.
- Stark schäumende Shampoos meiden.
- Kräftiges Rubbeln und Frottieren nach der Wäsche ist nicht gut für die Haare. Besser ein Handtuch umbinden, das das Wasser schonend aufsaugt.
- Zu heißes Fönen vermeiden, die Haare am besten völlig oder möglichst lange an der Luft trocknen lassen.

Wenn es juckt und brennt – Hämorrhoiden

DER UNTERE ABSCHNITT des Enddarms ist mit einem dichten Netz aus Blutgefäßen ausgekleidet. Verschiedene Faktoren führen dazu, dass sich diese Gefäße erweitern und Blut darin versackt.

Wir können hochrechnen, dass etwa jeder zweite Deutsche Probleme mit Hämorrhoiden hat. Aus Scham wird darüber jedoch kaum gesprochen; viele Menschen gehen mit Hämorrhoiden auch nur ungern zum Arzt. So ist es kein Wunder, dass über diese Erkrankung viele falsche Vorstellungen herumgeistern. Viele Patienten haben überhaupt keine Vorstellung davon, wie Hämorrhoiden eigentlich entstehen.

Wie eine Manschette

DER AFTER WIRD durch einen inneren und einen äußeren Schließmuskel sowie durch eine dichte Manschette aus Blutgefäßen abgedichtet. Die Wände dieser Blutgefäße können aus verschiedenen Gründen erschlaffen. Dann erweitern sich die Gefäße. Es bilden sich Knötchen, die vom Schlagaderblut der Mastdarmarterien gespeist werden. Das Blut fließt nicht zum Herzen zurück, sondern staut sich in den erweiterten Gefäßen.

Jetzt kann die „ausgeleierte" Manschette aus Blutgefäßen nicht mehr richtig funktionieren: Ein Auspressen durch Zusammenziehen der Gefäße ist nicht mehr möglich.

Wir unterscheiden vier Stadien der Hämorrhoiden:

- Im ersten Stadium sind diese noch sehr weich, können nicht getastet, sondern nur im Darmspiegel als rote Vorwölbungen gesehen werden. Entsprechend der Zuflussstellen der Mastdarmarterien quellen meistens drei großen Knoten hervor, häufig noch begleitet von kleinen Knötchen. Sie verursachen gelegentlich schwache hellrote Blutungen.
- Im zweiten Stadium werden die Knoten derber und nun auch für den eingeführten Finger tastbar. Sie bereiten Beschwerden wie Jucken, Stechen und Brennen im After.
- Im dritten Stadium fallen die Hämorrhoiden schon bei geringem Pressen vor und kommen auch nach dem Zurückschieben wieder hervor.

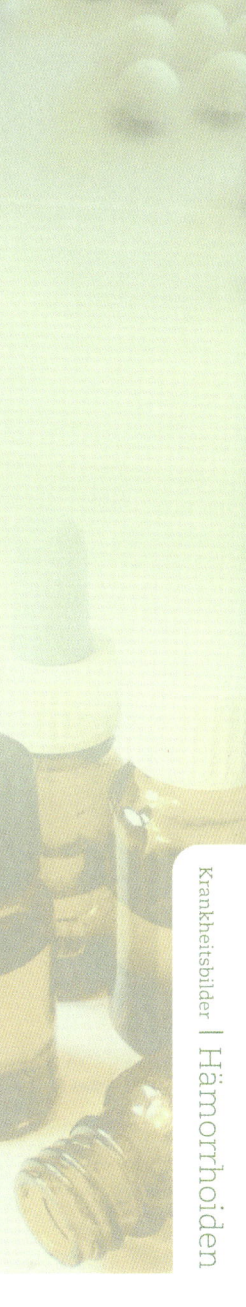

Krankheitsbilder | Hämorrhoiden

Schließlich hängen sie andauernd aus dem After heraus und verursachen erhebliche Schmerzen und unangenehme Beschwerden.

- Im vierten Stadium sind die Knoten überhaupt nicht mehr beweglich. Sie sind jetzt am After außen fixiert. Oftmals kann der Stuhl nicht mehr gehalten werden.

Äußere Hämorrhoiden hingegen sind äußerst selten. Das, was wir als solche betrachten, sind meistens vorgefallene innere Hämorrhoiden oder Afterpolypen, die am Afterrand auftauchen. Echte äußere Hämorrhoiden sind kleine Krampfadern, die sich netzartig wie eine zur Krampfader geweitete Vene darstellen.

Ernährung und Bewegung

WIE KOMMT ES zur Hämorrhoidenbildung? Hämorrhoiden treten familiär gehäuft auf, wie man beobachten konnte. Häufig werden sie aber erst durch bestimmte Bedingungen ins Leben gerufen. Daher spielt die Ernährung eine wichtige Rolle. Alle reizenden Speisen, das heißt stark gewürzte oder von sich aus scharfe Speisen sowie Alkohol und fettreiche Nahrung, fördern die Bildung von Hämorrhoiden. Ebenso können Hormone, Verstopfung, aber auch der Missbrauch von Abführmitteln oder auch chronischer Durchfall eine Rolle spielen. Außerdem fördert langes dauerndes Pressen bei hartem Stuhl die Bildung von Hämorrhoiden.

Salben bringen wenig

DIE HERKÖMMLICHE Behandlung beginnt meist mit Salben, die oftmals zwar lindernde, aber keine heilende Wirkung zeigen. Bevor Sie Ihre Beschwerden am After auf eigene Faust mit einer Salbe behandeln, sollten Sie abklären lassen, ob Hämorrhoiden tatsächlich die Ursache Ihres Juckreizes, der Schmerzen, des Schwellungsgefühls oder auch der Blutungen sind. Denn oftmals verbergen sich auch ernsthaftere Erkrankungen dahinter.

Als nächste Behandlungsmethode steht die Verödung zur Wahl. Hierbei wird durch einen Afterspiegel ein Verödungsmittel unter die Schleimhaut gespritzt Dadurch wird eine Entzündung hervorgerufen, die die Gefäßhohlräume verklebt und damit die Knoten schrumpfen lässt.

Eine weitere Behandlungsmethode ist die so genannte Ligatur. Dabei werden Gummiringe auf den Fuß der Hämorrhoidenknoten aufgebracht, wodurch diese abgeschnürt werden und nach etwa ein bis zwei

Wochen abfallen. Diese Methode eignet sich natürlich nur für hoch sitzende und große Knoten. Wenn die Hämorrhoiden zu stark vorgefallen sind, wird im Allgemeinen eine Operation unumgänglich. Bei dieser Operation beschränkt man sich heute darauf, die Abtragung von einzelnen Abschnitten vorzunehmen und genügend Schleimhautbrücken übrig zu lassen. Oder man operiert gänzlich unter der Schleimhaut.

Meist gibt es Rückfälle

BEI ALLEN DIESEN Behandlungsmethoden ist es aber leider so, dass immer wieder Rückfälle auftreten. Vorbeugen können wir auch hier durch eine gesunde Lebensweise und ausreichende Bewegung, um das Gewebe insgesamt zu straffen. Darüber hinaus sollte man für eine ausgewogene Ernährung sorgen, damit sich weder Durchfall noch Verstopfung entwickelt.

Da bei allen Menschen die Haut um den After herum außerordentlich empfindlich ist, sollte sie auch sorgsam gepflegt werden. Nicht nur Menschen mit Hämorrhoiden ist deswegen zu empfehlen, nach dem Stuhlgang den After mit lauwarmem Wasser zu waschen, dem man eventuell bestimmte Kräuterextrakte zufügen kann. Seife sollten wir dabei nicht benutzen. Im Anschluss den After mit weichem Papier abtupfen. Reiben ist zu vermeiden. Den abgetrockneten After nun mit einem Puder oder bei Sprödigkeit mit einer normalen Fettcreme behandeln.

Die Pflanzenheilkunde empfiehlt zur Behandlung von Hämorrhoiden beispielsweise Schafgarbentee, aber auch Abkochungen des Wilden Löwenmauls, der Echten Nelkenwurzel und natürlich geröstete und zu Pulver vermahlene Rosskastanien. Aber auch Dill, als Aufguss oder zum Einlauf, wird eingesetzt, ferner eine Tinktur des Echten Brustwurz.

In der Praxis hat sich die Behandlung mit Eigenurin sehr häufig als wirksam erwiesen. Er kann sowohl oral eingenommen, das heißt getrunken werden, als auch zum Betupfen der Hämorrhoiden benutzt werden. Hierdurch erreicht man ein Nachlassen von Juckreiz, Schwellungen und der großen Empfindlichkeit des Gewebes.

Homöopathische Mittel

ES GIBT EINE Vielzahl von homöopathischen Mitteln, die gegen Hämorrhoiden eingesetzt werden können. Der Behandler muss sehr genau die Symptome seines Patienten erfassen, um das richtige Mittel zu finden. Unter denen, die häufig angezeigt sind, sei als erstes **Acidum Nitricum**

Vorbeugen können wir durch eine gesunde Lebensweise, ausreichende Bewegung und eine ausgewogene Ernährung.

(Salpetersäure) genannt. Hier finden wir als Symptome: Schmerzen beim Stuhlgang, Schmerzen, als ob im Darm etwas zerrissen wäre. Nach dem Stuhlgang klagt der Patient über Stechen und Kratzen im After; er leidet unter Hämorrhoiden mit Blutungen.

Die **Aloe** wird eingesetzt bei Jucken, Brennen und Völlegefühl im After, dazu Schließmuskelschwäche, Stuhl geht ab, ohne dass es bemerkt wird. Die Hämorrhoiden sind traubenartig vorgetrieben und abgeschnürt; sie verursachen Blutungen.

Collinsonia Canadensis (Kanadischer Grießwurz) ist das Mittel gegen chronische, vorgefallene Hämorrhoiden, die sehr schmerzhaft, stechend, brennend und juckend sind und auch bluten. Der Patient leidet zusätzlich unter venösen Stauungen im kleinen Becken; bei Frauen kann eine Verstopfung durch Schwangerschaft oder eine Verlagerung der Gebärmutter vorliegen. Die Symptome werden nachts und im Liegen schlimmer und gebessert durch heiße Anwendungen.

Die **Hamamelis** (Virginische Zaubernuss) benutzen wir bei bläulichen Hämorrhoiden, die sehr schmerzhaft und sehr berührungsempfindlich sind sowie rasch und stark bluten. Das Blut ist dunkel, zum Teil geronnen. Der Patient klagt über allgemeine Schwäche auch schon nach sehr geringfügigen Hämorrhoidalblutungen.

Das Mittel **Nux Vomica** (Brechnuss) wird eingesetzt bei Personen, die sehr viel sitzen müssen. Die Symptome sind schlimmer nach der Stuhlentleerung und nach dem Essen und bessern sich durch kalte Anwendungen. Der Nux-Vomica-Patient ist reizbar, gestresst, nimmt oftmals schon jahrelang Medikamente und leidet unter Umständen unter den Folgen von Alkohol, Kaffee, Zigaretten, Aufputschmitteln und ähnlichem.

Als nächstes Mittel sei noch **Paeonia** (Pfingstrose) genannt. Hier finden wir purpurrote Hämorrhoiden, die entzündet, sehr groß und sehr berührungsempfindlich sind. Als Symptome kommen Brennen, das Gefühl von Splittern im After, auch Stechen hinzu. Typisch sind außerdem heftige Afterschmerzen während und nach der Stuhlentleerung, nässende Afterfissuren und Afterfisteln. Die Symptome werden schlimmer bei Berührung und Kontakt und bessern sich, wenn die Gesäßbacken mit den Händen auseinander gehalten werden.

Wenn es an die Nieren geht – Harnwegsinfekte

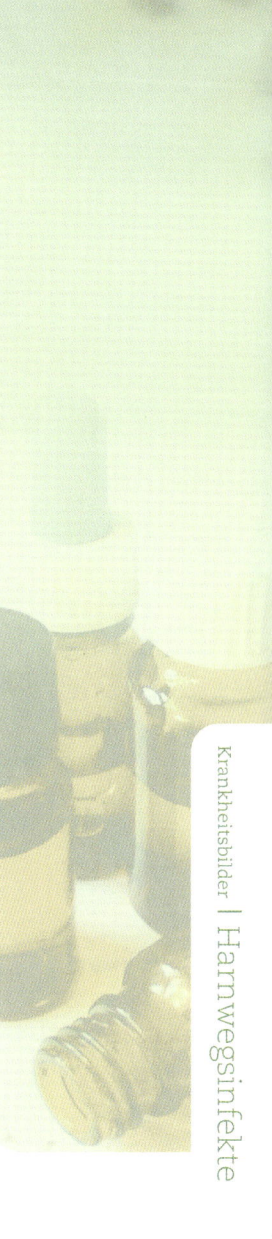

UNTER HARNWEGSINFEKTEN *fassen wir die Blasenentzündung (Zystitis), die akute und chronische Nierenbeckenentzündung (Pyelonephritis) sowie die akute und chronische Entzündung der Nierenkörperchen (Glomerulonephritis).*

Frauen erkranken sehr viel häufiger als Männer an Blasenentzündungen. Aus medizinischer Sicht sind hierfür die wichtigsten Gründe: Die Harnröhre bei Frauen ist sehr viel kürzer. Von daher können Bakterien und andere Erreger leichter in die Blase aufsteigen und dort eine Entzündung hervorrufen. Zum anderen liegen die Öffnungen von Harnröhre und After bei Frauen näher beieinander. Vor allem durch falsche Toilettenhygiene können Darmbakterien zur Harnröhre transportiert werden und von dort ihren Weg in die Blase finden. Eine der wichtigsten Vorbeugemaßnahmen lautet von daher: Nach dem Stuhlgang von vorn nach hinten wischen.

Bei der Blasenentzündung kommt es zu einer Entzündung der Blasenschleimhaut, in schweren Fällen zu Entzündungen der gesamten Blasenwand. Neben den genannten kommen als Ursachen auch Abflusshindernisse in Frage, beispielsweise durch Verengung der Harnröhrenöffnung, durch Klappenbildung, Blasensenkung durch Gebärmuttersenkung oder auch Fehlbildungen der ableitenden Harnwege, zum Beispiel Verengung der Harnröhre. Auch das Einführen von Kathetern oder auch urologische Untersuchungen können verantwortlich sein. Die Blasenentzündung macht sich dadurch bemerkbar, dass ein häufiger Drang die Toilette aufzusuchen besteht, um Wasser zu lassen. Meist können jedoch nur auffallend wenige Mengen von Harn entleert werden. Oft verspürt man beim Wasserlassen Schmerzen. Meist helfen Antibiotika, die Entzündung abklingen zu lassen. Doch damit ist dem Körper nicht geholfen, in Zukunft selbst mit den Krankheitserregern fertig zu werden. Wird die Blasenentzündung nicht regelgerecht behandelt, dann besteht die Gefahr, dass Krankheitserreger über die Harnwege in die Nieren aufsteigen können und dort Entzündungen hervorrufen. Bei der Urinuntersuchung finden sich Bakterien, weiße Blutkörperchen, eventuell Blut

bzw. Blutkörperchen und geringfügig Albumine (Eiweiße) im Harn.

Bei der akuten Nierenbeckenentzündung handelt es sich um eine Entzündung des Nierenbeckens unter bakterieller Beteiligung. Dabei können die Bakterien über die Harnwege, über das Blut oder die Lymphbahnen in das Nierenbecken eingedrungen sein. Begünstigende Faktoren hierbei sind:

1. Behinderung des Harnabflusses beispielsweise durch Anomalien der Niere,
2. Schwangerschaft, oftmals tritt im letzten Schwangerschaftsdrittel eine rechtsseitige Nierenbeckenentzündung auf,
3. Diabetes mellitus,
4. Gicht und
5. Missbrauch bestimmter Medikamente.

Neben den Symptomen der Blasenentzündungen kommt Fieber auf, Flankenschmerz und Klopfempfindlichkeit der Nierenlager, meistens auf einer Seite. Diese akute Erkrankung muss mit Antibiotika behandelt werden. Hingegen kann die chronische Nierenbeckenentzündung als Folge einer nicht ausgeheilten akuten Entzündung auftreten. Diese kann zu einer mehr oder weniger starken Schädigung der Harnkanälchen und der Nierenkörperchen führen. Oftmals bleibt diese Krankheit unerkannt. Es können aber lange Zeit uncharakteristische Beschwerden bestehen wie Kopfschmerzen, leichte Erschöpfbarkeit, unklare Fieberanfälle usw.

Bei der akuten Entzündung der Nierenkörperchen handelt es sich um die Folgeerkrankung einer Streptokokkeninfektion. Es kommt also hierbei nach etwa ein bis drei Wochen nach einer Infektion der Mandeln, der Nasennebenhöhlen oder der oberen Luftwege durch die Giftstoffe der Erreger in den Nierenkörperchen zu einer Antigen-Antikörper-Reaktion, also einem immunologischen Mechanismus. Symptome neben Müdigkeit, Kopfschmerz und Fieber sind Blutdruckerhöhung, wobei insbesondere der zweite Wert auf über 95 mm/hg ansteigt. Ödeme entstehen vor allem im Gesicht und um die Augenlider herum. Und außerdem ist Eiweiß und Blut im Harn. Ist eine akute Entzündung nach zwei bis drei Monaten nicht ausgeheilt, dann spricht man von einer chronischen Verlaufsform. Hierbei unterscheidet man zwei Formen: zum einen die der Blutdruckerhöhung und zum anderen die Form, bei der Eiweiße über den Harn auf Grund einer Veränderung der Nierenkörperchen ausgeschieden werden. Bei allen genannten Formen der Nierenentzündungen sind Antibiotika anzuwenden. Hierbei kann nur unterstützend mit Naturheilverfahren gearbeitet werden.

Bei der Blasenentzündung helfen lokale Wärmeanwendungen mit entkrampfenden Maßnahmen. Zudem muss die tägliche Trinkmenge auf mindestens 2 l pro Tag gesteigert werden. Hierbei helfen gut pflanzliche Mittel wie Goldrute, Beerentraubenbitter und auch Petersilienfrüchte. Ich selbst habe immer wieder gute Erfahrungen mit Orthosiphontee gemacht.

Aus ganzheitlicher Sicht gehen uns insbesondere Partnerschaftskonflikte buchstäblich an die Nieren. Darauf weist beispielsweise auch hin, dass wir bei allen Gelegenheiten mit Menschen näher in Kontakt zu kommen, insbesondere solche Getränke zu uns nehmen, die die Niere besonders kräftig anregen, wie Kaffee, Tee und Alkohol. Bei Nierenbeschwerden sollten Sie sich immer die Frage stellen, welche Probleme Sie im Bereich Ihrer Partnerschaft haben.

In der Blase hingegen lagert das Endprodukt des Nierenstoffwechsels, der Urin. Er wartet darauf, losgelassen und nach außen gebracht zu werden.

Nierenentzündungen können darauf hinweisen, wie große Schwierigkeiten wir haben, Überlebtes und Vergangenes loszulassen und wie es mit Schmerz verbunden sein kann.

Es folgt eine Auswahl der Medikamente bzw. Mittel und Substanzen, die die Homöopathie im Falle der Blasenentzündung bereithält.

Cantharis (Spanische Fliege): Hauptsymptome sind Harndrang mit brennenden, schneidenden Schmerzen vor, während und nach dem Harnen. Der Urin brennt und fühlt sich kochend heiß an, geht tropfenweise ab. Meist ist der Urin dunkelt gefärbt, eventuell tritt auch Blut aus. Cantharis ist das Hauptmittel bei Blasenentzündungen.

Staphisagria (Stephanskörner) werden eingesetzt bei Blasenentzündungen nach Geschlechtsverkehr. Beim Wasserlassen wird die Blase nur unvollständig entleert und der Druck bleibt. Die Patienten haben das unangenehme Gefühl, dass ständig ein Urintropfen die Harnröhre herablaufen würde. Im Harnleiter selbst schmerzhaftes Brennen. Staphisagria hilft auch bei Schmerzen nach einer Blasenoperation. Die Beschwerden verschlimmern sich bei Staphisagria-Patienten nach Kränkungen, Demütigungen und Ärger.

Treten die Schmerzen erst gegen Ende der Blasenentleerung auf, dann ist möglicherweise **Sarsaparilla** (Sarsaparillwurzel) das Mittel der

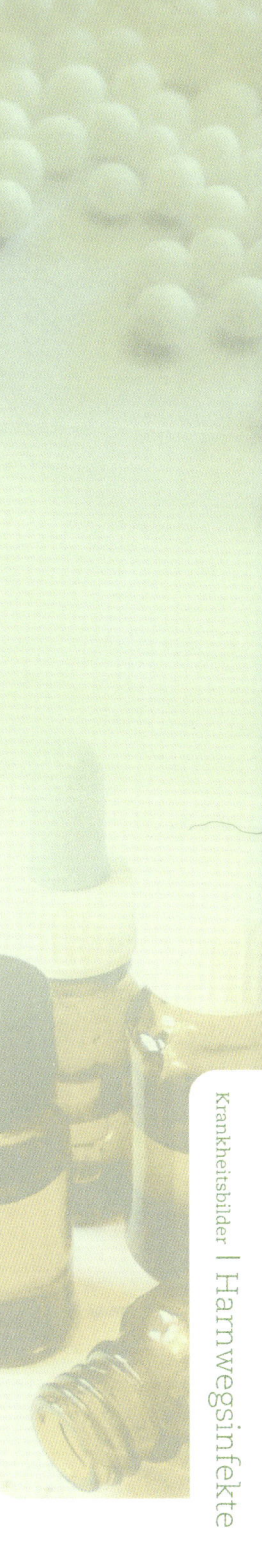

Krankheitsbilder | Harnwegsinfekte

Wahl. Meist tröpfelt der Harn nur und die Patienten haben das Gefühl, in ihrem Urin so etwas wie Sand zu spüren, wobei dieser rötlich gefärbt sein kann. Häufig zeigt sich der Urin auch schleimig und flockig. Wasserlassen im Stehen fällt dem Betroffenen wesentlich leichter. Dagegen kann es gut sein, dass nachts der Harn aus der Blase frei ins Bett läuft.

Dulcamara (Bittersüß) ist das Mittel der Wahl, wenn die Blasenentzündung durch kalte Füße hervorgerufen wurde. Unwillkürliches und automatisches Austreten von Harn.

Cannabis sativa (Hanf) wird allgemein bei Entzündungen des Harnapparates eingesetzt, wobei die Harnröhre außerordentlich empfindlich gegen Berührung oder Druck ist.

Auch **Causticum** (ein Ätzstoff Hahnemanns) kann hervorragend bei Blasenentzündungen helfen. Die Symptome sind beständiger, erfolgloser Harndrang. Es gehen nur einige Tropfen ab mit Krämpfen im Mastdarm und Verstopfung, Jucken der Harnröhrenmündung, Blasenschwäche mit unwillkürlichem Harnabgang beim Husten, Niesen, Schnäuzen und beim Gehen.

Chronisch gewordene Blasenentzündungen kann man mit **Pareira brava** (Grießwurz) behandeln. Wichtiges Symptom: Kann vor Schmerzen nur im Knien urinieren.

Auch **Basilikum** wird empirisch bei chronischen Blasenentzündungen eingesetzt.

Bei Nierenentzündungen sind, wie gesagt, Antibiotika angesagt. Eine daran anschließende homöopathische Behandlung muss individuell und vom ausgebildeten Homöopathen vorgenommen werden.

Das Herz so schwach – Herzinsuffizienz

DIE NATURHEILKUNDE *kennt verschiedene Methoden zur Behandlung von Herzbeschwerden. Vor allem die Homöopathie bietet gut wirksame Mittel.*

Das menschliche Herz erbringt unvorstellbare Leistungen, die keine Maschine in diesem Umfang schafft. Es beginnt bei einem Embryo schon in der vierten Lebenswoche zu schlagen. Ein Leben lang zieht es sich 70- bis 80-mal pro Minute zusammen und pumpt damit das Blut durch unseren Körper. Im Laufe eines 70-jährigen Lebens macht das Herz 2,5 bis 3 Mrd. Schläge und befördert 200 bis 250 Mio. l Blut durch den Körper, welches dabei eine Strecke von 100 000 km zurücklegt. Dabei ist das Herz nur etwa faustgroß und wiegt bei einem Erwachsenen rund 300 g.

Das Herz ist ein komplex aufgebautes Organ und daher können Herzkrankheiten viele verschiedene Ursachen haben. Wenn Sie Herz-Kreislaufbeschwerden spüren, sollten diese auf jeden Fall sorgfältig von einem Arzt abgeklärt werden. Behandeln Sie Kurzatmigkeit, Kreislaufprobleme oder andere Veränderungen nicht auf eigene Faust und zögern sie die Untersuchung nicht heraus.

Das Herz ist ein komplex aufgebautes Organ und daher können Herzkrankheiten viele verschiedene Ursachen haben.

Herzschwäche

MIT HOMÖOPATHISCHEN *Mitteln lässt sich eine Herzschwäche oftmals sehr gut behandeln. Jede Herzkrankheit kann dem Herzmuskel so zu schaffen machen, dass er mit der Zeit immer schwächer wird. Eine Herzschwäche kann beispielsweise Folge eines Infarktes, defekter Herzklappen, einer Herzrhythmus- oder Herzmuskelstörung sein. Folgende Symptome können auf eine Herzschwäche hinweisen:*

- *beschleunigter Herzschlag bei Anstrengung, der sich in Ruhe langsam normalisiert,*
- *abends geschwollene Knöchel,*
- *verminderte Harnausscheidung am Tag, dafür häufiges Wasserlassen bei Nacht,*
- *Kurzatmigkeit, blaue Lippen,*
- *eine Schwäche der linken Herzhälfte führt zur Blutstauung im Lungenkreislauf, die sich als Reizhusten, Bronchitis und Herzasthma bemerkbar machen,*

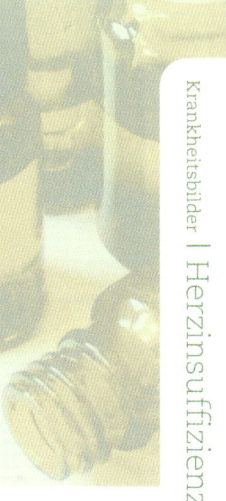

Krankheitsbilder | Herzinsuffizienz

- eine Schwäche der rechten Herzhälfte führt zu Stauungen im Körper-kreislauf, wodurch Ödeme, Wassersucht, Milzschwellung, Leber- und Nierenstauungen entstehen können.

Die Herzschwäche verursacht allerdings keine Schmerzen in der Herzgegend, wie beispielsweise die Brustenge (Angina pectoris) vor einem Herzinfarkt.

Im Folgenden stelle ich verschiedene Herzmittel vor, die allesamt auch in niedrigen homöopathischen Potenzierungen wirken und von Heilpraktikern eingesetzt werden.

Digitalis: Nicht ohne Risiko

DAS WOHL BEKANNTESTE Mittel gegen Herzschwäche wird aus dem Fingerhut gewonnen. Die Medizin verwendet vor allem den roten (Digi-talis purpurea) und den wolligen Fingerhut (Digitalis lanata). **Digitalis** wird bei schweren und schwersten Formen der Herzschwäche mit hoher Pulsfrequenz eingesetzt. Unwirksam ist das Mittel bei rheumatischen, entzündlichen und sklerotischen Prozessen am Herzen. Digitalispräpa-rate erleichtern dem Herzen die Arbeit, indem sie die Kraft, mit der sich der Herzmuskel zusammenzieht, verstärken.

Was viele Patienten nicht wissen: Digitalis sammelt sich im Körper an. Außerdem besteht bei falscher Dosierung die Gefahr, dass das Mit-tel genau die Symptome hervorruft, die es eigentlich beseitigen soll. So finden wir oftmals als unerwünschte Begleitsymptome einen verlang-samten Pulsschlag und Brechreiz mit Übelkeit.

Die große Kunst des Behandlers besteht darin, das Digitalispräparat so zu dosieren, dass der Patient dauerhaft möglichst geringe Nebenwir-kungen verspürt. Das ist wichtig, weil viele Menschen Digitalispräpara-te ein Leben lang einnehmen.

Ginster, Maiglöckchen und Adonisröschen

BIS ZUR ENTDECKUNG des Fingerhutes war der **Ginster** die am meisten gebrauchte Pflanze zur Behandlung von Herzkrankheiten. Insbesondere bei Herzschwäche, Herzrhythmusstörungen und niedrigem Blutdruck wird er eingesetzt. Darüber hinaus hat er harntreibende, verdauungs-fördernde und kreislaufregulierende Wirkung.

Das **Adonisröschen** enthält aber herzwirksame Glykoside, die bei funktionellen Herzbeschwerden auf nervöser Grundlage gute Wirkung

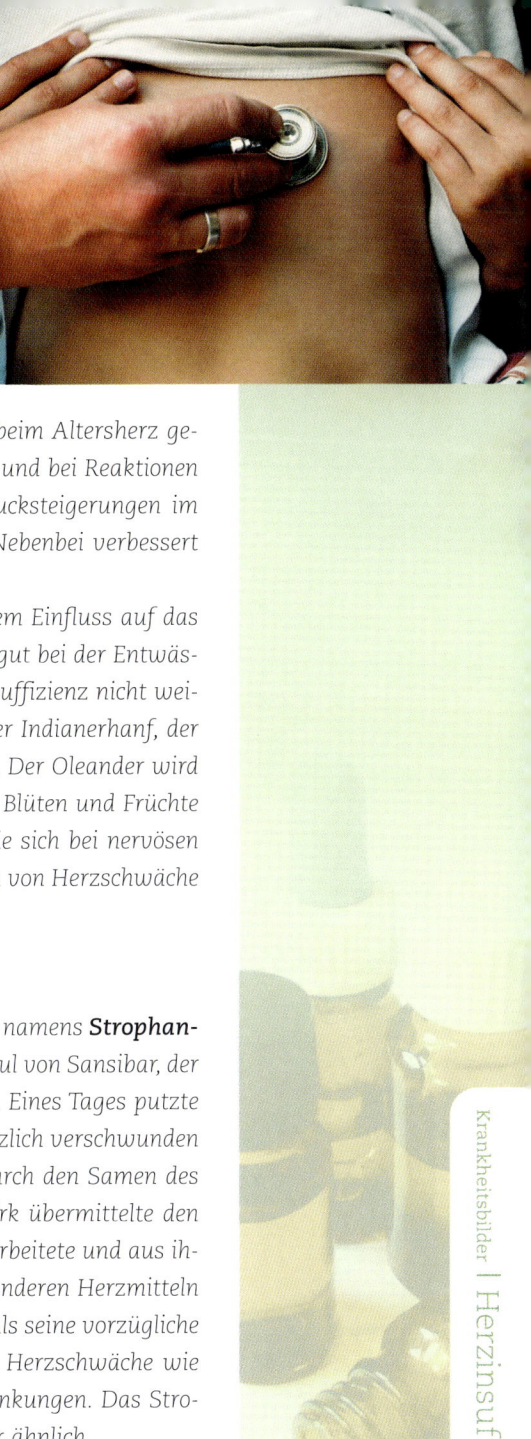

zeigen. Das Mittel kann bei Fällen von leichter bis mittelschwerer Herzschwäche eingesetzt werden.

Die im **Maiglöckchen** enthaltenen Herzglykoside wirken ähnlich, aber nicht so stark wie die im Fingerhut enthaltenen Substanzen. Zudem sammeln sich die Wirkstoffe des Maiglöckchens nicht wie beim Fingerhut im menschlichen Körper an. Es wird insbesondere bei langsamer Herzfrequenz eingesetzt, außerdem beim Altersherz gegen Störungen der Herzreizbildung und Reizleitung und bei Reaktionen des Herzens auf Lungenerkrankungen, die mit Drucksteigerungen im Lungenkreislauf verbunden sind (Cor pulmonale). Nebenbei verbessert es auch die Hirndurchblutung.

Die **Meerzwiebel** (Scilla Maritima) ähnelt in ihrem Einfluss auf das Herz den Digitalispräparaten. Scilla hilft besonders gut bei der Entwässerung, also insbesondere, wenn Ödeme bei Herzinsuffizienz nicht weichen wollen. Seltener eingesetzt wird Apocynum, der Indianerhanf, der insbesondere eine stark entwässernde Wirkung hat. Der Oleander wird bei leichteren Formen der Herzschwäche eingesetzt. Blüten und Früchte des Weißdorns (Crategus) enthalten Substanzen, die sich bei nervösen Störungen der Herztätigkeit und bei leichten Formen von Herzschwäche günstig auswirken.

Strophantin: Per Zufall entdeckt

DASS DIE SAMEN einer afrikanischen Schlingpflanze namens **Strophantus** gegen Herzschwäche wirken, entdeckte der Konsul von Sansibar, der an Angina pectoris (Herzenge) litt, 1859 per Zufall. Eines Tages putzte er sich die Zähne, wonach seine Herzschmerzen plötzlich verschwunden waren. Dabei zeigte sich, dass seine Zahnbürste durch den Samen des afrikanischen Strophantus verunreinigt war. Dr. Kirk übermittelte den Samen an den schottischen Arzt Freiser, der sie aufarbeitete und aus ihnen 1862 eine Substanz entwickelte, die sich allen anderen Herzmitteln als weit überlegen erwies. Gelobt wurde schon damals seine vorzügliche Eignung bei Einnahme über den Mund sowohl bei Herzschwäche wie bei all den zahlreichen Fällen von Herzmuskelerkrankungen. Das Strophantin ist übrigens körpereigenen Substanzen sehr ähnlich.

Ständig schweißgebadet – Hyperhidrosis

Übermäßiges
Schwitzen kann
auch ein Hinweis
auf bisher nicht er-
kannte Krankheiten
oder seelische
Probleme sein.

Krankheitsbilder | Hyperhidrosis

DURCH MEHR ALS zwei Millionen Drüsen gibt unser Körper Schweiß ab. Er dient nicht nur der Wärmeregulation des Organismus. Übermäßiges Schwitzen kann auch ein Hinweis auf bisher nicht erkannte Krankheiten oder seelische Probleme sein.

Der heiße Sommer hat die meisten Menschen kräftig ins Schwitzen gebracht. Das ist eine völlig normale Reaktion unseres körpereigenen Kühlsystems auf hohe Temperaturen. Wird es dem Organismus zu warm, gibt er Schweiß an die Haut ab, der beim Verdunsten eine kühlende Wirkung erzielt.

Es gibt eine Reihe Faktoren, die die Schweißproduktion in Gang bringen. Manche Menschen leiden plötzlich ohne erkennbare Ursache unter starkem Schwitzen. Sie quälen sich ständig mit schweißnassen Händen oder Füßen herum. Dieses übermäßige Schwitzen ist nicht nur körperlich unangenehm, sondern hat auch soziale Folgen. Aus Angst vor unangenehmem Körpergeruch oder vor dem berüchtigten „feuchten Händedruck" sind viele Schweißpatienten gehemmt und ziehen sich zurück.

Geruch gibt Hinweise

SCHWEISS DIENT NICHT nur der Wärmeregulation bei warmem Wetter oder bei starker körperlicher Belastung, sondern bildet auf der Haut auch einen Säureschutzmantel, der das Wachstum von Keimen hemmt. Besonders viele Schweißdrüsen befinden sich in den Handinnenflächen und an den Fußsohlen. Danach folgen Kopf und Rumpf. Männer schwitzen stärker an Händen und Füßen, während Frauen vermehrt in den Achselhöhlen schwitzen.

Schweiß besteht hauptsächlich aus Wasser, Harnstoff, Harnsäure und einigen anderen Stoffen. Normalerweise ist das leicht saure Körpersekret bei gesunden Menschen geruchlos. Krankheiten können die Zusammensetzung des Schweißes verändern. Für den Heilpraktiker ist dieser veränderte Geruch ein wichtiges Leitsymptom, das ihm Hinweise auf die Erkrankung des Patienten und deren Behandlung gibt. Durch die Aktivität von Bakterien werden stark riechende Buttersäuren gebildet und der Schweiß bekommt eine unangenehme Duftnote.

Suche nach Ursachen

BEI STARKER ANSTRENGUNG kann der Körper über die Schweißdrüsen bis zu zwei Liter Flüssigkeit pro Stunde an die Haut abgeben. Gesteuert wird dieser Vorgang unbewusst über Zentren im Zwischenhirn und im Rückenmark. Im Zwischenhirn findet auch ein Wechselspiel zwischen Körper und Psyche statt.

Das heißt: Bestimmte Stressfaktoren und Gefühle wie Wut, Ärger oder Angst bekommen hier einen direkten Einfluss auf die Funktionen unseres Körpers, eben auch auf die Schweißproduktion. So kann Schwitzen auch durch Aufregung, Angst, Kränkung oder andere Gefühle ausgelöst werden.

Der Heilpraktiker wird seinen Patienten also fragen, in welchen Situationen er ins Schwitzen kommt und wie stark die Schweißausbrüche sind. Außerdem können sowohl starkes Übergewicht als auch die hormonelle Umstellung bei Frauen in den Wechseljahren starkes Schwitzen auslösen.

Bestimmte Erkrankungen sind mit der Neigung zu starkem Schwitzen verbunden. Dazu zählen Hormonstörungen, Nerven- und Stoffwechselstörungen, außerdem Gicht oder Schilddrüsenüberfunktion, Rheumatismus und auch Tuberkulose. Starke Nachtschweiße treten zum Beispiel insbesondere bei Lungentuberkulose auf. Tritt starkes Schwitzen plötzlich auf, kann das ein Anzeichen für eine bisher nicht erkannte Krankheit sein. Patienten mit diesen Beschwerden sollten ihren Hausarzt oder Heilpraktiker darauf ansprechen und das Symptom abklären lassen.

Übermäßiges Schwitzen (medizinischer Fachbegriff: Hyperhidrose) tritt auch bei Einnahme verschiedener Arzneimittel auf. Zu nennen sind hier insbesondere Cortisone und Salicylsäure. Auch Alkohol und Rauchen kurbeln die Schweißproduktion an.

Tipps zur Selbsthilfe

MANCHMAL LÄSST sich die übermäßige Schweißproduktion durch Veränderungen der Lebensgewohnheiten mindern. Übergewichtige sollten abnehmen. Bei der Auswahl der Speisen und Getränke sind stark gewürzte Gerichte sowie Alkohol möglichst einzuschränken. Die Medikamenteneinnahme ist kritisch zu prüfen und lässt sich in Absprache mit dem Arzt möglicherweise umstellen. Wichtig ist luftige Kleidung aus Baumwolle oder Mikrofasern, die den Schweiß aufsaugt. Das gilt auch

für die Socken. Lederschuhe und Sandalen sind Schuhen aus Kunststoff oder Gummistiefeln vorzuziehen. Regelmäßige Kneipp'sche Anwendungen sowie Sport wirken sich sehr positiv aus. Fußschweiß lässt sich durch Bäder mit Eichenrindenextrakt (in der Apotheke erhältlich) lindern.

Patienten, die unter nervös bedingtem Schwitzen leiden, empfehle ich, Entspannungsverfahren zu erlernen. Dazu zählt beispielsweise Autogenes Training. Manchen Patienten sind beruhigende Tees mit Baldrian, Hopfen, Melisse oder Johanniskraut anzuraten.

Behandlungsmöglichkeiten

BEI ÜBERMÄSSIGEM Schwitzen ohne eindeutige behandelbare Ursache setzt die Schulmedizin Behandlungsverfahren mit teilweise erheblichen Nebenwirkungen ein. Dazu zählt die Therapie mit Medikamenten, um die Steuerung der Schweißproduktion über das vegetative Nervensystem zu beeinflussen. Nebenwirkungen dabei sind beispielsweise Mundtrockenheit, Verstopfung, Blasenentleerungsstörungen und Störungen der Anpassungsfähigkeit der Augen.

Schlägt die medikamentöse Behandlung nicht an, werden bei manchen Patienten Schweißdrüsen operativ entfernt oder bestimmte Nervenfasern im Rückenmark durchtrennt, was jedoch nicht ungefährlich ist.

In der Naturheilkunde sind zur Behandlung des übermäßigen Schwitzens verschiedene Heilverfahren und -mittel bekannt. Dazu zählt beispielsweise die Gewürzpflanze Salbei. Salbei in Form von Tee oder Kapseln hat eine Schweiß hemmende Wirkung und ist gut verträglich.

Übermäßiges Schwitzen lässt sich sehr gut homöopathisch behandeln. Dabei wählt der Heilpraktiker das Mittel in Abhängigkeit von der Grunderkrankung oder Grundverfassung des Patienten aus. Die Tabelle rechts gibt einen Überblick über häufig eingesetzte homöopathische Mittel bei übermäßigem Schwitzen.

Grunderkrankung / Beschwerden	Homöopathisches Mittel
hormonell bedingt (durch Wechseljahre, Schilddrüsenerkrankungen, andere Hormonstörungen)	**Jaborandi** (Jaborandistrauch)
ständiges Schwitzen, Haut ist wie von Wasserfilm überzogen, übel riechender Schweiß, Patient geschwächt	**Mercurius solubilis** (Quecksilber)
starkes Schwitzen direkt nach dem Einschlafen	**Conium** (Schierling)
Schwitzen nur im wachen Zustand	**Sambucus** (schwarzer Holunder)
starkes Schwitzen bei geringsten Bewegungen, Patient ist berührungsempfindlich, oftmals schlechte Erholung von einer Erkrankung	**China** (Chinarinde)
Patient ist blass, blutarm, schwach, Nachtschweiß mit Erschöpfung	**Ferrum phosphoricum** (Eisenphosphat)
Schweiß an unbedeckten Körperteilen	**Thuja** (Lebensbaum)
Schweiß nur auf einer Körperhälfte	**Pulsatilla** (Küchenschelle)
Patient schwitzt, obwohl er eigentlich friert	**Veratrum album** (weiße Nieswurz)
urinartiger Schweißgeruch	**Cantharis** (Spanische Fliege)
Schweißgeruch wie Pferdeurin	**Acidum nitricum** (Salpetersäure)

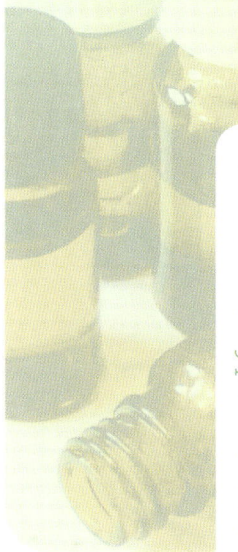

Mangelndes Stehvermögen – Impotenz

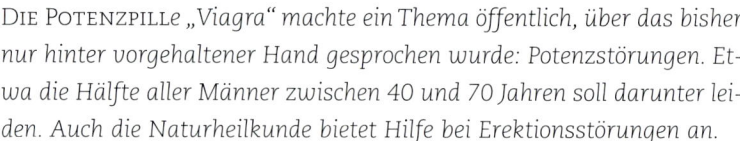

Die Potenzpille „Viagra" machte ein Thema öffentlich, über das bisher nur hinter vorgehaltener Hand gesprochen wurde: Potenzstörungen. Etwa die Hälfte aller Männer zwischen 40 und 70 Jahren soll darunter leiden. Auch die Naturheilkunde bietet Hilfe bei Erektionsstörungen an.

Als Potenzstörung bezeichnet man das Unvermögen des Mannes, eine Erektion zu erlangen oder aufrechtzuerhalten. Dazu kommt es, weil der Penis zu wenig durchblutet ist, weil sich die glatte Muskulatur im Penis nicht entspannt oder weil der Penis das einströmende Blut nicht anstauen kann. Dafür können organische oder psychische Ursachen verantwortlich sein. Folgende Erkrankungen oder körperliche Veränderungen können mit Erektionsproblemen verbunden sein:

- Gefäßerkrankungen, wie zum Beispiel die Arteriosklerose, die die Durchblutung stören.
- Zuckerkrankheit (Diabetes mellitus) kann zu Nervenschädigungen und zu Durchblutungsstörungen führen.
- Bestimmte Nervenerkrankungen, wie Multiple Sklerose oder Parkinsonsche Krankheit, können die Fortleitung von Nervenimpulsen in den Penis stören.
- Durch Rückenmarksverletzungen wird die Fortleitung von Nervenimpulsen aus dem Rückenmark in den Penis unterbrochen.
- Hormonstörungen, Nierenversagen, Dialysebehandlung.
- Operationen, zum Beispiel an der Prostata, am Darm, an der Harnblase sowie andere Eingriffe im Beckenbereich können Nerven und / oder Blutgefäße schädigen.
- Medikamente, wie Herz-Kreislauf-Mittel, verschiedene Psychopharmaka, Antihypertensiva oder auch H2-Blocker, können die Potenz schwächen.
- Starkes Rauchen, regelmäßiger und / oder hoher Alkoholkonsum, aber auch Drogen können die Blutgefäße verengen und von daher Ursache für Erektionsstörungen sein.

Zu den seelischen Ursachen zählen beispielsweise negative Erfahrungen bei früheren sexuellen Aktivitäten oder auch Stress, Depressionen, Angst und mangelndes Selbstwertgefühl.

Weit verbreitet

EREKTIONSSTÖRUNGEN beim Mann treten relativ häufig auf. Etwa die Hälfte aller Männer zwischen dem 40. und 70. Lebensjahr leidet darunter. Sie können aber natürlich auch in jedem anderen Lebensalter auftreten. Bei vielen Betroffenen wird hierdurch die Lebensqualität stark beeinträchtigt. Ein erster Schritt zur erfolgreichen Behandlung ist die genaue Diagnose der Erektionsstörungen.

Zur Diagnose sind folgende Fragen von großem Belang: Seit wann liegen die Störungen vor? Treten während des Schlafes und beim Erwachen Erektionen auf? Tritt bei Selbstbefriedigung (Onanie) eine Erektion auf? Tritt in bestimmten Situationen wie Urlaub oder beim Anschauen von Pornofilmen eine Verbesserung der Erektion auf? Wurden Operationen im Bereich des Beckens durchgeführt? Sind bei einem Unfall Verletzungen entstanden? Welche anderen Erkrankungen liegen vor? Welche Medikamente werden eingenommen? Wie sind die Rauch-, Trink- und Drogengewohnheiten? Wie äußert sich die Erektionsstörung? Ist überhaupt keine Größenzunahme des Penis möglich? Fehlt die Härte? Wird diese kurzfristig erreicht, verschwindet dann aber sofort wieder?

Behandlungsmöglichkeiten

SOWOHL DIE Erotikbranche als auch die medizinische Industrie halten eine ganze Vielzahl von Hilfsmitteln bereit (Saugpumpen, Stützen, allerlei Elixiere mit oder ohne Hormone und Viagra). Zudem bieten Chirurgen verschiedene operative Hilfsmethoden an. Doch dies sind – wie gesagt – Hilfsmethoden. Auf „natürlichem Wege" kann eine normale sexuelle Potenz nur wiederhergestellt werden, wenn wir uns mit den Ursachen beschäftigen und es uns gelingt, diese auszuschalten.

Da nach Statistiken mindestens zwei Drittel aller Erektionsstörungen organischer Natur sind, müssen wir vorrangig daran interessiert sein, die Grunderkrankung auszuschalten. Auch bei der Behandlung von sexuellen Funktionsstörungen kommen wir nicht ohne ein ganzheitliches Therapiekonzept aus. Die Behandlung darf sich nicht ausschließlich auf die betroffenen Geschlechtsorgane beschränken, sondern wir müssen berücksichtigen, dass der Mensch mehr ist als die Summe seiner einzelnen Teile. Die Naturheilkunde hält eine Reihe von Behandlungsmethoden bereit, die auch bei Erektionsstörungen eingesetzt werden, beispielsweise Fußreflexzonenmassage, Akupunktur, Cranio-Sacrale-Therapie, aber auch hypnotische Verfahren und Autogenes Training.

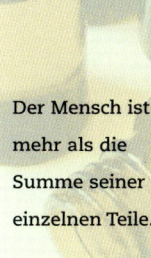

Der Mensch ist mehr als die Summe seiner einzelnen Teile.

Geeignete Bachblüten

In der Blütentherapie nach Bach werden verschiedene Blüten zur Behandlung von Potenzstörungen eingesetzt:

In erster Linie gibt man **Gentian** bei Versagensangst und **Larch** bei Mangel an Selbstvertrauen. Patienten mit vorzeitigem Samenerguss bekommen **Impatiens**. Fehlt es einem Mann an Energie und Vitalität, ist **Olive** das richtige Mittel. Außerdem empfehlen sich **White Chestnut** bei quälenden Gedanken und dem Unvermögen, gedanklich abzuschalten; **Wild Rose** bei mangelnder sexueller Erregung und Abgestumpftheit; **Crab Apple** bei Ekel vor dem Sex und generell vor Berührung.

Die Bachblüte
Larch

Aus der Homöopathie

Als Homöopathika kommen folgende in Frage:

Agnus Castus (Mönchspfeffer) wird gegeben bei starker seelischer geschlechtlicher Erregung mit körperlicher Impotenz. Dabei fällt häufig Kälte der Genitalien auf, besonders der Hoden. Mönchspfeffer kommt auch zum Einsatz bei stark erhöhtem Geschlechtstrieb mit heftigsten Reaktionen ohne jede Veranlassung. Man hat es früher in starken Dosen verabreicht, um den Geschlechtstrieb bei Mönchen zu unterdrücken.

Conium (Schierling) empfiehlt sich bei mangelhaften Erektionen, die nur kurz bestehen, mit folgender Mattigkeit und Verdruss und hypochondrischen Gemütszuständen. **Selenium** (Selen) setzen wir ein bei großer Schwäche der männlichen Geschlechtsorgane in Kombination mit allgemeiner Schwäche. Auffallend sind schnelle und starke Erschöpfung nach geistiger und körperlicher Arbeit, aber eben auch nach Geschlechtsverkehr. Hinzu kommen langsame und schwache Erektion, dabei beim Koitus zu schnelle Samenergüsse. Die Geschlechtsschwäche steigert sich bis hin zur völligen Impotenz trotz bestehender Geschlechtslust. **Damiana** geben wir bei sexueller Schwäche aufgrund nervöser Erschöpfung.

Argentum nitricum (Silbernitrat) geben wir, wenn die Erektion beim Koitus verschwindet. Desgleichen bei völlig fehlender Libido.

Caladium (Diefenbachie) geben wir bei Erektionen im Halbschlaf, die bei vollem Erwachen aufhören. Hinzu kommt Impotenz mit Erschlaffung des Penis während der Erregung. Weitere Anzeichen für dieses Mittel sind fehlender Samenerguss und Orgasmus während des Beischlafes. Die Geschlechtsorgane fühlen sich vergrößert an, sind gedunsen, schlaff, kalt und schwitzen auch sehr stark. Oftmals klagen die Patienten auch über Juckreiz.

Yohimbinum (Johimbe) regt die Sexualorgane an, indem es auf das Zentrale Nervensystem wirkt. In richtiger Dosierung wirkt es luststeigernd und sorgt für starke und anhaltende Erektion.

Dies war nur eine kleine Auswahl an Homöopathika. Hierzu sollten Sie auch wissen, dass viele dieser Mittel ebenfalls bei Frauen wirken.

Wie steht's mit Viagra?

VON DER BLAUEN Potenzpille Viagra erhoffen sich Millionen von Patienten eine Heilung ihrer Erektionsstörungen. Doch das neue Medikament ist keineswegs harmlos und kann durchaus schwerwiegende Nebenwirkungen haben. Darauf weist die Stiftung Warentest hin.

Viagra enthält eine Substanz, die die Wirkung körpereigener Botenstoffe auf sexuelle Reize unterstützt. Sie sorgen für Muskelentspannung und verstärkten Blutzufluss im Penis. Viagra kann aber nur wirken, wenn Schwellkörper und Nervengewebe des Penis noch weitgehend intakt sind. Das muss der Arzt vor Verschreibung des Medikaments sorgfältig prüfen.

Zu den gefürchteten Nebenwirkungen bei der Einnahme von Viagra zählt ein Herzinfarkt beim Liebesspiel. Dazu kann es bei Männern kommen, die ohnehin schon Herzprobleme haben. Noch größer wird das Risiko, wenn Patienten zusätzlich Medikamente gegen Angina pectoris einnehmen. Die Stiftung Warentest macht außerdem darauf aufmerksam, dass es noch keine Erfahrungen über die Langzeitwirkungen des Viagra-Wirkstoffes Sildenafil gibt.

Zu kopflastig – Kopfschmerz und Migräne

DIE NATURHEILKUNDE kennt etliche Behandlungsmöglichkeiten für Menschen, die unter Migräne und Kopfschmerzen leiden. Ich persönlich habe bei der Behandlung meiner Patienten mit einer Kombination von Bachblüten, homöopathischen Mitteln und psychotherapeutischen Verfahren sowie Massagen gute Erfahrungen gemacht.

Schon rein optisch gesehen ist der Kopf unser Oberhaupt. Er ist verantwortlich für das Denken, die Vernunft und den Verstand. Dieser Bereich wird im Gegensatz zu den Gefühlen heute oft zu stark betont. Die Ursachen sind Ehrgeiz und der Wunsch, nach oben zu kommen. So verwundert es nicht, dass der zivilisierte und kopflastige Mensch, der die Kräfte seines Gehirns dermaßen entwickelt hat, in besonderem Maße an Kopfschmerzen leidet. Viele Menschen haben den Bezug zu ihren wahren Gefühlen verloren, Herz und Verstand sind im Ungleichwicht.

Wird Migräne vererbt?

BEI MIGRÄNE IST der Kopfschmerz in der Regel das vorherrschende und unangenehmste Symptom. In den meisten Fällen zeigen sich bei der Migräne aber auch andere Symptome. Ja, es gibt sogar Migräne, die ohne Kopfschmerzen einhergeht, wie zum Beispiel Augen- oder Halswirbelmigräne. Zu den meist halbseitigen Kopfschmerzen können Begleiterscheinungen wie Übelkeit, Reizbarkeit, Überempfindlichkeit sowie Sprachstörungen kommen.

Viele Patienten erzählen mir, dass es ihnen vor einem Migräne-Anfall ganz besonders gut geht. Sie sind dann in Hochstimmung und sehr aktiv. Die gleiche Stimmung tritt dann oftmals nach dem Anfall auf. Migräne tritt bei Frauen deutlich häufiger auf als bei Männern und in vielen Familien wird die Migräne von der Mutter an die Tochter „weitervererbt". Der Migräne-Anfall wird offenbar dann ausgelöst, wenn zu den erblichen Faktoren krankmachende Bedingungen hinzukommen, wie etwa belastende Erlebnisse, das Wetter oder körperliche Anstrengungen. Viele Migräne-Patienten sind sich in ihrer Persönlichkeitsstruktur ähnlich. Sie haben Schwierigkeiten, sich abzugrenzen, einmal Nein! zu sagen. Oft sind sie sehr höflich und sympathisch. Diese Wesenszüge treten natürlich familiär gehäuft auf, das heißt, die Eltern geben sie an ihre Kinder weiter. Und so bin ich der festen Überzeugung, dass weniger die Gene, sondern vielmehr feste familiäre Strukturen eine große Rolle bei der Migräne-Erkrankung spielen.

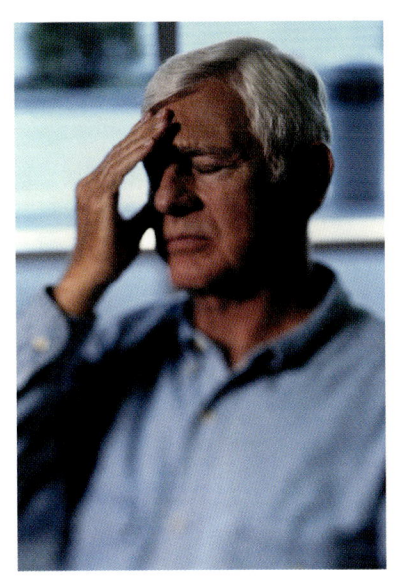

Wir können uns leicht vorstellen, dass der Migränetyp beruflich ein sehr angenehmer Untergebener ist, weil er versucht, alles richtig zu machen, und nicht „aufmuckt", während er als Vorgesetzter oftmals zu stur und zu unflexibel reagiert. Ehrgeizig ist er in dem Sinne, untadelige Leistungen zu erbringen, um dadurch soziale Belohnungen zu erhalten. Oft zeigt er eine rastlose Aktivität – nicht nur beruflich –, ist selten müde und erschöpft. Dann kommt es jedoch bei erzwungener Inaktivität oft zu Angst, Depressionen und Migräne. Sehr bekannt in diesem Zusammenhang ist die so genannte Wochenend-Migräne.

Signal für Konflikte

REINE KOPFSCHMERZEN, in Abgrenzung zur Migräne, treten sehr häufig bei Personen in Konfliktsituationen auf, insbesondere, wenn diese Personen im Alter zwischen 30 und 60 Jahren sind. Interessanterweise sind auch Personen, die in den letzten zwei Jahren geheiratet haben, statistisch gesehen sehr häufig von Kopfschmerzen betroffen. Die Kopfschmerzen sind oft gekoppelt mit muskulärer Anspannung, insbesondere im Bereich des Nackens und der Schultern, worin sich die gesamte innere seelische Anspannung ausdrückt. Häufig tritt diese unter Leistungsdruck und in kritischen beruflichen oder gesellschaftlichen Situationen auf. Diese können als Überforderung erlebt werden, besonders dann, wenn viel und ohne entsprechenden Erfolg gelernt oder gearbeitet wird und die sich daraus resultierende Spannung nicht löst. Daneben gibt es Belastungssituationen beruflicher Art, zum Beispiel durch stundenlanges Arbeiten vor dem Computer.

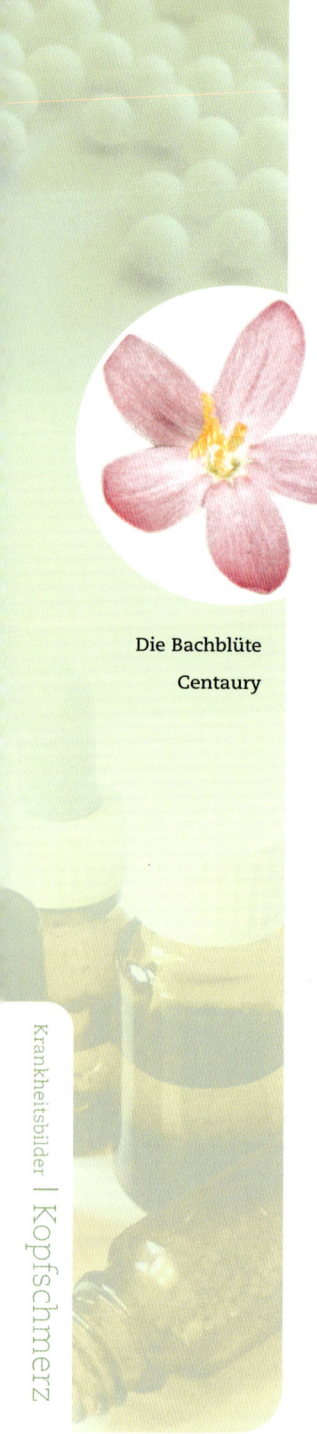

Vor der eigentlichen Behandlung der Patienten ist es notwendig, mögliche krankheitsauslösende oder verstärkende Ursachen im Umfeld auszuschalten. Insbesondere ist zu prüfen, ob der Schlaf- oder Arbeitsplatz und andere Stellen, an denen die Patienten sich häufig aufhalten, frei von Störzonen sind. Zu diesen zählen insbesondere Wasseradern und andere unterirdische Störfaktoren sowie Elektrosmog.

Auf der körperlichen Ebene können sowohl Zahnfüllungen, insbesondere, wenn sie aus verschiedenen Metallen bestehen, sowie tote Zähne oder auch chronische Entzündungen im Bereich des Kiefers, der Ohren, der Nasennebenhöhlen oder der Mandeln für Kopfschmerzen mit verantwortlich sein. Aber auch organische Beschwerden, wie hoher oder niedriger Blutdruck, können zu Kopfschmerzen führen.

Hilfreiche Bachblüten

ZUR BEHANDLUNG von Kopfschmerzen und Migräne kommen eine ganze Reihe von Bachblüten in Frage. Bei der Behandlung mit diesen Blütenessenzen spielen die körperlichen Symptome nur eine untergeordnete Rolle, die Verschreibung richtet sich danach, wie sich der Patient als Gesamtheit von Körper, Geist und Seele, eingebettet in sein soziales Umfeld, darstellt.

Menschen, die dem Migränetypus entsprechen, erhalten **Centaury**. Die Energien dieser Bachblüte verhelfen dem Patienten dazu, sich stärker von seiner Umwelt abzugrenzen, auch einmal Nein zu sagen und sich nicht in Aufopferung für andere in Stress zu begeben.

In der ersten Zeit kommt es bei Patienten, die Centaury einnehmen, häufig zum Ausbruch von Aggressionen, die sie jahrelang – teilweise ihr Leben lang – zurückgehalten haben. Kopfschmerz-Patienten hingegen, die schon aufgrund von Kleinigkeiten in die Luft gehen und unter starker nervöser Anspannung stehen, was sich letztendlich auch in einem erhöhten oder labilen Blutdruck zeigt, bekommen entweder **Impatiens** oder **Holly**. Die Energien dieser Blüten verhelfen dem Patienten dazu, innere Ruhe zu finden und zu entspannen.

Nicht selten berichten Patienten, dass ihre Kopfschmerzen erst im Anschluss an bestimmte Erlebnisse aufgetreten sind. Diesen Leuten kann man mit **Star of Bethlehem** helfen. Diese hilft uns, unverarbeitete Lebenserfahrung aufzuarbeiten und zu verarbeiten, wie zum Beispiel Schock, Kummer, Enttäuschung und Ärger. Aber es kann sich dabei auch

Die Bachblüte

Centaury

um schon länger zurückliegende Verletzungen, beispielsweise des Kopfes, handeln.

Patienten, die dermaßen unter Druck stehen, dass sie befürchten, im nächsten Moment zu „explodieren", benötigen **Cherry plum**.

Die Bachblüte **Hornbeam** hilft Patienten, die nach langen Phasen geistiger Arbeit erschöpft sind.

Entspannung lernen

VIELEN PATIENTEN, die in Belastungssituationen stehen und vor ihrem geistigen Auge einen Berg erblicken, den sie unmöglich erklimmen können, hilft **Elm**. Hingegen hilft die Bachblüte **Wild Rose** Patienten, die resigniert haben und apathisch wirken, was sich oftmals auch in sehr niedrigem Blutdruck zeigt.

Bachblüten sind nicht die einzige Möglichkeit, das Verhältnis zwischen Verstand und Gefühl wieder ins Lot zu bringen. Sie können auch selbst zu Hause eine Menge für Ihr Wohlbefinden und zur Vorbeugung von Kopfschmerz und Migräne unternehmen. Als Beispiele seien Autogenes Training, Entspannungsübungen, Massagen, Akupressur oder Atemübungen genannt.

Das Gehirn kennt keinen Schmerz

OBWOHL DAS Gehirn selbst schmerzunempfindlich ist können wir Kopfschmerzen spüren. Sie gehen meist von Blutgefäßen oder von Nervenfasern aus. In der Großhirnrinde erfolgt die feinere Unterscheidung des Schmerzes nach Qualität, nach Ort, Zeit und Intensität, womit dann das Schmerzgefühl entsteht. Kopfschmerzen können Ausdruck einer körperlichen Krankheit, aber auch Signal für seelische Probleme sein.

Kopfschmerzen können Ausdruck einer körperlichen Krankheit, aber auch Signal für seelische Probleme sein.

Eine üble Fahne schreckt ab – Mundgeruch

DEN EIGENEN Mundgeruch nimmt man selbst kaum wahr. Anderen kann er dagegen unangenehm entgegenwehen.

Das Vertrackte am Mundgeruch ist, dass man ihn bei sich selbst nicht wahrnehmen kann. Hinzu kommt, dass Personen mit Mundgeruch von ihren Mitmenschen in der Regel nicht darauf hingewiesen werden, weil das in unserer Gesellschaft als peinlich gilt. Dabei könnte so ein Hinweis vielen Betroffenen weiterhelfen. Denn nur wer sich des Mundgeruchs bewusst ist, kann etwas dagegen unternehmen.

Meist liegt die Ursache des Mundgeruches im Mund oder im Rachenraum. Was riecht, sind gasförmige Zersetzungs- und Verdauungsprodukte bestimmter Bakterien. Diese besiedeln natürlicherweise den Mund- und Rachenraum und haben eine Vorliebe für eiweißreiche Speisen, beispielsweise Fleisch, Fisch und Milchprodukte. Werden diese Lebensmittel von den Bakterien zersetzt, entstehen verschiedene chemische Verbindungen. Vor allem Schwefelverbindungen und Fettsäuren geben dem Atem die nicht so angenehme Note, zum Beispiel Schwefelwasserstoff mit Geruch nach faulen Eiern oder Propionsäure mit Geruch von Erbrochenem, Buttersäure mit Geruch nach ranziger Butter und auch Schweißgeruch.

> **Nur wer sich des Mundgeruchs bewusst ist, kann etwas dagegen unternehmen.**

Mief durch Bakterien

ÜBERALL, WO SICH Speisereste ansammeln und die Reinigung schwierig ist, tummeln sich Bakterien in großer Zahl. Solche für die Zahnbürste schwer zugänglichen Stellen sind beispielsweise die Zahnzwischenräume, Zahnfleischtaschen, die hinteren Backenzähne und die Backentaschen. Auch Zahnersatz wie Kronen und Prothesen sowie kieferorthopädische Zahnspangen oder Bracketts sind Lieblingsverstecke dieser Bakterien. Die Fäulnisbakterien mögen keinen Sauerstoff. Nachts, wenn der Mund überwiegend geschlossen ist und keine frische Luft hineinströmt, vermehren sich die Bakterien besonders stark. Deshalb ist der Mundgeruch meistens morgens besonders intensiv. Hinzu kommt, dass die Speichelproduktion während des Schlafens verringert ist, sodass die Bakterien nicht durch Flüssigkeit in den Magen gespült werden. Wenn nach dem ersten Schluck Kaffee, Wasser oder dem Zähneputzen der normale Speichelfluss wieder einsetzt, ist oftmals auch der Geruch der Nacht verschwunden. Der Speichel enthält außerdem antibiotische Bestandteile sowie körpereigene Abwehrstoffe, die die Fäulnisbakterien zerstören.

Menschen mit verminderter Speichelproduktion haben aus diesem Grund recht starken Mundgeruch. Bei vielen alten Menschen lässt die Speichelproduktion nach. Mundtrockenheit kann aber auch in jüngeren Jahren auftreten und verschiedene Ursachen haben. Diese sollten im Einzelfall abgeklärt und dann behandelt werden.

Gute Mundhygiene trägt dazu bei, Mundgeruch zu verringern. An oberster Stelle steht dabei, sich nach jeder Mahlzeit die Zähne zu putzen. Weitere Tipps zur Zahnreinigung sollten Sie sich von Ihrem Zahnarzt oder von speziell ausgebildeten Zahnarzthelferinnen (Prophylaxehelferinnen) geben lassen.

Geruch von der Zunge

WER SEINE ZÄHNE gut pflegt, aber den üblen Geruch nicht los wird, sollte Folgendes wissen: Speisereste und Bakterien sammeln sich auch in den feinen Furchen der Zunge. Werden diese feinen Zwischenräume nicht gereinigt, steigen von dort aus Faulgase auf. Daher verdient die Reinigung der Zunge mindestens die gleiche Aufmerksamkeit wie die Reinigung der Zähne. Dabei darf unsere Aufmerksamkeit nicht im Besonderen dem vorderen Teil gelten, also dem Teil, der herausgestreckt werden kann, sondern dem so genannten Zungengrund, der tief in den Rachen hineinreicht. Denn ganz besonders dieser hintere Teil der Zunge ist von tiefen Furchen durchzogen. Zudem gelangt auch Nasensekret über die Verbindung zum Rachen auf den hinteren Teil der Zunge.

Zur Zungenreinigung reicht ein einfacher Teelöffel. Die gewölbte Seite des Teelöffels dreht man nach oben und schabt mit der Kante über die Zunge. Das wiederholt man so lange, bis der Teelöffel sauber bleibt. In Apotheken oder Spezialgeschäften für Mundhygiene sind außerdem Zungenbürsten erhältlich. Sie haben kürzere Borsten und sind breiter als Zahnbürsten. Allerdings sollte vorsichtig gebürstet werden, damit die Zunge nicht gereizt wird.

Magenprobleme und andere Krankheiten

MUNDGERUCH KANN durch verschiedene organische Erkrankungen ausgelöst werden. Am bekanntesten sind Magenprobleme als Ursache,

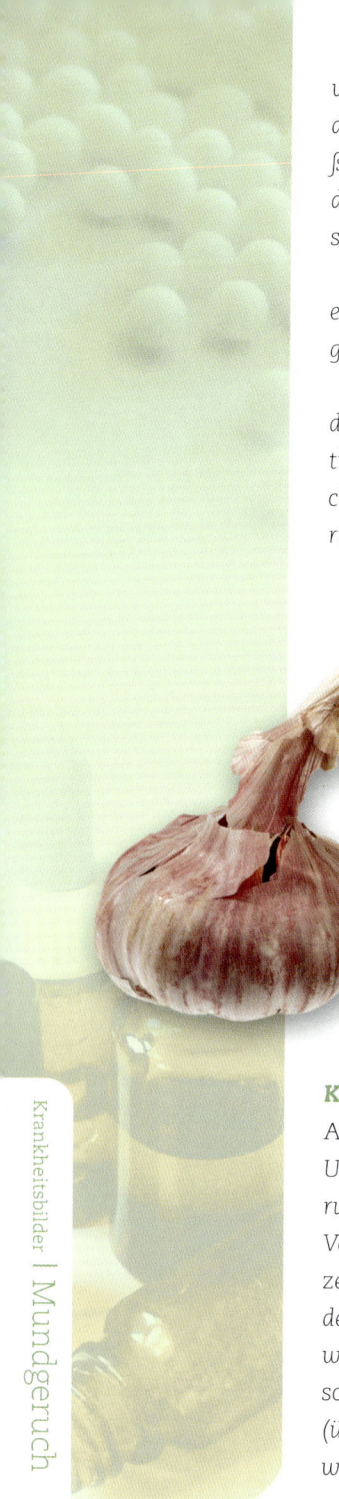

wobei das relativ selten vorkommt. Treten neben dem Mundgeruch jedoch weitere Beschwerden wie Magenschmerzen und vermehrtes Aufstoßen auf, sollte man an eine Magenübersäuerung denken. Ebenso steht die Bakterie Helicobacter pylori, die als Hauptverursacher von Magenschleimhautentzündungen gilt, im Verdacht, Mundgeruch hervorzurufen.

Eine chronische Bronchitis, eine Nasennebenhöhlenentzündung oder eine chronische Mandelentzündung können ebenfalls für fauligen Mundgeruch sorgen.

Riecht der Atem nach Azeton, also so ähnlich wie Nagellackentferner, dann kann dies ein Hinweis auf die Zuckerkrankheit sein. Bei Ohnmächtigen, die stark nach Azeton riechen, ist es ein Hinweis, dass sich ein Zuckerkranker in einem lebensbedrohlichen Zustand befindet (Überzuckerung).

Menschen, die länger fasten, aber auch Magersüchtige oder streng Diät haltende Personen, riechen oftmals urinartig aus dem Mund.

Auch wenn die Nieren nicht mehr hinreichend arbeiten, bleiben Stoffe im Blut, die eigentlich über den Harn ausgeschieden werden sollten. Diese werden als letzte Hilfe über die Lungen in die Atemluft abgegeben. Daher haben nierenkranke Menschen manchmal einen urinartigen Mundgeruch.

Leberkranke können einen mäuseartigen Mundgeruch von sich geben. Frischer Lebergeruch entsteht bei einer Leberzirrhose.

Die Auflistung zeigt, dass Mundgeruch eine Warnfunktion haben und den Heilpraktiker oder Arzt auf eine schwerwiegende organische Erkrankung aufmerksam machen kann, die behandelt werden muss.

Knoblauchmief

AUF VIELEN WESTFÄLISCHEN Bauernhöfen hat Knoblauch Hausverbot. Unbeliebt ist die würzige Knolle vor allem wegen ihres strengen Geruchs. Der entsteht hauptsächlich durch den Inhaltsstoff Allicin, der in Verbindung mit Sauerstoff in stark riechende Schwefelverbindungen zerfällt. Es gibt eine Reihe von Hausmitteln, die den Mundgeruch nach dem Knoblauchverzehr verringern sollen, zum Beispiel Milch oder Rotwein trinken oder frische Petersilie kauen. Doch das hilft nur eingeschränkt. Denn die schwefelhaltigen Verbindungen aus dem Knoblauch (übrigens auch aus anderen Zwiebelgewächsen) gehen ins Blut über. Sie werden nicht nur ausgeatmet, sondern auch ausgeschwitzt.

Zum Aus-der-Haut-Fahren – Neurodermitis

NEURODERMITIS IST ein quälendes Hautleiden, an dem schon kleine Kinder erkranken. Auf der Suche nach einer wirkungsvollen Behandlung „pilgern" manche Eltern von einem Experten zum nächsten. Hilfreicher ist es manchmal, selbst genauer hinzuschauen, was das Kind belastet.

Die Haut ist von der Größe und vom Gewicht unser größtes Körperorgan. Mit 18 kg und einer Oberfläche von 1,8 m2 nimmt sie gewaltige Ausmaße an. Zugleich ist die Haut auch unser größtes Wahrnehmungsorgan. 1 cm2 der Haut enthält etwa fünf Haare, 5000 Sinneskörper, 400 Nervenfasern, 25 Tastkörper, 200 Schmerz-, 12 Kälte- und 2 Wärmerezeptoren, etwa 100 Schweißdrüsen, 1 m Blutgefäße, 15 Talgdrüsen und etwa 6 Mio. Zellen. Zur Haut zählen auch die Kopf- und Körperbehaarung, die Brustdrüsen, Duftdrüsen und die Nägel.

Die Haut dient als Schutz vor Verletzungen, vor mechanischer Beanspruchung, Kälte, Strahlen und Wärme. Sie kann das Eindringen bestimmter Chemikalien und Mikroorganismen in den Körper verhindern. Die Haut ist auch unser größtes Sexualorgan. Über sie nehmen wir Berührungen wahr und geben mit Hilfe von Drüsen unseren ganz persönlichen Körpergeruch ab.

Die Haut dient der Atmung und der Aufnahme von Stoffen, gleichzeitig der Ausscheidung über den Schweiß. Er enthält neben Wasser auch Harnstoff, Harnsäure, Krankheitsprodukte und Gifte. Eine weitere Aufgabe der Haut ist die Temperaturregulation. Bei Kälte zittern wir. Der Stoffwechsel erhöht sich und durch die Gänsehaut zieht sich unsere Haut zusammen. Bei Hitze tritt Schweiß zur Kühlung aus und die Gefäße werden weitgestellt.

Eine wichtige Aufgabe ist die Depotfunktion, das heißt, Fett und Blut sind in der Haut enthalten. Sie kann zum Beispiel ein Drittel der gesamten Blutmenge aufnehmen.

Abgrenzen und fühlen

EINERSEITS IST DIE Haut unsere äußere Grenze. Sie gibt unserem ganzen Körper Zusammenhalt und Form. Andererseits ist sie ein wichtiges

Krankheitsbilder | Neurodermitis

Kontaktorgan. Kein Wunder, dass viele Gefühle an unserer Hautoberfläche zu erkennen sind. Wenn wir wütend oder nervös sind, laufen wir rot an. Bei Erregung bekommen wir eine Gänsehaut. Haben wir große Angst, bricht Schweiß aus. Sind wir müde oder krank, ist die Haut blass.

Wir kennen den Ausdruck von Trauer, von Angst, von Freude, Schmerz, Depression, seelischer Verwirrtheit, Entzückung auf unserer Haut. All diese Erlebnisse prägen auf Dauer die Hautbeschaffenheit. Insbesondere die Haut unseres Gesichtes ist Ausdruck unseres Lebensschicksals. Unsere Haut wird jedoch auch durch innere Organstörungen beeinflusst. In vielen Fällen sind Hautstörungen die ersten Anzeichen innerer Erkrankungen. Das gilt insbesondere bei Leber- und Nierenerkrankungen. Bekannt ist auch die enge Beziehung zwischen Darm und Haut.

Zunächst nur Schorf

WER DIE VIELFÄLTIGEN Aufgaben und Reaktionen der Haut kennt, kann sich leicht vorstellen, dass psychische Faktoren starke Hautreaktionen auslösen können. Je nach Stärke und Ausprägung werden diese Hautveränderungen als Nesselsucht oder als Neurodermitis bezeichnet. Nach meinen Erfahrungen kommt bei der Neurodermitis eine übermäßige Spannung zum Ausdruck. Sie wird über die Haut zum Ausdruck gebracht.

Häufig zeigen schon Säuglinge erste Anzeichen für überschießende Hautreaktionen, beispielsweise in Form von schorfiger Haut auf dem Kopf. Gleichzeitig oder auch später findet man die typischen Ekzeme, die zunächst die Ellenbeugen, Kniekehlen, aber auch die Leistengegend, Nacken oder das Gesicht befallen und sich oftmals auf den gesamten Körper ausbreiten. Dieser Zustand eines heftig juckenden Ekzems wird von akuten Schüben mit Knötchenbildung, Bläschen oder auch großen Papeln (Knötchen) und nässenden Flächen unterbrochen.

Suche nach Ursachen

DIE VON MIR BEOBACHTETE Spannung kann auf unterschiedlichen Ebenen basieren und durch verschiedene Faktoren begünstigt und verstärkt werden und so die Symptome hervorrufen. Sie geht einher mit erhöhter Sensibilität der Haut und Reaktionsbereitschaft des Körpers auf Einflüsse von außen.

Wer die vielfältigen Aufgaben und Reaktionen der Haut kennt, kann sich leicht vorstellen, dass psychische Faktoren starke Hautreaktionen auslösen können.

Verschiedene Faktoren können einen Neurodermitis-Schub auslösen:

- Stress, beispielsweise im Beruf oder in der Schule oder im Kindergarten.
- Spannungsfelder innerhalb der Familie.
- Überreaktionen auf Speisen und Getränke. Bei Kindern können beispielsweise Kuhmilch und Kuhmilchprodukte, Nüsse oder Hühnereier Auslöser von Neurodermitis-Schüben sein. Stark gewürzte Speisen, Alkohol, Kaffee oder stark säurehaltige Getränke wie Orangensaft können die Hautreaktionen verstärken. Bei manchen Neurodermitis-Patienten „blüht" die Haut nach dem Verzehr von Fleisch auf.
- Kontakt mit Allergenen in Textilfasern, Kosmetika und Medikamenten.
- Das Immunsystem ist geschwächt, die Infektionsbereitschaft gesteigert. Daher können auch Impfungen, die ja eine künstlich erzeugte Infektion darstellen, einen Neurodermitis- Schub auslösen.
- Störzonen wie Wasseradern, Elektrosmog und ähnliches.
- Klimareize, Wärme, Kälte und Wind können die Haut zu Überreaktionen treiben.

Kommt ein Neurodermitis-Patient in meine Behandlung, frage ich im Erstgespräch nach allergischen Erkrankungen in der Familie, beispielsweise Asthma und Heuschnupfen oder Hautkrankheiten. Sie sind häufig zu finden. Nicht zu vernachlässigen ist schließlich Krankheit als Machtfaktor. Kinder setzen unter Umständen ihre Symptome dazu ein, bestimmte Ziele und Wünsche durchzusetzen.

Körper und Seele stärken

AUS GANZHEITLICHER, naturheilkundlicher Sicht sollte eine Behandlung zunächst akute Hautsymptome lindern. Dazu kennen erfahrene Therapeuten beispielsweise wirksame homöopathische Mittel. Hinzu kommt Hautpflege mit kalten Umschlägen oder feuchten Verbänden und Anwendung von geeigneten Ölen. Doch dabei wird die Behandlung nicht stehen bleiben. Behandler, Patient und eventuell seine Familie müssen gemeinsam herausfinden, auf welches der oben genannten Spannungsfelder die Haut mit Ekzemen reagiert. Diese gilt es zu meiden oder so zu bearbeiten, dass die Spannung nachlässt. Gibt es in einer Familie beispielsweise starke Machtkämpfe zwischen Mutter und Kind, kann eine Therapie hilfreich sein, um die Konflikte zu lösen.

Ergänzend sollten Körper und Seele des Neurodermitis-Patienten durch naturheilkundliche Behandlungsverfahren gestärkt werden. Ge-

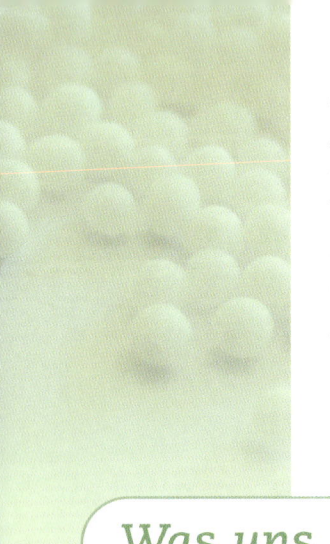

eignet dazu ist beispielsweise eine Bachblütentherapie. Auf körperlicher Ebene haben sich die Darmsanierung, die Eigenblut- oder Eigenurin-Therapie zur Stärkung der Abwehrkräfte bewährt. Ich möchte die Aufzählung in Frage kommender Einzelmittel vermeiden, da die Ursachen gerade der Neurodermitis sehr vielfältig sind und jeder Krankheitsfall individuell gelagert ist. Die genannten Faktoren geben Betroffenen jedoch eine ganz Reihe von Ansatzmöglichkeiten im Umgang mit der Erkrankung und zum Herbeiführen von hoffentlich heilsamen Veränderungen.

Was uns in den Knochen steckt – Rheuma

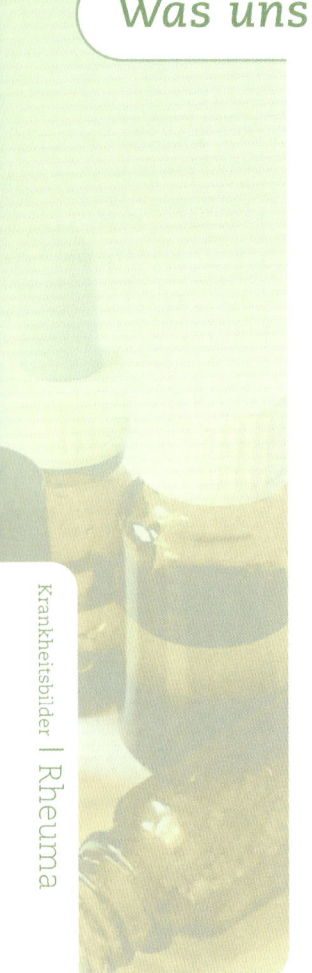

ARTHROSE, MUSKELBESCHWERDEN, *Gelenkverschleiß und viele andere Krankheiten werden unter dem Begriff Rheuma zusammengefasst. Gemeinsam ist ihnen der starke Schmerz in Muskeln, Knochen und Gelenken. Auf der Suche nach den Ursachen spielt für die Naturheilkunde auch die Persönlichkeit der Patienten eine große Rolle.*

Schon Hippokrates benutzte etwa 400 vor Christus das Wort Rheuma, das sich aus dem griechischen Begriff Fließen (von Schmerzen) ableitete. Galenus aus Pergamon verwendete im zweiten Jahrhundert nach Christus den Begriff Arthritis als eine Sammelbezeichnung für Gelenkerkrankungen. Schließlich führte der Arzt Guillaume de Baillou (1538–1616) den Begriff Rheumatismus ein und definierte ihn als eine „fließende Sucht". Er betrachtete den Rheumatismus als eine Allgemeinerkrankung des gesamten Stütz- und Bewegungsapparates.

Auch heutzutage werden unter dem Begriff Rheuma verschiedene Krankheitsbilder zusammengefasst. So gibt es etwa 180 Krankheitszustände, die man als rheumatische Leiden bezeichnet. Typisch für alle ist der Schmerz im Bewegungsapparat.

Vier Gruppen

IM ALLGEMEINEN unterscheidet man bei rheumatischen Erkrankungen seit 1985 vier große Untergruppen:
• entzündliche Gelenk- und Wirbelsäulenprozesse, zum Beispiel die

chronische Polyarthritis oder die Hüftgelenksentzündung;

- degenerative (verschleißbedingte) Gelenk- und Wirbelsäulenerkrankungen, beispielsweise die Arthrosen;
- stoffwechselbedingte Gelenk- und Wirbelsäulenerkrankungen, beispielsweise Gicht;
- Weichteilrheumatismus, also Verschleißerscheinungen und Entzündungen der Muskeln oder Sehnen, beispielsweise Muskelrheumatismus oder Sehnenscheidenentzündungen.

Über die Ursachen der verschiedenen rheumatischen Erkrankungen ist relativ wenig bekannt. Nachzuweisen ist auf jeden Fall eine so genannte genetische Disposition, das heißt, rheumatische Erkrankungen treten familiär gehäuft auf. Weiterhin können verschiedene Faktoren eine rheumatische Erkrankung auslösen, beispielsweise einseitige übermäßige Belastung, ausgeprägter Bewegungsmangel, akute oder verschleppte Infekte, Mangeldurchblutung oder Mangelversorgung bestimmter Abschnitte, giftige Ablagerungen, psychische Belastungen, Folgen von Erkältungen, Durchnässung oder Zugluft. Eine unausgewogene, einseitige Ernährung kann Rheuma verschlimmern.

Auch Störherde im Körper, beispielsweise von entzündeten Mandeln, Zähnen oder Nebenhöhlen und auch Narben, können rheumatische Symptome verstärken.

Lebensumstände beachten

WIE BEI VIELEN anderen Krankheitsbildern sehen wir auch beim Rheuma, dass eine individuelle Therapie für eine erfolgreiche Behandlung Voraussetzung ist. Der Heilpraktiker wird also bei der Ursachenforschung nach persönlichen Lebensumständen des Patienten fragen und nach besonderen körperlichen Schwachstellen sowie Belastungen suchen. Gerade bei Rheuma spielen Störzonen wie Wasseradern und Elektrosmog eine große Rolle. Diese sollten ausgeschaltet oder beseitigt werden.

Im Rahmen ihrer ganzheitlichen Betrachtung von Krankheiten und Krankheitsbildern schreiben Thorwald Detlefsen und Rüdiger Dalke in ihrem Buch KRANKHEIT ALS WEG: „Das Krankheitsbild der Polyarthritis führt uns besonders deutlich an das zentrale Thema aller Erkrankungen des Bewegungsapparates heran: Bewegung und Ruhe oder Beweglichkeit und Starre." In der Vorgeschichte fast aller Rheumapatienten fanden Detlefsen und Dalke eine überstarke Aktivität und Beweglich-

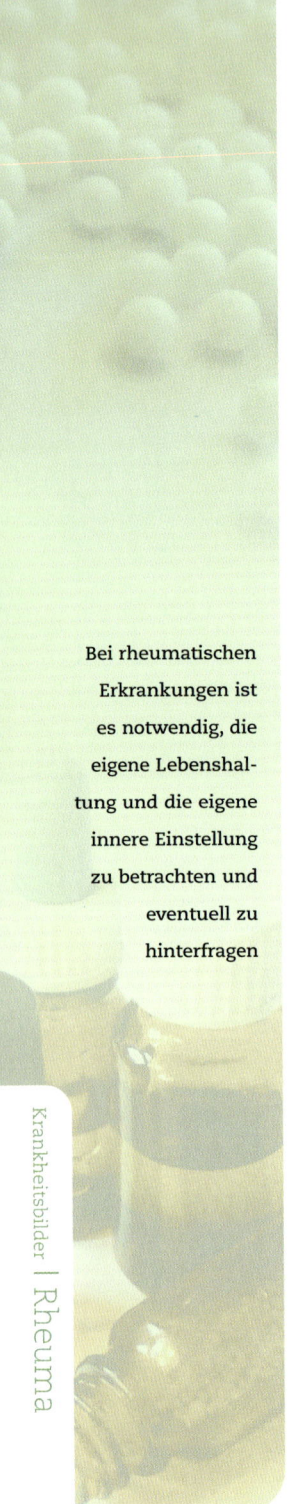

keit. Diese Menschen arbeiteten viel, waren unermüdlich tätig und opferten sich stark für andere auf. Es waren sportlich aktive, bewegliche, gelenkige und unruhige Menschen. Durch die Polyarthritis wurden sie zu Starre und Steifigkeit gezwungen. „Es macht den Eindruck, als ob hier ein Zuviel an Bewegung und Aktivität durch Starre korrigiert wird", folgern die beiden Autoren.

Dalke und Detlefsen mutmaßen, dass viele Rheumatiker in Wirklichkeit starr sind. Ihre Überaktivität und Beweglichkeit äußert sich nämlich nur im körperlichen Bereich. In geistiger Hinsicht seien viele Rheuma-Patienten sehr festgelegt und unflexibel.

So fand auch die psychosomatische Medizin in Untersuchungen heraus, dass Polyarthritis-Patienten oftmals extrem gewissenhaft sind, zu Perfektionismus neigen, das Bedürfnis nach Selbstaufopferung haben und übertriebenen Helferwillen entwickeln. Sie legen sehr hohe moralische Maßstäbe an sich selbst und neigen zu Depressionen. Diese Erkenntnisse zeigen uns, dass es bei rheumatischen Erkrankungen notwendig ist, die eigene Lebenshaltung und die eigene innere Einstellung zu betrachten und eventuell zu hinterfragen.

Homöopathische Therapie

BEI DER BEHANDLUNG von rheumatischen Krankheiten kommen unterschiedliche homöopathische Mittel zum Einsatz. Vier häufig verwendete Substanzen möchte ich Ihnen vorstellen:

Bryonia alba, die Zaunrübe, die wir einsetzen können bei Entzündungen aller Schleimhäute und bei Muskelrheumatismus. Wichtige Leitsymptome zum Einsatz von Bryonia sind stechende Schmerzen und Verschlimmerung aller Beschwerden durch Bewegung sowie durch Wärme. Gebessert werden die Beschwerden durch Liegen auf der schmerzhaften Seite, Druck, Ruhe und Kälte.

Ledum palustre, der Sumpfporst, wird eingesetzt bei akutem und chronischem Muskelrheumatismus, wenn Kälte und kaltes Wasser Besserung bringen. Weiterhin können wir Ledum bei akuter Gicht und Gelenkrheumatismus einsetzen. Auch hier bringt Kälte Besserung.

Rhus toxicodendron, der Giftsumach, wird insbesondere dann angewendet, wenn Erkrankungen als Folge von Überlastungen auftreten. Die rheumatischen Symptome bei Rhus toxicodendron sind „Schmerzen, als ob etwas auseinandergerissen würde". Nach einer Ruhephase verschlimmert Bewegung zunächst die Beschwerden. Sind die Patienten

Bei rheumatischen Erkrankungen ist es notwendig, die eigene Lebenshaltung und die eigene innere Einstellung zu betrachten und eventuell zu hinterfragen aber einmal „in Gang gekommen", lassen die Schmerzen nach.

Ruta graveolens, die Weinraute, wirkt besonders gut auf die Knochenhaut und die Knorpel sowie bei Beschwerden durch Anspannung der Beugesehnen. Es besteht ein Gefühl wie von Prellungen in der Wirbelsäule, in den Gelenken und in den Gliedern. Oder man findet das Symptom, dass die Beine beim Aufstehen nachgeben.

Weitere Naturheilmittel

DARÜBER HINAUS lässt sich Rheuma auch mit bestimmten Bachblüten behandeln. Die Bachblüte **Vine** beispielsweise hilft Rheumapatienten, die ganz einfach stur ihren Weg gehen, nicht nach links und rechts schauen, nicht nach der Meinung anderer fragen, sondern unbeirrbar und oftmals auch unbelehrbar sind.

Ganz großartige Erfahrungen habe ich bei der Behandlung von rheumatischen Erkrankungen mit dem Heilkolloid „Spenglersan R" gemacht. Dieses Mittel wirkt auf jeden Fall immer dann sehr gut, wenn eine erbliche Belastung mit Rheuma besteht, oder auch dann, wenn Familienmitglieder an Tuberkulose litten.

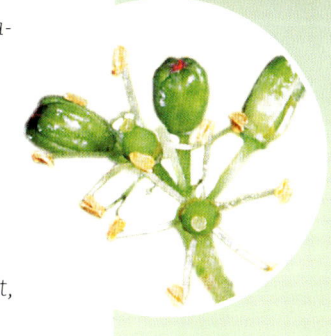

Die Bachblüte Vine

Sanft in den Schlaf – Schlafstörungen

DER SCHLAF IST ALS Aufbau- und Erholungsphase lebenswichtig für den Menschen. Aus wissenschaftlichen Versuchen weiß man, dass Menschen schon nach vier oder fünf Tagen ohne Schlaf örtlich und zeitlich die Orientierung verlieren, Wahnbilder sehen sowie Stimmen hören. Doch obwohl der Schlaf lebensnotwendig ist, gelingt es sehr vielen Menschen nicht, nachts die nötige Ruhe zu finden, um sich vom Tag zu erholen: Sie leiden unter Schlafstörungen. Die Naturheilkunde kennt viele Möglichkeiten, Einschlaf- und Durchschlafstörungen zu behandeln

Stress, Überreizung und Co.

IN DEN WESTLICHEN Industrienationen sind Einschlaf- und Durchschlafstörungen eine weit verbreitete Erscheinung. Die modernen Le-

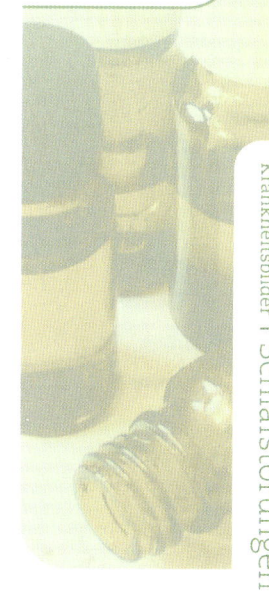

**Moderne Lebens-
bedingungen
können Ursachen
für Schlafproble-
me sein, pflanzli-
che Mittel sind oft
hilfreich.**

bensbedingungen mit Stress am Arbeitsplatz, Schichtdienst und allgemeiner Überreizung können Ursachen für Schlafprobleme sein. Hinzu
kommen Stress durch Fernsehen, Lärm sowie nicht zuletzt unvernünfti-
ges Essverhalten. Dazu muss man wissen, dass unser Darm von 3 Uhr
morgens bis 19 Uhr abends arbeitet. Später eingenommene Mahlzeiten
können schwer im Magen liegen und zu Schlafstörungen führen, weil
die Verdauungstätigkeit in starkem Maße eingeschränkt ist. Auch die
richtige Schlafumgebung und ein angenehmes Bett haben Einfluss auf
unser Schlafverhalten.

Viele Störfaktoren

BEVOR BETROFFENE selbst, ein Heilpraktiker oder ein Arzt Schlafstörungen mit Naturheilmitteln behandeln, sollte zuerst geprüft werden, ob
der Schlaf möglicherweise durch Störfaktoren wie Wasseradern oder
Elektrosmog beeinträchtigt ist. Diese Störungen sind auf jeden Fall zuerst zu beseitigen. Abzuklären sind auch Erkrankungen, die ebenfalls
mit Schlafstörungen einhergehen können, wie beispielsweise chronische
Vergiftungen durch Thallium, Blei und Amalgam, Hirnprozesse wie Tumore, Gehirnhautentzündungen und ähnliches sowie andere organische
Erkrankungen.

Doch manchmal ist es auch einfach so, dass uns Sorgen und Kummer
und Gedanken über den vergangenen oder den folgenden Tag den Schlaf
rauben. Solche Ursachen sollten möglichst abgebaut werden; hilfreich
sind dabei Gespräche in der Familie oder auch mit einem Therapeuten.

Oft helfen auch Entspannungstechniken wie Autogenes Training, Me-
ditation und Yoga, um vor dem Schlafengehen mehr Ruhe und Gelassen-
heit zu finden. Bei stärkeren Schlafproblemen wirken diese Entspannungstechniken zumindest unterstützend.

Beruhigende Pflanzen

WELCHE ARTEN DER Unterstützung bietet uns die Naturheilkunde bei
Schlafstörungen? Aus dem Bereich der Phytotherapie, also der Kräuter-
heilkunde, finden insbesondere beruhigende Medikamente Anwendung.
Dazu zählen Baldrian, Johanniskraut, Hopfen, die Passionsblume, Melisse oder Lavendel sowie Kava Kava. Letzteres wird insbesondere als Tee
getrunken oder als Kapseln eingenommen. Kava Kava dient der Entspannung bei Nervosität und ist hilfreich bei Einschlafschwierigkeiten
infolge geistiger und körperliche Überanstrengung.

Auch der Baldrian enthält beruhigende und schlaffördernde Wirkstoffe. Die Passionsblume wird als Schlafspender eingesetzt und Johanniskraut kennen wir als das pflanzliche Valium. Dieses eignet sich ganz hervorragend als pflanzliches Mittel gegen Depressionen sowie gegen psychovegetative Störungen und Angstzustände.

Morgens wie verkatert

DIE EINNAHME VON Schlaftabletten bewirkt, dass die einzelnen Schlafphasen bis hin zur ersten Tiefschlafphase erheblich schneller als unter normalen Bedingungen ablaufen, wodurch dem Organismus nicht genügend Zeit bleibt, sich an die Schlafbedingungen anzupassen.

Wird der Schlaf durch chemische Stoffe in Schlaftabletten beeinflusst, kommt es morgens beim Aufwachen häufig zu mehr oder weniger schwerem Benommenheitsgefühl und auch körperlicher Schwäche. Weitere Nebenwirkungen der chemischen Schlaftabletten sind der Gewöhnungseffekt mit Suchtgefahr und das Verlangen nach immer höheren Dosen des Schlafmittels. Wird das Schlafmittel abgesetzt, treten die Schlafprobleme wieder auf, ein Teufelskreis beginnt

Die Bachblüte Aspen

Hilfreiche Bachblüten

IN DER BACHBLÜTENTHERAPIE hat sich **White Chestnut** bewährt. Diese kommt insbesondere dann zum Einsatz, wenn Einschlafstörungen aufgrund von vielen Gedanken bestehen, die sich die Patienten über den vergangenen und den folgenden Tag machen. **Star of Bethlehem** findet Einsatz bei Einschlafstörungen aufgrund von Kummer, Sorgen und nicht bewältigten Schocks. Die Bachblüte **Aspen** hilft Menschen, die Angst haben einzuschlafen. Hilfreich ist sie auch bei Kindern, die Angst haben, im Dunkeln einzuschlafen, oder sich vor Geistern oder Gespenstern fürchten. **Rock Rose** hilft den Menschen, die angstvoll, eventuell auch schreiend aus Träumen erwachen und dann nicht mehr einschlafen können.

Homöopathische Mittel

EINE BEHANDLUNG von Schlafstörungen mit homöopathischen Mitteln muss individuell abgestimmt werden. Häufig angezeigte Mittel dabei sind:

Coffea aus der Pflanze des Kaffeestrauches. Insbesondere bei übermächtigen Gedanken durch freudige oder traurige Ereignisse, bei Herz-

klopfen und bei nächtlicher Unruhe mit Hin- und Herwerfen im Bett.

Nux vomica (Brechnuss) bei Patienten, die nachts gegen 3 Uhr erwachen und nicht wieder einschlafen können, stundenlang wachliegen und dann in den frühen Morgenstunden einschlafen, um wie zerschlagen wach zu werden.

Arsenicum album (weißes Arsenik) bei Schlaflosigkeit nach Mitternacht mit großer Unruhe sowie Hin- und Herwerfen im Bett. Der Patient hat das Gefühl, das Bett verlassen zu müssen.

Jalapa (Jalapenknolle, tropisches Windengewächs) bei Kindern, die die Nacht zum Tage machen.

Lycopodium (Bärlapp) bei Menschen, die nachts wach werden, weil sie Hunger haben, und erst einmal zum Kühlschrank gehen müssen, um etwas zu essen, insbesondere Süßigkeiten.

Sulfur (Schwefel) benötigen Patienten, denen es schnell zu warm wird im Bett, die die Bettdecke zurückschlagen müssen, weil es ihnen insbesondere an den Füßen zu heiß wird. Diese Menschen haben oft einen so genannten Katzenschlaf. Das heißt, sie werden vom leichtesten Geräusch geweckt.

Zudem finden die homöopathischen Mittel Verwendung, die ich schon bei der Pflanzenheilkunde vorgestellt habe. Dazu zählen **Valeriana** (Baldrian), **Hypericum** (Johanniskraut) und **Passiflora Incarnata** (Passionsblume). Dies ist eine Auswahl der wichtigsten homöopathischen Medikamente im Zusammenhang mit Schlafstörungen. Darüber hinaus existieren mindestens 100 weitere homöopathische Mittel, die je nach dem individuellen Symptom der Schlafstörung eingesetzt werden können.

Aus dem Gleichgewicht – Schwindel

SCHWINDEL IST EINE Störung mit vielen Ausprägungen. Gemeinsam ist ihnen, dass der von Schwindel betroffene Patient Bewegungen wahrnimmt, die in der Realität gar nicht stattfinden. Aus medizinischer Sicht versteht man unter Schwindel (Vertigo) das Gefühl des gestörten Gleichgewichtes oder den Verlust des Gleichgewichts.

Drehen oder Schwanken

ES GIBT VIELE verschiedene Arten von Schwindel. Manche Betroffenen haben den Eindruck, dass sich die Umwelt dreht oder dass sie sich selbst drehen. Unter diesen Drehschwindel fällt die sogenannte Menier'sche Krankheit (benannt nach einem französischen Arzt). Als Symptome finden sich hier: anfallsweiser Drehschwindel mit Übelkeit und Erbrechen, an- und abschwellende Innenohrschwerhörigkeit und subjektive Ohrgeräusche. Dieser Schwindel kommt durch Veränderungen im Bereich des Innenohrs, also des Gleichgewichtsorganes, zustande.

Beim so genannten Schwankschwindel hat der Patient das Gefühl, als ob der Boden unter ihm schwanke. Beim Liftschwindel scheint sich der Boden unter den Füßen zu bewegen. Lage- und Lagerungsschwindel kommt bei Lageänderung und besonderen Kopfstellungen zustande. Der Belastungsschwindel tritt zum Beispiel nach Kopfschütteln auf.

Schwindel in der Dunkelheit, der auftritt, wenn wir uns nicht mit den Augen orientieren können, wird Entsicherungsschwindel genannt. Unter Hirnschwindel verstehen wir Schwarzwerden vor den Augen mit Benommensein. Dieser kann zum Beispiel durch Kreislaufstörungen, unter Umständen durch niedrigen Blutdruck bedingt sein.

Schwindel, der durch Erkrankungen des Gleichgewichtsorgans entsteht, wird Labyrinthschwindel genannt. Er tritt auf zum Beispiel bei Entzündungen in diesem Bereich. Ferner kann er durch Verletzungen hervorgerufen werden, beispielsweise Schädelbruch, hervorgerufen werden. Auslöser können weiterhin funktionelle Störungen der Gefäßnerven sein.

Organisch und psychisch

SCHWINDEL, DER durch das Gehörorgan, unser Innenohr, ausgelöst

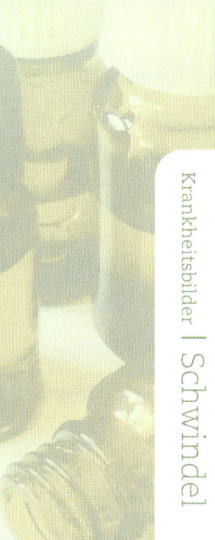

Krankheitsbilder | Schwindel

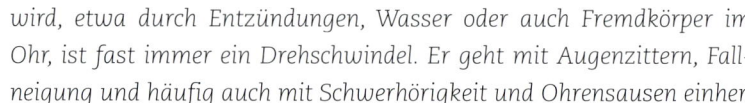

wird, etwa durch Entzündungen, Wasser oder auch Fremdkörper im Ohr, ist fast immer ein Drehschwindel. Er geht mit Augenzittern, Fallneigung und häufig auch mit Schwerhörigkeit und Ohrensausen einher.

Schwindel kann aber auch als Begleitsymptom bei zahlreichen anderen Erkrankungen auftreten, beispielsweise Kleinhirnschädigungen, Hirndrucksteigerungen, Augenmuskellähmungen mit Doppeltsehen, Arteriosklerose, Anämie, aber auch bei Vergiftungen beispielsweise mit Alkohol und Nikotin, ebenfalls auch bei Anfallsleiden wie etwa der Epilepsie oder bei Migräne und Kopfschmerzen.

Der so genannte Höhenschwindel wird nicht zu den eigentlichen Schwindelgefühlen gezählt. Er gehört wie andere nervöse Schwindelgefühle zu den Angstgefühlen, verbunden beispielsweise mit dem Gedanken, aus dem Fenster zu stürzen.

Um die Ursache des Schwindels zu ergründen, wird der Behandler versuchen, mit dem Patienten zu klären, was die Symptome auf der körperlichen Ebene zum Ausdruck bringen sollen. Dabei ist es für den Behandler von Nutzen, genau auf die Worte zu hören, die der Patient einsetzt. Erzählt der Patient beispielsweise, dass er das Gefühl hat, völlig die Orientierung zu verlieren, dann können wir mit ihm abklären, auf welcher anderen Ebene er vermeintlich die Orientierung verliert. Ähnliches gilt für Bemerkungen wie „Ich habe keinen Halt mehr", „Ich habe das Gefühl, auf den Boden zu sinken", „Ich habe das Gefühl, dass mir der Boden unter den Füßen schwindet".

Die Bachblüte Clematis

Bachblüten-Behandlung

Im Allgemeinen sprechen Schwindelpatienten sehr gut auf die Behandlung mit Bachblüten an. In Frage kommt beispielsweise **Clematis**. Sie wird eingesetzt bei Ohnmachtsneigung, bei dem Gefühl, nicht richtig in der Welt zu sein, bei sehr verträumten Personen und Personen mit mangelndem Lebenswillen.

Wild Oat wird bei Patienten eingesetzt, die auf der Suche nach Orientierung sind. Bei ihnen sind Entscheidungsschwierigkeiten sehr ausgeprägt, beispielsweise welcher Beruf ergriffen werden soll, welches Hobby ausgeübt werden soll. Die Patienten sind oftmals sehr verzweifelt auf der Suche nach dem Sinn des Lebens.

Elm und **Oak** werden eingesetzt, wenn die Patienten drohen, unter der Last ihrer Verantwortung zusammenzubrechen. Entweder weil sie sich zuviel zugemutet haben oder weil plötzlich das Gefühl der Überforderung auftritt.

Homöopathische Mittel

DIE WAHL DES homöopathischen Medikamentes richtet sich wie immer nach der Gesamtsymptomatik. Ein häufig eingesetztes Medikament ist **Argentum Nitricum** (Silbernitrat). Hier finden wir Schwindel beim Abwärtssehen beispielsweise aus dem Fenster, Schwindel im Dunkeln und beim Schließen der Augen, aber auch beim Anblick von Hochhäusern, einhergehend mit zittriger Schwäche der Beine und Schwanken beim Gehen, sodass die Richtung nicht gehalten worden kann.

Cocculus (Kockelskörner) geben wir bei Schwindel mit Übelkeit und Erbrechen und Schwindel beim Heben und Bewegen des Kopfes und Gefühl von Leere im Kopf. Manche Patienten beschreiben auch ein Gefühl, als öffne und schließe sich der Schädel. Cocculus ist ein ausgezeichnetes Mittel bei Schwindel als Folge von Schlafmangel und wir geben es erfolgreich bei Reisekrankheiten.

Conium (Schierling) geben wir, wenn jede Lageveränderung, sogar die Bewegung der Augäpfel und des Kopfes, mit Schwindel verbunden ist. Der Patient, der **Acidum phosphoricum** (Phosphorsäure) benötigt, hat das Gefühl, als ob der Stuhl, auf dem er sitzt, sich erheben würde. **Ferrum metallicum** (Eisen) geben wir als Konstitutionsmittel insbesondere bei anämischen Personen, zum Beispiel bei Blutarmut. Die Symptomatik: Schwindel beim Gehen oder beim Schauen auf fließendes Wasser, Schwindel beim Überqueren von Brücken und beim Abwärtsgehen, Ohrensausen und Ohnmachtsanwandlungen.

Schwindel und Taumel

VISCUM ALBUM (Mistel) ist ein Kreislauf stabilisierendes Mittel. Wir geben es bei Schwindelanfällen mit Taumeln, die niemals im Liegen auftreten. Es besteht Neigung zum Nach-Hinten-Fallen. Auch hier finden wir die Symptomatik Drehschwindel beim Schauen aus dem Fenster.

Eine homöopathische Zubereitung aus dem **Granatapfelbaum** geben wir bei Schwindel mit Eingenommenheit und Schwere des Kopfes verbunden mit Sehstörungen. Das Mittel kann auch zunächst eingesetzt werden, wenn die eigentliche Ursache des Schwindels noch nicht bekannt ist. Kreislaufbedingter Schwindel durch niedrigen Blutdruck reagiert sehr gut auf eine Zubereitung aus **Mistel**, **Ginko** und **Weißdorn**.

Bevor Sie auf die Idee kommen, Ihren Schwindel selbst zu behandeln, sollten Sie unbedingt dessen Ursache von einem erfahrenen Arzt oder Heilpraktiker abklären lassen.

Die Nase „gestrichen" voll – Sinusitis

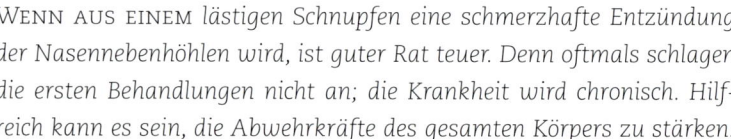

WENN AUS EINEM lästigen Schnupfen eine schmerzhafte Entzündung der Nasennebenhöhlen wird, ist guter Rat teuer. Denn oftmals schlagen die ersten Behandlungen nicht an; die Krankheit wird chronisch. Hilfreich kann es sein, die Abwehrkräfte des gesamten Körpers zu stärken.

Was unsere Nase leistet, ist wohl kaum einem Menschen bewusst. Rund 10 000 l Luft werden täglich durch die Nase eingeatmet und in einem Labyrinth aus Gängen und Höhlen vorgereinigt, ehe sie in die Lunge weitergeführt werden.

Ein Schnupfen entsteht, wenn sich Krankheitserreger, die so genannten Rhinoviren, auf der Nasenschleimhaut festsetzen. Daraufhin produziert diese mehr Schleim, um die lästigen „Mitbewohner" loszuwerden.

An viele Ursachen denken

MIT DEN NASENHÖHLEN verbunden sind weitere Luft gefüllte und mit Schleimhaut überzogene Höhlen: die so genannten Nasennebenhöhlen.

Die Kieferhöhle befindet sich links und rechts der Nase. Darüber liegen viele kleine Luftkammern, die als Siebbeinhöhlen oder Labyrinth der Siebbeinzellen bezeichnet werden. Über den Augen befindet sich die Stirnhöhle, und die Keilbeinhöhle liegt hinter den Nasenhöhlen.

Die Entzündung eben dieser Nebenhöhlen (Fachbegriff: Sinusitis) ist eine sehr häufig zu beobachtende Krankheit. Dabei können die Schleimhäute einer oder mehrerer Nebenhöhlen befallen sein. Nicht nur die bereits erwähnten Schnupfenviren können so eine Entzündung auslösen. Auch beim Tauchen oder Schwimmen können krankmachende Keime in die Nebenhöhlen gelangen, ebenso bei Verletzungen. Manchmal sind Nebenhöhlenentzündungen eine Folge anatomischer Fehlbildungen im Nasenbereich. Schließlich können allergische Reaktionen oder vereiterte Zahnwurzeln im Oberkiefer eine Nebenhöhlenentzündung auslösen.

Ein feuchtes, nasskaltes Klima und starke Temperaturschwankungen erhöhen die Anfälligkeit. Denn bei Kälte verringert sich die Durchblutung der Schleimhäute, sodass unerwünschte Keime nicht schnell genug abtransportiert werden können. Auch die immer mehr zunehmende Luftverschmutzung begünstigt Nebenhöhleninfektionen.

Wenn der Schnupfen bleibt

Bei einer Nebenhöhlenentzündung verstopft die Nase. Es geht Schleim oder Eiter aus der Nase heraus oder in den Rachen ab. Oftmals bestehen starke Kopfschmerzen oder auch Druckgefühl im Bereich des Gesichtes. Die Kopfschmerzen verschlimmern sich noch beim Senken des Kopfes. Die Temperatur ist meist leicht erhöht. Die Stellen über den Nebenhöhlen sind druckempfindlich, also über der Nase, an den Wangen und an den Schläfen. Die Stimmlage ist nasal.

Bei Vorliegen dieser Symptome und länger als 14 Tage bestehendem Schnupfen ist immer der Verdacht einer Nebenhöhlenentzündung gegeben. Die Diagnose kann entweder beim Arzt durch Röntgenaufnahmen oder durch die Durchleuchtung der Nebenhöhlen mit einer Lichtquelle im dunklen Raum bestätigt werden.

Mit einer Nasennebenhöhlenentzündung ist nicht zu spaßen. Wenn Eiter oder andere Sekrete nicht mehr aus den verstopften Höhlen abfließen können, besteht ernsthafte Gesundheitsgefahr.

Abwehrkräfte stärken

Bei der Behandlung einer akuten Nebenhöhlenentzündung wird der Heilpraktiker zunächst alles dafür tun zu verhindern, dass die Krankheit in eine chronische Form übergeht. Allzu häufig sind Patienten in der Praxis anzutreffen,. die schon seit Jahren oder gar Jahrzehnten an chronischen Nebenhöhlenentzündungen leiden. Oft haben sie schon alle möglichen Behandlungsmethoden hinter sich gebracht und einige Operationen überstehen müssen, bei denen ihnen die Zugänge zu den Nasennebenhöhlen aufgemeißelt worden sind.

Oft haben sie zahlreiche Medikamente zu sich genommen, und die Erkrankung hat im Laufe der Jahre ihren gesamten Organismus derart geschwächt. dass sie nur noch müde und ausgelaugt durch die Welt gehen.

So sollte bei der Behandlung zum einen die Steigerung der körpereigenen Abwehr und zum zweiten natürlich eine spezifische Behandlung je nach Ursache der Sinusitis im Vordergrund stehen. Maßnahmen zur Steigerung der körpereigenen Abwehr können beispielsweise Eigenblut- und Eigenharnbehandlungen, aber auch gesunde Lebensweise. Kneipp'sche Behandlungen und ähnliches sein. Auch stehen uns zahlreiche Pflanzen und homöopathische Medikamente zur Verfügung, die dem

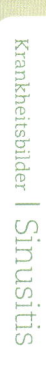

Krankheitsbilder | Sinusitis

Organismus dabei behilflich sind, seine Abwehrkräfte zu steigern. Dazu zählen beispielsweise Sonnenhut-Präparate (**Echinacea**).

Homöopathische Mittel

Sowohl die chronische als auch die akute Nasennebenhöhlenentzündungen lassen sich mit homöopathischen Mitteln behandeln. Eine kleine Auswahl von vier Mitteln möchte ich Ihnen vorstellen:

Da hätten wir an erster Stelle das **Cinnabaris**, zu deutsch Zinnober. Dieses Mittel wird eingesetzt, wenn der Patient Druck an der Nasenwurzel verspürt, zu häufigen Erkältungen neigt und von wiederkehrendem, schleimig-eitrigem Schnupfen geplagt wird. Der Patient berichtet darüber, dass zäher Schleim von den hinteren Öffnungen der Nasenhöhle in den Nasenrachenraum fließt. Die Symptome verschlimmern sich nachts, bei Feuchtigkeit und bei Temperatur-Extremen.

Das zweite homöopathische Mittel ist **Hydrastis**, die Kanadische Gelbwurz. Dieses Mittel wird eingesetzt, wenn die Nebenhöhlenentzündung nicht mehr akut ist, sondern bereits chronisch wird. Die Patienten haben wässrigen, Wund machenden Schnupfen; die Nasensekretion ist gelb oder gelbgrün, dick, zäh und Faden ziehend. Die Symptome wurden in warmen Räumen schlimmer.

Sekretion beobachten

An dritter Stelle in der homöopathischen Behandlung steht **Kalium bichromicum**. Hier beginnt die Symptomatik mit trockener und verstopfter Nase, Stirnkopfschmerzen mit Druck an der Nasenwurzel, wässrigen Absonderungen, die bald in eine gelbliche, klebrige, zähe, Faden ziehende Sekretion übergehen. Es können sich Geschwüre auf der Schleimhaut bilden. Die Beschwerden werden bei Kälte schlimmer, vor allem bei feuchter Kälte und bessern sich bei Wärme.

Das vierte Mittel, was hier vorgestellt werden soll, ist **Mercurius jodatus**, das ist ein Quecksilberjodit. Dieses Mittel ist angezeigt, wenn der Schnupfen mit gelb-grünlicher Absonderung verbunden ist und der Patient über Schmerzen in den Wangenknochen klagt. Die Beschwerden verstärken sich durch feuchtkalte Luft und abends.

Wovon die Nase voll?

Dies sind nur vier der in Frage kommenden Mittel. Die Homöopathie hält einige hundert oder tausend Mittel bereit, die je nach Krankheitsbild und Persönlichkeit ausgewählt werden und dann zuverlässig helfen können. Wie schon oben beschrieben ist es natürlich wichtig, die eigentlichen Ursachen zu erkennen und anzugehen.

Darüber hinaus sollte sich jeder Mensch, der überhaupt mit Nasenproblemen, aber insbesondere mit Nasennebenhöhlenproblemen zu tun hat, die Frage stellen, wovon er denn „die Nase voll hat". Zu fragen ist also: Womit überlaste ich mich ständig? Welche Personen überlasten mich? Welche Lebensumstände kann ich einfach nicht mehr haben, sodass sie mir „bis oben hin stehen"?

Tatsächlich zeigt sich in der täglichen Praxis, dass eine rein auf den Körper gerichtete Behandlung oftmals nicht ausreichend ist, sondern die gesamte Persönlichkeit mit Körper, Geist und Seele in ihrem sozialen Umfeld betrachtet und unterstützt werden muss.

> **Wichtig ist, wovon der Patient denn „die Nase voll hat".**

Gehen stärkt die Venen – Venenschwäche

SCHWERE BEINE oder schmerzende, geschwollene Knöchel können Anzeichen dafür sein, dass die zum Herzen führenden Blutgefäße krank sind. Diese Venenprobleme bessern sich häufig schon dann, wenn man sich ausgiebiger bewegt. Außerdem bietet die Naturheilkunde eine Reihe von Behandlungsmöglichkeiten an.

Im Gegensatz zu den Arterien oder auch Schlagadern, die für die Versorgung des Körpers mit frischem Blut zuständig sind, bringen die Venen das verbrauchte Blut wieder zum Herzen zurück. Während in den Arterien das Blut durch den Herzschlag vorwärts getrieben wird, hat diese Kraft schließlich, wenn das Blut in den Venen angelangt ist, erheblich abgenommen. Deshalb kommt das Blut in den Venen nur langsam vorwärts.

Die Muskelpumpe

UM DAS BLUT aus den Beinen „bergauf" zum Herzen zu pumpen, bedient sich das Venensystem einiger „Tricks". Durch Anspannung der Beinmuskeln werden beispielsweise die zwischen den Muskeln liegen-

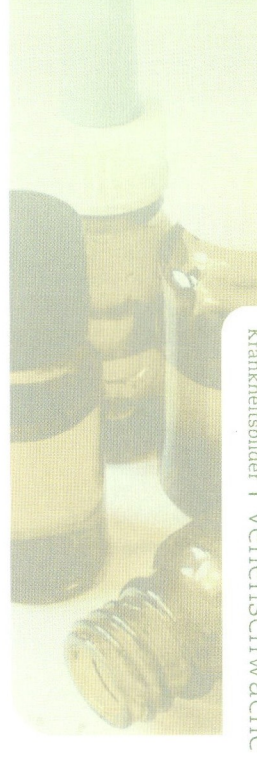

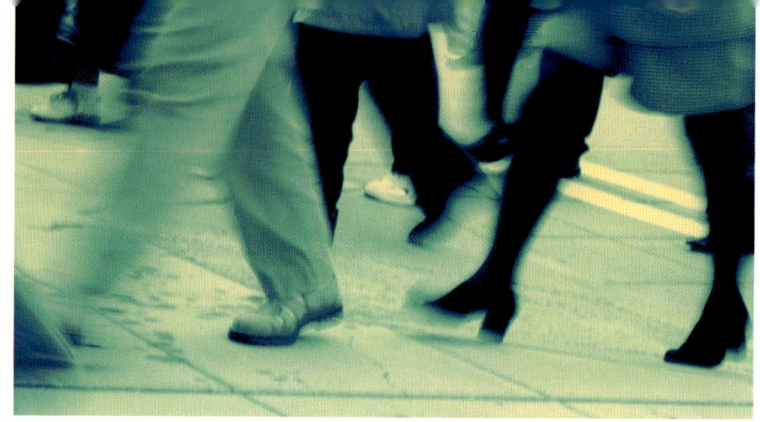

den Venen zusammengedrückt, wodurch das Blut in Richtung des Herzens gepresst wird. Erschlaffen diese Muskeln wieder, entsteht ein Unterdruck, der das Blut von unten nachfließen lässt. Auch durch die Bewegung der Gelenke wird das Blut auf ähnliche Weise weiter nach oben getrieben. Darüber hinaus existiert die so genannte Zwerchfellpumpe. Durch die Bewegung des Zwerchfells entsteht im Bauchraum während des Ausatmens ein Unterdruck, der das venöse Blut aus den Beinen sozusagen nach oben saugt. Häufig verlaufen Venen auch in der Nähe von Schlagadern. Die Pulswellen dieser Schlagadern üben dann einen rhythmischen Druck auf die Vene aus und pressen dadurch das venöse Blut, ähnlich wie durch die Muskelpumpe, zum Herzen. All diese Mechanismen könnten jedoch nicht funktionieren, wenn das Blut in den Sog- und Druckpausen zurückfließen würde. Dieses wird durch die Venenklappen verhindert. Sie wirken wie Ventile, weil sie sich nur in Richtung des Herzens öffnen.

Venen werden immer weiter

VENENSCHWÄCHE entsteht meistens dadurch, dass die Spannung der Venenwände zu schwach ist. Das führt dazu, dass sich die erschlafften Venen erweitern. Hierdurch können sich dann die Venenklappen nicht mehr richtig schließen und der Rücktransport des venösen Blutes ist gestört. Überdehnte Gefäße des oberflächlichen Venensystems werden als Krampfadern sichtbar. Venenschwäche der tiefen Venen zeigt sich in Schmerzen, Schwellungen, Schweregefühl in den Beinen und Kribbeln.

Die Neigung zu Venenproblemen ist meist ererbt.

Die Neigung zu Venenproblemen ist meist ererbt. Hinzu kommen Bewegungsmangel, hormonelle Einflüsse durch eine Schwangerschaft oder die Einnahme der „Pille" sowie Übergewicht, einengende Kleidung und Schuhe mit hohen Absätzen.

Die Art und Schwere der Venenerkrankungen ist sehr unterschiedlich. Sie reicht von harmlosen Besenreisern bis zu gefährlich ausgeweiteten und behandlungsbedürftigen Krampfadern. Hinzu kommen schmerzhafte Venenentzündungen und Venenthrombosen mit Blutgerinnseln in den tief liegenden Beinvenen. Eine der unangenehmsten Folgen von Blutstauungen in den Beinen ist das „offene Bein", ein Geschwür, das nur schwer wieder verheilt.

Einfache Venenübungen

WENN SIE WISSEN, dass Ihr Bindegewebe nicht so stark ausgeprägt ist oder wenn Sie bereits Venenbeschwerden haben, kann Ihnen Bewegung helfen. Je besser Ihre Muskulatur trainiert ist, desto effektiver kann sie die Venen unterstützen. Folgende Übungen können Sie täglich nach dem Aufstehen, in der Mittagspause oder immer dann durchführen, wenn Sie etwas Muße haben:

Laufen Sie mehrere Runden im Kreis. Gehen Sie dann eine halbe Minute auf Zehenspitzen, dann eine halbe Minute nur auf den Fersen. Schon diese einfache Übung regt die Beinmuskeln sehr gut an.

Legen Sie sich auf den Rücken, strecken die Beine nach oben und lassen Sie die Füße kreisen. Anschließend strecken und beugen Sie die Füße abwechselnd.

Laufen als Venentherapie

WENN DIE SCHÖNEN Frühlingstage kommen, ist der ideale Zeitpunkt da, um mit einem ganz simplen, aber wirkungsvollen Venentraining zu beginnen. Das ist das zügige Gehen. Gemeint ist damit ein Lauftempo, das etwas schneller als beim normalen Spazierengehen, aber noch nicht so schnell wie das Joggen ist.

Drehen Sie doch einfach mal eine Runde durch die Bauernschaft oder durch den Wald. Beginnen Sie mit Ihrem normalen Spaziertempo. Achten Sie auf Ihre Füße. Sie sollten von der Ferse bis zur Spitze den ganzen Fuß abrollen. Wenn Sie gehen, sollten die Arme locker neben dem Körper im Schrittrhythmus schwingen. Dann steigern Sie das Lauftempo langsam bis zu einem zügigen Gehen. Ideal ist es, wenn Sie mehrmals pro Woche eine halbe Stunde gehen. Um die Wirkung zu steigern und noch mehr Muskelgruppen mit ein zu beziehen, kann man dieses Gehtraining noch stärker ausbauen. Es trägt dann den englischen Begriff „Venen-Walking".

Homöopathische Mittel

LIEGEN BEREITS stärkere Venenprobleme vor, kann ein Heilpraktiker auf verschiedene Mittel zur Behandlung zurückgreifen. Eines der Hauptmittel in der Homöopathie ist die Rosskastanie (**Aesculus hippocastanum**). Dieses Mittel wird eingesetzt bei venöser Stauung der Beine mit Krampfadern, bei Thrombosen sowie bei bestimmten Hämorrhoiden.

Den Flussspat (**Calcium fluoratum**) setzen wir ein bei insgesamt schlaffer Konstitution des Bindegewebes mit Neigung zu Krampfadern, die heftige, stechende Schmerzen verursachen. Die Patienten haben das Bedürfnis, die Beine hochzulegen und empfinden Schmerzen bei Berührung. Nachts werden die Beine aus dem Bett gestreckt und wegen Kälteempfindlichkeit wieder zurückgezogen. Die Beschwerden verschlimmern sich durch drückendes, heißes Wetter.

Das Mittel **Hamamelis** wirkt auf die Wände der Venen und Adern, indem es Erschlaffung mit folgendem Blutandrang beseitigen kann. Wir finden schmerzhafte berührungsempfindliche und bläuliche Krampfadern sowie Druck und Schweregefühl in den Beinen.

Den Hibiskus (**Saptariffa**) setzen wir ein bei venösen Stauungen, Schweregefühl in den Beinen mit Ödemen (Wasser in den Beinen). Hinzu kommt Gefühllosigkeit mit Neigung zu Muskelkrämpfen.

Ein Mittel aus der Kreuzotter (**Vipera berus**) setzen wir ein bei Krampfadern, Krampfadergeschwüren, bei akut und chronisch erweiterten Venen.

Pulsatilla, die Küchenschelle, wird häufig eingesetzt bei Krampfadern in der Schwangerschaft.

Venenpflege

MÖCHTEN SIE mehr über die richtige Bewegung zur Vorbeugung und Linderung von Venenbeschwerden wissen? Tipps zu diesem Thema sowie viele andere wertvolle Hinweise rund um die Beingesundheit gibt die Broschüre Moderne Venepflege. Das kleine Heft ist kostenlos zu beziehen bei:

Intersan GmbH
Postfach 413
76258 Ettlingen

Wer festhält, muss loslassen – Verstopfung

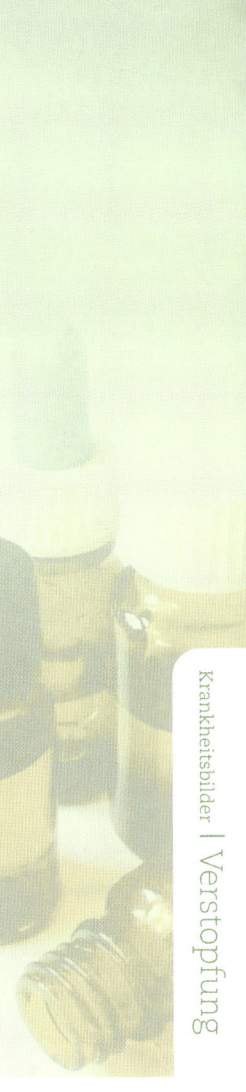

Bei der Verstopfung (Obstipation) handelt es sich um die verzögerte Entleerung eines harten Stuhles. Aus medizinischer Sicht ist entweder der Transport des Speisebreis verzögert durch

- Verkrampfung der Darmmuskulatur (spastische Obstipation)
- Erschlaffung der Darmmuskulatur (atonische Opstipation)
- beides beispielsweise durch Bewegungsmangel, ballaststoffarme Ernährung verstärkt;

oder die Stuhlentleerung gestört durch

- psychische Faktoren,
- schwache Bauchmuskulatur,
- Erkrankungen wie Hämorrhoiden, Entzündungen, Verwachsungen,
- Schmerzverhinderung bei genannten Zuständen.

Folgende Risiken bestehen bei der chronischen Opstipation u.a.:

- Gifte bleiben lange im Darm, vermehrte Resorption,
- Vermehrung unerwünschter Mikro-Organismen,
- erhöhte Darmdruck-Divertikelbildung,
- andere Schäden durch starkes Pressen.

Die Therapie richtet sich nach der zu Grunde liegenden Ursache. Als Abführmittel werden eingesetzt:

1. Darmirritierende Abführmittel wie Sennesblätter, Rhabarberwurzel, Faulbaumrinde, Aloe. Entweder sorgen diese für eine Anregung der Darmbewegungen oder hemmen die Flüssigkeitsresorption im Darm. Vom Dauergebrauch ist aber abzuraten!!
2. Ballaststoffe, wobei man unbedingt auf genügend Flüssigkeitszufuhr achten sollte.
3. Osmotisch wirksame Laxantien wie Glaubersalz, Milchsäure (empfehlenswert!), Bittersalz, Zitronensäure u.a. Man achte auf die Mineralstoffverluste!
4. Gleitmittel wie Paraffin (wird wegen Nebenwirkungen nicht mehr verwendet) oder Glyzerin (empfehlenswert).

Krankheitsbilder | Verstopfung

Auf der seelischen Ebene ist die Verstopfung der Ausdruck des Festhalten-Wollens und des Nicht-Hergeben-Wollens.

Auf der seelischen Ebene ist die Verstopfung der Ausdruck des Festhalten-Wollens und des Nicht-Hergeben-Wollens, besonders was das Materielle betrifft. Zudem steht der Dickdarm für unser Unbewusstes, in übertragenem Sinne werden seelische Eindrücke gestaut, man kann sie nicht hinter sich lassen. Der „Korinthenkacker" gilt als jemand, der sparsam bis geizig ist und nur schwer und stückchenweise hergeben kann. Die Psychosomatik diskutiert auch Ansätze wie Protesthaltung, absoluter Durchhaltewille, Sauberkeitserziehung u.a.

In meiner Praxis wird zunächst die Grunderkrankung angegangen. Verstopfung kann beispielsweise in Folge einer Schilddrüsen- oder Lebererkrankung auftreten. Häufig besteht die Notwendigkeit einer Nahrungsumstellung. Wichtig sind folgende Punkte: viel Flüssigkeit, Bewegung, Bauchatmung, den Körper an feste Zeiten zum Stuhlgang gewöhnen, Darmsanierung / Symbioselenkung, hilfreich ist oft eine Darmmassage und / oder Fußreflexzonenbehandlung.

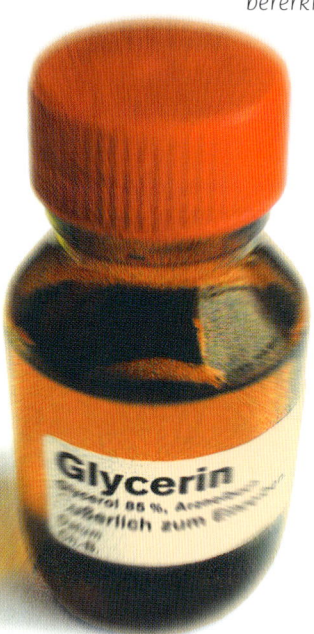

Die Homöopathie hält eine Vielzahl von Mitteln bereit, sodass ich nur eine kleine Auswahl anführe.

Grunderkrankung / Beschwerden	Homöopathisches Mittel
fehlender Stuhldrang (atonische Opstipation), Kot hängt wie Kitt am After, selbst weicher Stuhl geht schwer ab	**Alumina** (Tonerde)
vergeblicher Drang, Stuhl tritt unter großer Anstrengung heraus und schlüpft dann wieder zurück	**Silicea** (Kieselerde)
lang anhaltende Verstopfung ohne Drang, kleine schwarze Stuhlknollen, muss ausgeräumt werden	**Opium**
große harte Stühle oder zu Beginn sehr hart, dann weich; Afterkrampf verhindert Entleerung	**Lycopodium** (Bärlapp)
schwierige und schmerzhafte Entleerung mit kaltem Schweiß; Stuhl schwarz, klein, hart und kugelig	**Plumbum** (Blei)
Verstopfung nach Missbrauch von Abführmitteln	**Hydrastis** (Gelbwurz)
harter und bröckeliger Stuhl; wie verbrannt, grau; bei und nach dem Stuhl Schneiden im After	**Magnesium chloratum** (Magnesiumchlorid)
kein Stuhlgang in Anwesenheit anderer möglich (auch bei Kindern); hartnäckige Verstopfung bei alten Menschen	**Ambra** (Amber)

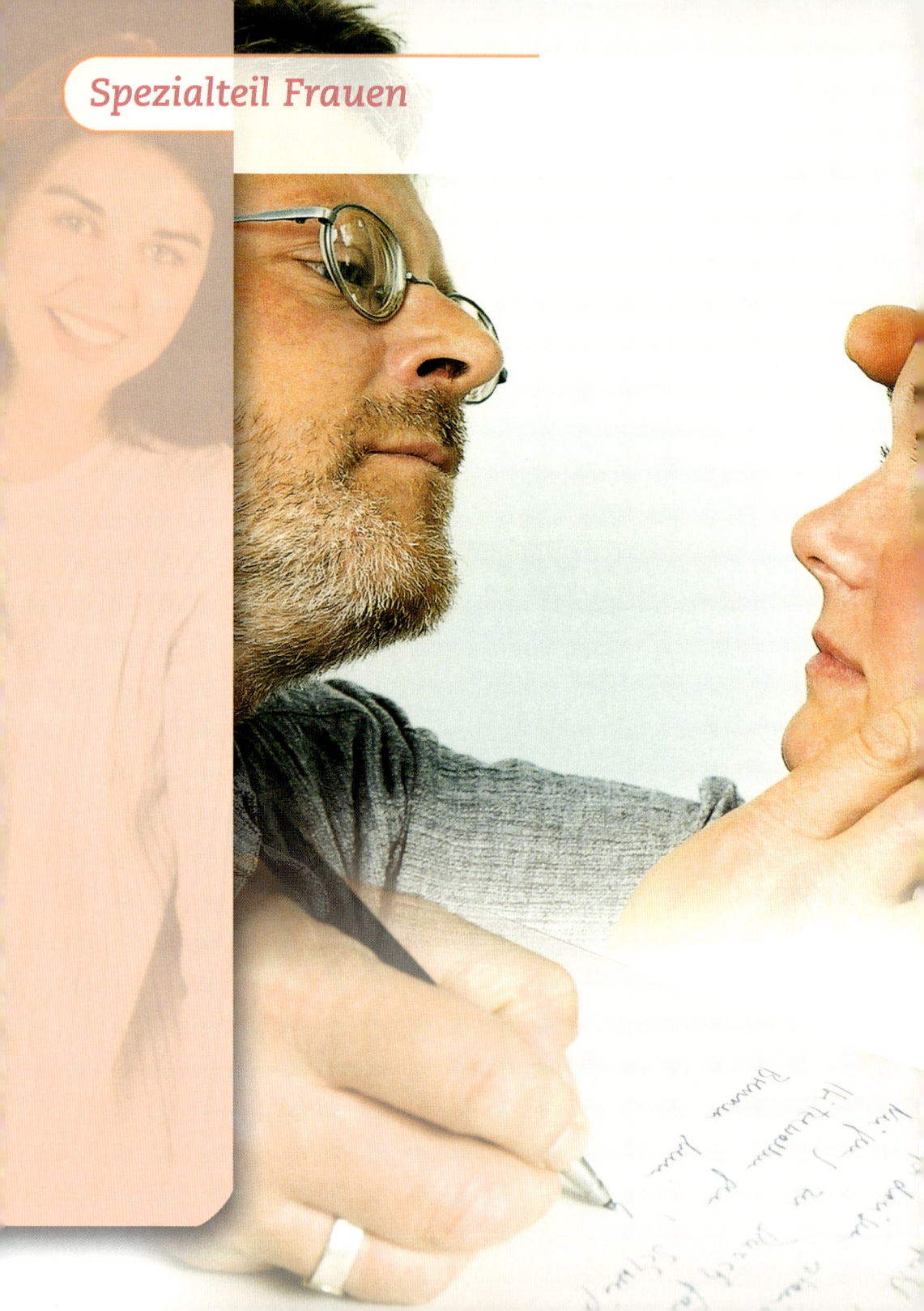

Schlechte Tage vor den Tagen – PMS

VIELE FRAUEN sind in der zweiten Zyklushälfte körperlich und seelisch nicht so fit und leistungsfähig wie vor dem Eisprung. Durch ein gezielt ausgewähltes homöopathisches Mittel können die Beschwerden gelindert werden.

Wann sie demnächst schlechte Laune haben, sich erschöpft oder unbehaglich fühlen, können etliche Frauen bereits im Voraus sagen. Das hat nichts mit Hellseherei zu tun, sondern mit ihrem Monatszyklus. Denn in der zweiten Hälfte des Zyklus, also nach dem Eisprung und vor der Monatsblutung, stellen manche Frauen verschiedene körperliche und seelische Veränderungen an sich fest. Man fasst diese Beschwerden unter dem Begriff „Prämenstruelles Syndrom" zusammen. Eine fast unüberschaubare Zahl von körperlichen und seelischen Symptomen ist darunter zu finden. Die wichtigsten sind:

a) unreine Haut und Akne,

b) geschwollene, schmerzhafte Brüste,

c) Erschöpfung,

d) Völlegefühl,

e) Kopfschmerzen,

f) Rückenschmerzen,

g) Depressionen,

h) Konzentrationsprobleme,

i) Reizbarkeit,

j) Stressempfindlichkeit,

k) Veränderungen im sexuellen Verlangen.

Tagebuch führen

WIE SIE SEHEN, stecken hinter dem Prämenstruellen Syndrom allgemeine Beschwerden, die auch durch andere Faktoren oder Erkrankungen ausgelöst werden können. Diese müssen durch eine eingehende Untersuchung und Befragung der Patientin ausgeschlossen werden. Typisch für Beschwerden des Prämenstruellen Syndroms ist, dass alle diese Beschwerden erst nach dem Eisprung auftreten und sich im Allgemeinen mit dem Eintritt der Monatsblutung bessern. Manche Frauen berichten, dass sich ihre prämenstruellen Beschwerden mit zunehmendem Alter verstärken.

Frauen, die unsicher sind, ob ihre regelmäßig auftretenden Beschwerden tatsächlich im Zusammenhang mit dem Zyklus stehen, sollten für einige Zeit täglich aufschreiben, wie es ihnen körperlich und seelisch geht. Aus diesen Notizen kann man später erkennen, ob ein zyklisches Schema vorhanden ist.

Ursachen unklar

ERSTMALS SPRACHEN Ärzte in den 30er Jahren des vergangenen Jahrhunderts vom Prämenstruellen Syndrom. Etliche Forscher haben versucht, die Ursachen dieser Störung herauszufinden. Doch bis heute sind die Auslöser nicht eindeutig klar. Die Vermutung liegt nahe, dass hormonelle Veränderungen im Laufe des Zyklus eine Rolle spielen. Dabei geht es um die beiden Hormone Östrogen und Progesteron (Gelbkörperhormon), die von den Eierstöcken produziert werden und die in Wechselwirkung mit bestimmten chemischen Botenstoffen des Gehirns stehen. In der ersten Zyklushälfte dominiert das Östrogen. Progesteron bestimmt die zweite Zyklushälfte.

Die typischen prämenstruellen Beschwerden treten in der Zeit auf, in der die Progesteronproduktion zunächst einmal zunimmt, um dann etwa sieben Tage vor dem Beginn der Blutung stark abzunehmen. Auf Grund dieses ganz natürlichen Vorganges könnte es zu hormonellen Gleichgewichtsstörungen kommen. Doch bis heute ist unklar, welche Stoffwechselvorgänge bei manchen Frauen die unerwünschten Beschwerden hervorrufen.

Wie Homöopathie hilft

DASS KÖRPER UND Seele in jedem Zyklus Schwankungen unterworfen sind, ist völlig natürlich. Erst wenn Frauen sich unwohl und krank fühlen, sollte über eine Behandlung der Beschwerden nachgedacht werden. Eine gute Alternative zu Medikamenten und Hormontherapien der Schulmedizin kann in vielen Fällen eine homöopathische Therapie sein. Durch diese Behandlung wird die körperliche und seelische Verfassung der Frau insgesamt gestärkt und verbessert. Bei der Auswahl des geeigneten Mittels muss der Behandler die Frau genau nach ihrer Befindlichkeit befragen. Jede Besonderheit ist wichtig, wie ein Blick in die Tabelle auf der rechten Seite zeigt. Nur bei genauer Beachtung der körperlichen

Nur wenn Frauen sich unwohl und krank fühlen, sollte über eine Behandlung nachgedacht werden.

und seelischen Symptome wird die stärkende Substanz gefunden.

Außerdem kann die Frau durch ihre Lebensweise dazu beitragen, die Beschwerden vor der Monatsblutung zu verringern. Sie sollten auf das Rauchen verzichten und nur mäßig koffeinhaltige Getränke zu sich nehmen. Wer lernt, mit Belastungen gelassen umzugehen und sich selbst Ruhe und Entspannung zu gönnen, hat auch vor der Monatsblutung meistens weniger Probleme. Eine ausgewogene Ernährung mit wenig (oft überwürzten) Fertiggerichten mindert die unangenehmen Wassereinlagerungen.

Grunderkrankung / Beschwerden	Homöopathisches Mittel
Schläfrigkeit, Mattigkeit, Linderung von Hautunreinheiten bei Eintritt der Blutung, Verdrossenheit, Bekümmerung über vernachlässigte Pflichten, Depressionen mit Weinen, Verlangen nach Einsamkeit	**Cyclamen** (Alpenveilchen)
Müdigkeit, Erschöpfung, krampfende Unterleibsschmerzen, stark aufgetriebener Bauch, Blähungen, Linderung der Bauchbeschwerden durch Reiben, Wärme und Druck, starke Abneigung gegen geistige Anstrengungen	**Magnesium phosphoricum** (Magnesiumphosphat)
Entzündungen im Bereich von Rachen, Brust oder Blase vor der Monatsblutung, Nervosität, Reizbarkeit, Niedergeschlagenheit, Konzentrationsstörungen	**Senecio aureus** (Kreuzkraut)
Kopfschmerzen, Unterleibskoliken, Frösteln, Weißfluss und geschwollene, empfindliche Brüste vor der Monatsblutung, häufig Übergewicht, säuerlicher Geruch, leichtes Schwitzen, Blässe, ruhiges Temperament, zahlreiche Befürchtungen	**Calcium carbonicum** (kohlensaures Calcium)
Verlangen nach frischer Luft, kein Durst bei trockenem Mund, sanftmütig und nachgiebig	**Pulsatilla** (Küchenschelle)
Unterleibskrämpfe, die bis in die Brust ausstrahlen, häufig mürrisch und boshaft, oft „fixe" Ideen	**Cuprum metallicum** (Kupfer)
Akne, die sich im Sommer verschlimmert, Durchfall vor der Monatsblutung, Zwischenblutungen, enge Kleidung ist unangenehm, Gefühl, als ob der Kopf vergrößert wäre	**Bovista** (Sporen des Pilzes „Riesenbovist")

Hilfe für werdende Mütter – Schwangerschaft

Körperliche und psychische Veränderungen spielen in der Schwangerschaft eine große Rolle.

DIE NATURHEILKUNDE *bietet viele Möglichkeiten, wenn Frauen unter Schwangerschaftsbeschwerden leiden. Zur Verhinderung einer Fehlgeburt oder zur Vorbereitung auf die Entbindung ist die Homöopathie ebenso wirkungsvoll.*

Viele Frauen leiden in der Schwangerschaft unter Beschwerden. Ursache sind einerseits körperliche Veränderungen, andererseits spielt oftmals auch die Psyche eine wichtige Rolle. Schließlich verändert sich durch die Geburt eines Kindes das Leben einer Frau völlig. Damit sind sowohl Freude als auch Ängste verbunden. Die Ängste werden jedoch nur selten ausgesprochen und äußern sich bei manchen Frauen durch Übelkeit, Mattigkeit oder andere Beschwerden. In der Naturheilkunde versucht der Behandler sowohl die körperliche als auch die seelische Gesundheit der Frau zu stärken.

In einem ausführlichen Gespräch wird der Behandler gemeinsam mit der Patientin erkunden, welche Ursachen für ihre Beschwerden in Frage kommen. Dabei soll die Patientin folgenden Fragen nachgehen:

1. Ist meine eigene Einstellung möglicherweise Ursache für meine Beschwerden?
2. Habe ich Angst vor den Veränderungen, die das Kind in mein Leben bringt? Lehne ich das Kind insgeheim ab?

Drohende Fehlgeburt

ÄHNLICH HINTERFRAGEN *Heilpraktiker auch das körperliche und seelische Wohlbefinden einer Patientin, der eine Fehlgeburt droht oder die schon mehrere Fehlgeburten erlitten hat.*

Die Bachblütentherapie bietet eine Reihe hilfreicher Mittel für Schwangere:

- **Walnut**, *die Blüte für den Wechsel und für das Neue im Leben,*
- **Olive** *als Blüte zur kräftigenden Unterstützung,*
- **Mimulus**, *die Blüte bei Angst vor dem Verlauf der Schwangerschaft, vor der Geburt oder vor der Zukunft mit dem Kind,*
- **Willow** *wird eingesetzt, wenn eine Frau ihr Kind nicht wollte und sich als Opfer fühlt,*
- **Sweet Chestnut** *ist die Blüte für Verzweifelte.*

Homöopathie

DIE HOMÖOPATHIE bietet eine Vielzahl von Mitteln bei drohender Fehlgeburt. In erster Linie sind das Mittel, die generell die Gebärmutter stärken und kräftigen. Dabei ist zunächst **Aletris farinosa** zu nennen. Der deutsche Name dieses Mittels ist nicht bekannt; es gehört zu den Liliengewächsen. Das Mittel wird erfolgreich eingesetzt bei drohender Fehlgeburt durch Verlagerung, Senkung oder Vorfall der Gebärmutter.

Viburnum opulus, der Wasserschneeball, und **Viburnum prunifolium**, der Schwarze Hagedorn, sind ebenfalls wirksame Kräftigungsmittel. Sie werden verordnet bei drohenden Fehlgeburten, die sich durch im Rücken beginnende Schmerzen bemerkbar machen, wobei die Schmerzen um die Lenden bis zur Gebärmutter gehen und dort mit Krämpfen enden. Bei drohender Fehlgeburt mit Blutungen, insbesondere im dritten Schwangerschaftsmonat, aber auch generell in der ersten Schwangerschaftshälfte, ist **Sabina** das bestbewährte Mittel.

Secale cornutum (Mutterkorn) wird insbesondere bei Blutungen in der zweiten Schwangerschaftshälfte erfolgreich eingesetzt.

Chamomilla, die Kamille, passt besonders bei überempfindlichen Frauen, bei denen eine Gemütserregung, insbesondere Ärger, die vorzeitigen Wehen ausgelöst hat.

Kommt es auf Grund von Erkrankungen wie Anämien oder Stoffwechselstörungen zu drohenden Fehlgeburten, dann ist insbesondere die Grundkrankheit zu behandeln. Auf diese kann an dieser Stelle nicht näher eingegangen werden.

Häufig eingesetzt wird **Kalium carbonicum**, das bei konstitutionsbedingter drohender Fehlgeburt in den ersten vier Schwangerschaftsmonaten hilfreich eingesetzt werden kann.

Plumbum aceticum, das Bleiazetat, ist hilfreich bei anämischen, schwachen, mageren und vor allem auch älteren Frauen, die schon wiederholt eine Fehlgeburt erlebt haben. Schließlich wird noch **Baptisia** (wilder Indigo) erfolgreich eingesetzt bei drohender Fehlgeburt auf Grund von Depressionen, Schock, Schlaflosigkeit und Schlafentzug sowie bösartigen Fiebern.

Vor der Geburt

IN DER GEBURTSVORBEREITUNG ist das Hauptmittel **Caulophyllum**, Frauenwurzel oder auch Blauer Hahnenfuß genannt. Bei normaler Lage und normalem Körperbau des Kindes sowie der mütterlichen Beckenor-

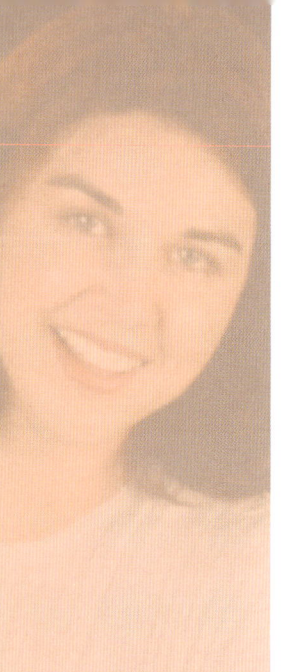

gane bewirkt dieses eine leichte und schnelle Geburt. Es kann die Wehen verstärken oder diese überhaupt erst hervorrufen. Hilfreich ist es, wenn der Muttermund äußerst starr ist und sich nicht öffnet. Oftmals klagen die Patientinnen über nadelartige Schmerzen im Muttermund.

Von **Pulsatilla**, der Küchenschelle, sagt man, dass es die normale Lage des Fötus wieder herstellen kann und Wehenschwäche vorbeugt. Vorsicht ist bei sehr niedrigen Potenzen geboten, insbesondere am Anfang der Schwangerschaft können sie eine Abortgefahr sein.

Das wichtigste Mittel bei Plazentaverhaltung ist das schon genannte Mittel **Sabina**. Auffallend sind die ausgesprochen starken Nachwehen. Ebenfalls in Frage kommen die schon genannten Mittel **Pulsatilla**, **Secale cornutum** sowie **Arnica** bei starken Nachblutungen.

Die Schwäche und die Erschöpfung nach der Geburt sowie den Verlust vieler vitaler Flüssigkeiten kann man hervorragend ausgleichen durch **China**, ein aus Chinabaum gewonnenes Mittel. China ist das Tonikum in der Homöopathie, um wieder auf die Beine zu kommen.

Grunderkrankung / Beschwerden	Homöopathisches Mittel
ständige, gefährliche Übelkeit und Erbrechen mit viel Spucken	**Tabacum** (Tabak)
Akne, Blasenstörungen und -entzündungen, schmerzhafte Brüste, Husten	**Belladonna** (Tollkirsche)
ausgeprägte Rückenschmerzen, Hämorrhoiden, Krampfadern	**Aesculus** (Kastanie)
hartnäckige Verstopfung mit austretenden Hämorrhoiden	**Collinsonia canadensis** (Grießwurz)
Verstopfung verbunden mit Gelüsten nach Kreide, Kohle, Teer oder trockener Nahrung	**Alumina** (Tonerde)
Wadenkrämpfe	**Cuprum** (Kupfer), **Veratrum album** (Weißer Nießwurz)

Mutter und Kind – Nach der Geburt

NACH EINER GEBURT *haben viele Mütter und Babys ähnliche Beschwerden, wie Brustentzündungen oder Bauchkoliken. Die Homöopathie bietet eine Vielzahl von Mitteln zur Behandlung an.*

Frisch gebackene Mütter beobachten ihr Kind und auch sich selbst sehr genau. Wie verhält sich das Baby? Klappt es mit dem Stillen? Wie ist die Verdauung des Babys? All das sind Fragen, die Frauen nach einer Entbindung bewegen. Die erhöhte Aufmerksamkeit der Frauen ist eine optimale Voraussetzung für eine homöopathische Behandlung von Beschwerden in der ersten „Babyphase". Denn um das passende homöopathische Mittel zu finden, kommt es darauf an, nicht nur das Hauptsymptom zu beobachten, sondern viele Besonderheiten des Patienten zu registrieren. Dabei können die Frauen den homöopathischen Behandler gut unterstützen.

Brustentzündung

GEFÜRCHTET SIND *bei Frauen Milchstaus und Brustentzündungen. Wird bei den ersten Anzeichen solcher Probleme jedoch gleich eine gezielte Behandlung eingeleitet, lassen sich ernsthafte Schwierigkeiten oftmals abwenden. Bei beginnender Entzündung mit Schmerzen beim Stillen, dabei scharten Stichen in den Milchkanälen, die bis zum Leib oder bis zum Rücken nahe den Schultern ausstrahlen, geben wir* **Phellandrium**. *Das ist der Wasserfenchel.*

Bei Entzündungen mit großer Empfindlichkeit und Schmerzen bei geringsten Erschütterungen sowie Schwellung und Schwere der Brüste im Wochenbett mit Milchbeschwerden geben wir **Lac Caninum** *(Hundemilch). Wichtig bei diesem Mittel: Die Schmerzen wandern und wechseln die Seiten.*

Urtica urens, *die Brennnessel, wird eingesetzt bei ungewöhnlicher oder zu starker Milchsekretion sowie Milchabsonderung außerhalb der Stillperiode und ohne Vorliegen einer Schwangerschaft. Angezeigt ist das Mittel außerdem bei Krankheitserscheinungen als Folge von unterdrückter Milchsekretion und Ausbleiben der Monatsregel. Gleichzeitig kann man die Brennnessel auch zur Förderung der Milchsekretion ein-*

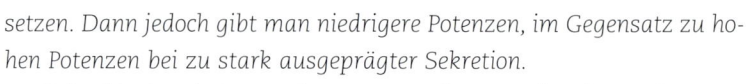

setzen. Dann jedoch gibt man niedrigere Potenzen, im Gegensatz zu hohen Potenzen bei zu stark ausgeprägter Sekretion.

Weiterhin hat bei Brustdrüsenentzündungen **Phytolacca** (Kermesbeere) eine Bedeutung. Dieses Mittel benötigen Frauen, deren Brüste hart und sehr empfindlich sind. Wenn das Kind trinkt, geht der Schmerz von der Warze auf den ganzen Körper über. Phytolacca wirkt übrigens auf alle Drüsen bei Entzündungen.

Daneben können bei Entzündungen der Brüste und der Brustwarzen die üblichen homöopathischen Entzündungsmittel gegeben werden, beispielsweise **Belladonna** oder **Phosphorus** bei rauen, rissigen Warzen, aber auch **Arnica**.

Nabelkoliken

UNTER NABELKOLIKEN versteht man anfallsweises, heftiges Bauchweh bei Kindern, eventuell von Erbrechen begleitet. Die Koliken können verschiedene Ursachen haben. Es sollte auf jeden Fall abgeklärt werden, ob organische Ursachen, eventuell eine Entzündung, Auslöser der Schmerzen sind. Das wichtigste homöopathische Mittel gegen Koliken im Bauchbereich ist **Belladonna** (Tollkirsche). Bei Belladonna-Kindern ist der Bauch sehr empfindlich gegen Berührung. Die Symptome bessern sich durch Überstreckung des Rumpfes.

Im Gegensatz dazu gibt es Kinder, die **Chamomilla** (Kamille) benötigen. Typisch für sie ist, dass sie sich unruhig hin- und herwerfen und wütend schreien. Ihre Verdauung ist äußerst übel riechend und dünnflüssig. Die Beschwerden bessern sich, wenn die Kinder herumgetragen werden.

China, aus dem Holz des Chinarindenbaumes, hilft den Kindern dann, wenn die Beschwerden periodisch auftreten. Der Bauch ist durch Gase aufgetrieben. Abgehende Blähungen helfen nicht, die Beschwerden zu bessern. Am schlimmsten sind die Beschwerden nachts.

Colocynthis ist die Coloquinte aus der Familie der Kürbisgewächse. Dieses Mittel wird verlangt, wenn die Schmerzen ganz plötzlich kommen und gehen. Unter Umständen kann Ärger den Anfall auslösen. Die Beschwerden bessern sich durch Drücken auf den Bauch, aber auch durch Zusammenkrümmen, Wärme und Ruhe. Ähnlich ist es bei **Magnesium phosphoricum** (Magnesiumphosphat). Die Kinder krümmen sich zusammen. Die Beschwerden bessern sich durch Reiben, Wärme und Druck. Sie stoßen viel auf, was sie jedoch nicht erleichtert, und haben Blähungen.

Starke Koliken finden wir auch im Arzneimittelbild von **Veratrum**

album *(Weißer Nießwurz). Die Kinder sind äußerst blass mit kalten Armen und Beinen und haben kalten Schweiß auf der Stirn.*

Die Hauptmittel bei Ablehnung gegen Muttermilch sind **Cina**, *auch ein ausgezeichnetes Wurmmittel, und* **Silicea**. *Letzteres ist auch wirksam bei Erbrechen von Muttermilch. Im Arzneimittelbild von* **Antimonium crudum** *(Grauspießglanzerz) finden wir, dass das Kind nach dem Stillen die Milch in geronnenen Klumpen erbricht, die Brust ablehnt und äußerst mürrisch ist. Das ganze wird von dauerndem Aufstoßen begleitet. Interessanterweise hilft hierbei aber auch oft etwas Baldriantee.*

Häufig klappt das Ein- und Durchschlafen bei kleinen Kindern nicht so, wie es sich die Eltern vorstellen. Auch hier kann eine homöopathische Behandlung hilfreich sein. Eine Übersicht über typische Schlafstörungen und ihre Behandlung gibt die Tabelle.

Grunderkrankung / Beschwerden	Homöopathisches Mittel
unruhiger Schlaf schreckhaftes Aufschreien, schlechte Träume, Zähneknirschen, rhythmische, aber unwillkürliche Bewegungen des Kopfes, der Arme oder Beine, Kinder brauchen Licht zum Einschlafen	**Stramonium** (Stechapfel)
nächtliches Schreien, tagsüber Ruhe	**Jalapa** (Jalapenknolle)
trotz großer Müdigkeit wollen Kinder nicht ins Bett, oft ausgeprägter Bezug zur Mutter, veränderliche Stimmung, sensibel und eigenwillig	**Ignatia**
nachts genauso lebhaft wie tagsüber	**Cypripedium** (Frauenschuh) oder **Coffea** (Kaffee)
Kinder können nicht allein einschlafen, werden oft um Mitternacht mit Angstgefühlen wach, werden im elterlichen Bett ruhig	**Arsenicum album** (Arsen)
Kinder sind nachts von 2 bis 5 Uhr wach, oft mager, schwierig im Umgang, zänkisch, zerstörungswütig	**Nux vomica** (Brechnuss)
oberflächlicher Schlaf, leicht zu wecken, Neigung zu Hautbeschwerden und zu Wundheit, Schlaflosigkeit mit Unruhe in den Beinen	**Sulfur** (Schwefel)
Schlaflosigkeit mit Unruhe in den Beinen	**Valeriana** (Baldrian) oder **Zincum** (Zink)

Die Last mit der Lust – Frigidität

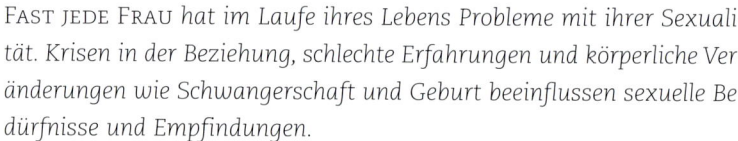

FAST JEDE FRAU hat im Laufe ihres Lebens Probleme mit ihrer Sexualität. Krisen in der Beziehung, schlechte Erfahrungen und körperliche Veränderungen wie Schwangerschaft und Geburt beeinflussen sexuelle Bedürfnisse und Empfindungen.

Weibliche Sexualität ist für männliche Wissenschaftler nur schwer
zu verstehen und zu erklären. So kam es im Laufe der Sexualforschung
zu einigen großen Irrtümern. Manchmal hat man den Eindruck, dass
sich gewisse veraltete Anschauungen über schwächer ausgeprägtes se-
xuelles Interesse und Empfinden von Frauen im Vergleich zu Männern
bis heute gehalten haben. Solche Vorurteile und die Schwierigkeit, über
Sexualität zu sprechen, machen vielen Frauen das Leben schwer.

Dass eine Patientin unter massiven sexuellen Störungen leidet,
kommt in einem Gespräch mit dem Heilpraktiker oftmals zunächst nur
am Rande zutage. Welches Ausmaß diese Störungen haben, wie sehr sie
die Lebensqualität der Frau mindern und auch ihre Ehe oder Beziehung
belasten, wird erst nach einiger Zeit offenbar. Der Heilpraktiker wird
versuchen, durch einfühlsame Fragen die Ursachen dieser sexuellen Störungen herauszufinden und dann einen Behandlungsweg vorschlagen.

Gefühlskalt?

BEEINFLUSST DURCH den Psychoanalytiker Sigmund Freud entstand
Anfang des Jahrhunderts der Begriff „Gefühlskälte" (Frigidität) für se-
xuelles Desinteresse von Frauen. Mit diesem Begriff wurden Patientinnen abgestempelt, die die geschlechtliche Vereinigung mit einem Partner
nicht als lustvoll, erregend und befriedigend erlebten. Freuds Untersuchungen gingen jedoch von falschen Standpunkten und von falschen
Vorstellungen aus. Der Psychoanalytiker erforschte nämlich, ob Frauen
ausschließlich durch das Eindringen des Penis in die Scheide zum sexuellen Höhepunkt kommen. Heute weiß man, dass diese Sichtweise viel
zu eng war. Denn Sexualität zwischen Partnern umfasst eine große
Spannbreite an Berührungen, Worten und Liebkosungen, die sich alle
auf die Erregung beider Partner, und besonders der Frau, auswirken.
Freuds Thesen wurden von amerikanischen Sexualforscherinnen in den

50er, 60er und 70er Jahren widerlegt. Inzwischen wird weibliche Sexualität differenzierter betrachtet und Störungen werden nicht mehr als naturgegeben angesehen. Folgende sexuelle Probleme sind bei Frauen recht weit verbreitet:

- Unfähigkeit, einen sexuellen Höhepunkt (Orgasmus) zu erlangen. Orgasmus-Probleme können in verschiedenen Ausrichtungen und Abstufungen beobachtet werden. Diese Abstufungen gehen von der Unfähigkeit, nur mit dem Partner nicht zum sexuellen Höhepunkt zu gelangen, über zeitweise Anorgasmie bis hin zur absoluten Orgasmusunfähigkeit, wobei die entsprechende Frau noch nie einen Orgasmus erlebt hat.
- Unterschiedliche sexuelle Bedürfnisse und Wünsche von Mann und Frau in einer Beziehung (Dyspareunie) und jede andere Art des körperlichen oder seelischen Nichtzusammenpassens von Paaren. Manchmal wird der Begriff Dyspareunie auch im Zusammenhang mit Schmerzen verwendet, die beim Geschlechtsverkehr auftreten und eine Abwehrreaktion der Frau sein können.
- Muskuläre Verkrampfung der Scheide beim Geschlechtsverkehr (Vaginismus).
- Trockenbleiben der Vaginalhaut beim Geschlechtsverkehr.

In den wenigsten Fällen sind Frauen aus organischen Ursachen gefühlskalt. Sexuelle Störungen werden vom Heilpraktiker als körperliche Reaktionen auf seelische Probleme angesehen.

Manche Frauen verlieren ganz plötzlich die Lust beispielsweise infolge von Geburten, wenn die Hormone durcheinander scheinen, ihr Körper gewaltige Veränderungen durchmacht und der Alltag durch ein Baby kräftezehrend ist. Auch in den Wechseljahren verändert sich die weibliche Sexualität.

Paar-Probleme

OFTMALS HAT EINE Patientin als Kind, junges Mädchen oder als erwachsene Frau schlechte sexuelle Erfahrungen gemacht. Partnerschaftliche Konflikte und Stress in Familie und Beruf belasten die Sexualität. Viele Frauen haben durch ihre Erziehung gelernt, dass alles Sexuelle unrein ist. Sie sind nicht richtig mit ihrem Körper vertraut, konnten nie die Fähigkeit entwickeln, sexuelle Lust zu genießen, sich mit ihren sexuellen Wünschen einem Partner anzuvertrauen. Die Franzosen nennen den

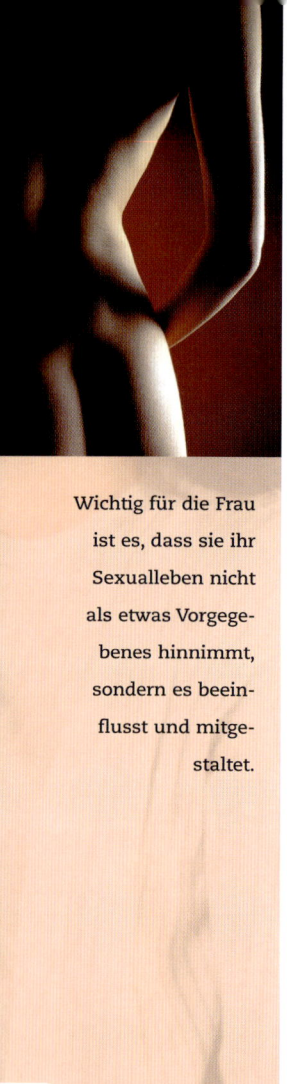

Orgasmus auch „den kleinen Tod". Für viele Menschen, besonders für viele Frauen, ist es mit Angst und Scham besetzt, sich einfach fallen zu lassen und völlig die Kontrolle über sich aufzugeben. Schließlich geistert in manchen Köpfen von Frauen und Männern immer noch die Vorstellung, Sexualität und Geschlechtsverkehr seien eine eheliche Pflicht. Solche Gedanken sind eher lusttötend als -fördernd.

Oft sprechen betroffene Frauen davon, dass es eigentlich erst die Männer sind, die ihnen ihre Sexualität zum Problem gemacht haben. Fehlende Lust und Schwierigkeiten mit dem Höhepunkt sind dann oft Reaktionen auf das Verhalten der Männer. Viele Frauen verlieren ihre sexuelle Lust, je länger sie mit ihrem Partner zusammen sind, weil sich langsam der Alltag in die Beziehung eingeschlichen hat oder unausgesprochene Konflikte zwischen den Partnern stehen.

Sexualleben neu gestalten

IM GESPRÄCH MIT einer Patientin wird der Heilpraktiker versuchen, die eigentlichen Ursachen für ihre sexuelle Störung zu finden und diese zu behandeln. Dabei wird er Naturheilverfahren einsetzen oder die Frau an einen Psycho- oder Sexualtherapeuten verweisen.

Von großer Wichtigkeit für die Frau ist es, dass sie ihr Sexualleben nicht als etwas Vorgegebenes hinnimmt, sondern es beeinflusst und mitgestaltet. Hierzu gehört es auch, dass sie lernt, ihren eigenen Körper zu entdecken, zu akzeptieren und natürlich eventuell auftretende Konflikte und Störungen mit dem Partner zu besprechen. Viele Frauen müssen erst lernen, eigene sexuelle Wünsche, Vorstellungen und Phantasien auszudrücken. Sexualtherapeuten sprechen davon, dass es für die Frau hilfreich ist, damit zu beginnen, in ihrem Alltag verstärkt eigenen Interessen und Wünschen nachzugehen und ihre Lebensgestaltung nicht nur an anderen zu orientieren. Erst dann wird sie lernen, auch ihre Gefühle frei und lustvoll zu erleben.

Wichtig für die Frau ist es, dass sie ihr Sexualleben nicht als etwas Vorgegebenes hinnimmt, sondern es beeinflusst und mitgestaltet.

Grunderkrankung / Beschwerden	Homöopathisches Mittel
unterdrücktes oder verlorengegangenes Sexualleben verbunden mit allgemeiner Erschöpfung, oft haben Patientinnen Migräne	**Onosmodium** (falscher Steinsamen)
Patientin ist erschöpft, überanstrengt, depressiv und gereizt	**Helonias bolata** (Einhornwurzel)
sexuelles Verlangen ist durch Kummer und bedrückende Erlebnisse oder Schock unterdrückt; wechselnde Stimmungen der Patientin	**Ignatia** (Ignatiusbohne)
unterdrücktes sexuelles Interesse verbunden mit Gleichgültigkeit gegenüber nahe stehenden Personen, Abneigung gegen tägliche Pflichten; große Angst vor Einsamkeit, Patientin ist reizbar, leicht gekränkt; oft sind Beckenorgane erschlafft	**Sepia** (Tintenfisch)
Trockenheit der Scheide	**Sepia** (Tintenfisch), **Natrium muriaticum** (Kochsalz)
Scheidenkrampf beim Geschlechtsverkehr, übermäßiges sexuelles Verlangen Platinum Abscheu vor Geschlechtsverkehr, Erschlaffung der Genitalien	**Agnus castus** (Mönchspfeffer)
sexuelle Störungen durch Vorfall und Verlagerung der Gebärmutter	**Sepia** (Tintenfisch), **Caulophyllum** (Frauenwurzel), **Podophyllum** (Entenfuß), **Calcium fluoratum** (Flussspat), **Silicea** (reiner Feuerstein)

Wenn die Hormone verrückt spielen – Klimakterium

ETWA ZWISCHEN DEM 45. und dem 55. Lebensjahr durchlebt eine Frau die Wechseljahre, die auch Klimakterium genannt werden. Das ist die Zeit, in der der Körper seine Fortpflanzungsfähigkeit verliert. Die Eierstöcke verlieren die Fähigkeit, Eizellen heranreifen zu lassen. Die Produktion von weiblichen Geschlechtshormonen lässt nach, hierdurch werden die Monatsblutungen schwächer, unregelmäßig, kürzer, bis sie schließlich ganz ausbleiben. Durch die hormonellen Umstellungen zeigen sich jedoch auch körperliche und seelische Reaktionen. Von den körperlichen Reaktionen sind nur zwei eindeutig im Zusammenhang mit den Wechseljahren zu sehen.

- Wallungen als Reaktion auf hormonelle Veränderungen. Die Blutgefäße reagieren mit Dehnung.
- Verminderte Elastizität und Trockenheit der Scheide.

Alle anderen Symptome wie Schwindel, Herzklopfen, Schwäche und Müdigkeit werden als Folgeerscheinungen betrachtet. Als psychische Symptome treten am häufigsten auf: Ängste, Depressionen, Nervosität und Gereiztheit. Oftmals treten Ängste im Zusammenhang mit der hormonellen Umstellung dadurch auf, dass die betroffenen Frauen überhaupt nicht wissen, was in ihrem Körper vor sich geht. Untersuchungen haben gezeigt, dass die Symptome sich häufig allein dadurch verändern und verbessern, dass Frauen wissen, was in ihrem Körper vor sich geht. Neben der Schwierigkeit der Umstellung auf die neue Lebensphase, in der die Frau keine Kinder mehr bekommen kann, befürchten viele Frauen auch den Verlust ihrer sexuellen Lust. Tatsächlich ist es aber so, dass die sexuelle Lust häufig zunimmt. Bedingt erstens durch höhere Androgenkonzentration und zweitens dadurch, dass sie keine Angst mehr vor ungewollter Schwangerschaft haben müssen, und drittens empfinden viele Frauen das Wegfallen ihrer Monatsblutung als sehr erleichternd. Dethlefsen und Dahlke schreiben in ihrem Buch KRANKHEIT ALS WEG, dass die Wallungen im übertragenen Sinne zu sehen wären als sexuelle Hitze, als Ausdruck dessen, dass mit dem Ende der Regelblutung nicht die weibliche Sexualität verloren geht. Frau zeigt, dass sie noch „heiß" ist.

Neben den körperlichen Veränderungen stellen sich auch soziale Faktoren ein, die das Leben schwierig machen. Oftmals ist es die Zeit, in der die Kinder das Haus verlassen, gegebenenfalls werden die eigenen Eltern pflegebedürftig oder sterben. Oft hat auch der Partner Schwierigkeiten mit seinem Alter und schwierig wird es auch, auf dem Arbeitsmarkt einen Platz zu bekommen. Einsamkeit, Leere durch fehlende Aufgaben können die Folge sein. Hinzu kommt, dass wir in einer Gesellschaft leben, in der Jungsein „in" ist. Milliarden werden dafür ausgegeben, dem Alter entkommen zu können, um sich zumindest äußerlich das Jungsein zu bewahren. Auch im Supermarkt werden uns nur die auf Hochglanz getrimmten Äpfel angeboten, unabhängig davon, was sie an Nährstoffen und Inhaltsstoffen enthalten. Schon angeschrumpelte Äpfel, egal wie gut sie auch schmecken, werden meistens an die Seite gelegt.

Der Heilpraktiker hält Alternativen zu Beruhigungsmitteln, Antidepressiva und Hormongaben bereit, die häufig vom Arzt während der Wechseljahre verschrieben werden. Die **Homöopathie** hält eine Vielzahl von Mitteln bereit, von denen ich die Wichtigsten kurz besprechen möchte. Zur Auswahl des individuellen Mittels stellt der Heilpraktiker insbesondere folgende Fragen:

1. In welchen Bereichen ist die Hitze zu spüren?
2. Verfärbt sich die Haut?
3. Ist die Hitze mit Schwitzen oder Trockenheit verbunden?
4. Wie ist die Stimmung: ausgeblichen oder reizbar, ängstlich, traurig?
5. Fühlen Sie sich schwach und kraftlos?
6. Sind Sie energievoll oder wird alles zu viel?
7. Wie ist es mit Appetit und Durst bzw. Heißhunger auf bestimmte Lebensmittel bestellt?
8. Zu welchen Tageszeiten und bei welchem Wetter geht es Ihnen am besten bzw. schlechtesten?
9. Wie vertragen Sie Hitze, geschlossene Räume, Sonne, Kälte?
10. Beschreiben Sie die Beschaffenheit körperlicher Ausscheidungen wie Stuhl, Blut oder Schweiß.

Eines der homöopathischen Hauptmittel ist **Sepia**, vom Tintenfisch gewonnen. Folgende Symptome: Hitze mit Schweiß, auch nachts. Patientin fühlt sich wie mit warmem Wasser übergossen. Wichtig: Die Hitze steigt von unten nach oben. Nach der Hitze frösteln und blasses Gesicht. Stimmung gleichgültig und abweisend insbesondere gegen ansonsten geliebte Personen wie Familienmitglieder, Partner oder Kinder. Patientin ist leicht gekränkt, neigt zu Depressionen, weint beim Erzählen ihrer Probleme. Abneigung gegen Geschlechtsverkehr, Trockenheit der Scheide, das Gefühl, die Unterleibsorgane würden nach unten drängen und Patientin müsse die Beine kreuzen, um ein Herausfallen zu verhindern.

Lachesis (Gift der Grubenotter): Häufige Hitzewallungen. Das Gesicht ist dabei gerötet. Enge Räume und Sonneneinstrahlung sind unerträglich, ebenso enge Kleidung. Auch die Haut ist empfindlich, mag keine sanfte Berührung, festes Anfassen ist aber gut. Die Stimmung ist sehr sprunghaft, sehr gereizt, misstrauisch, eifersüchtig. Lachesis-Patientinnen ist ihr eigenes Redebedürfnis oft unangenehm, doch scheint eine unsichtbare Macht sie zu drängen zu reden. Besser geht es meistens an der frischen Luft sowie beim Einsetzen von Blutungen. Alkohol wird nicht mehr vertragen, zudem fühlt die Patientin sich am schlechtesten morgens nach dem Schlaf.

Cimicifuga (Wanzenkraut): Depressionen, Migräne, Arthrosen und Rheuma während der Wechseljahre. Nervöse Erregbarkeit, Ohnmachtsanfälle, reizbar und schlaflos. Bei diesem Mittel werden die Beschwerden schlimmer beim Einsetzen von Blutungen. Je stärker die Blutung, umso schlimmer die Beschwerden.

Sanguinaria canadensis (Kanadische Blutwurz): Hitze mit Brennen der Hände und Sohlen und unter Umständen anderer Stellen des Körpers. Besserung durch Ausziehen der Kleidung. Oft ätzender, brennender Ausfluss. Die Brüste sind schmerzhaft vergrößert, die Schleimhäute trocken, das Geruchsempfinden ist überempfindlich. Die Beschwerden sind schlimmer auf der rechten Seite, zum Beispiel Migräne.

Sulfur: Hitze von Kopf, Händen und Füßen. Brennende Haut, gerötete wunde Körperöffnungen. Übel riechender Schweiß und andere Absonderungen, Katzenschlaf. Morgens um 11 Uhr: Schwäche mit Heißhunger, insbesondere auf Süßes. Große Vergesslichkeit. Patientinnen erscheinen in dieser Zeit oft selbstsüchtig und rücksichtslos, vernachlässigen ihren Körper (Waschen und Kleidung) und sind uninteressiert an geschäftlichen Angelegenheiten. Oft sind die Betroffenen kindisch launenhaft. Bettwärme und Alkohol verschlimmern die Beschwerden. Besser geht es bei trockenem, warmem Wetter.

Folgende **Bachblüten** können Ihnen helfen:
- **Cherry Plum**: Wenn Sie sich den Wallungen hilflos ausgeliefert fühlen.
- **Holly**: Bei Eifersucht, Misstrauen, gereizter Stimmung.
- **Honeysuckle**: Wenn Sie sich nach früheren Zeiten sehr stark zurücksehnen.
- **Impatiens**: Wenn Sie ständig explodieren, auch bei häufigen Wallungen.
- **Mustard**: Bei Depressionen.
- **Olive**: Wenn Sie sich ausgelaugt und erschöpft fühlen.
- **Scleranthus**: Bei sprunghafter Stimmung.
- **Walnut**: Um den Wechsel zu erleichtern.
- **Willow**: Wenn Sie sich in dieser Zeit schwer vom Schicksal gebeutelt fühlen.

Natürlich sind die Wechseljahre keine Krankheit, sondern es handelt sich um einen natürlichen und biologischen Vorgang, in dem körperliche, seelische und soziale Veränderungen stattfinden. Jedoch wird dieser biologische Vorgang unter Umständen krisenhaft erlebt. Die Symptome können uns Aufschluss geben über die Art des Konfliktes und zeigen, wie Weiblichkeit, Sexualität und Frauenrolle erlebt und gesehen werden. Die Symptome sind Symbole und Hinweise auf das der Frau innewohnende Potenzial, das möglicherweise negativ erlebt wird. Jedes der Symptome ist auch Aufforderung, dieses Potenzial zu entfalten und die wahre Frau in sich zu entdecken.

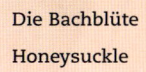

Die Bachblüte Honeysuckle

Die Symptome können uns Aufschluss geben über die Art des Konfliktes und zeigen, wie Weiblichkeit, Sexualität und Frauenrolle erlebt und gesehen werden.

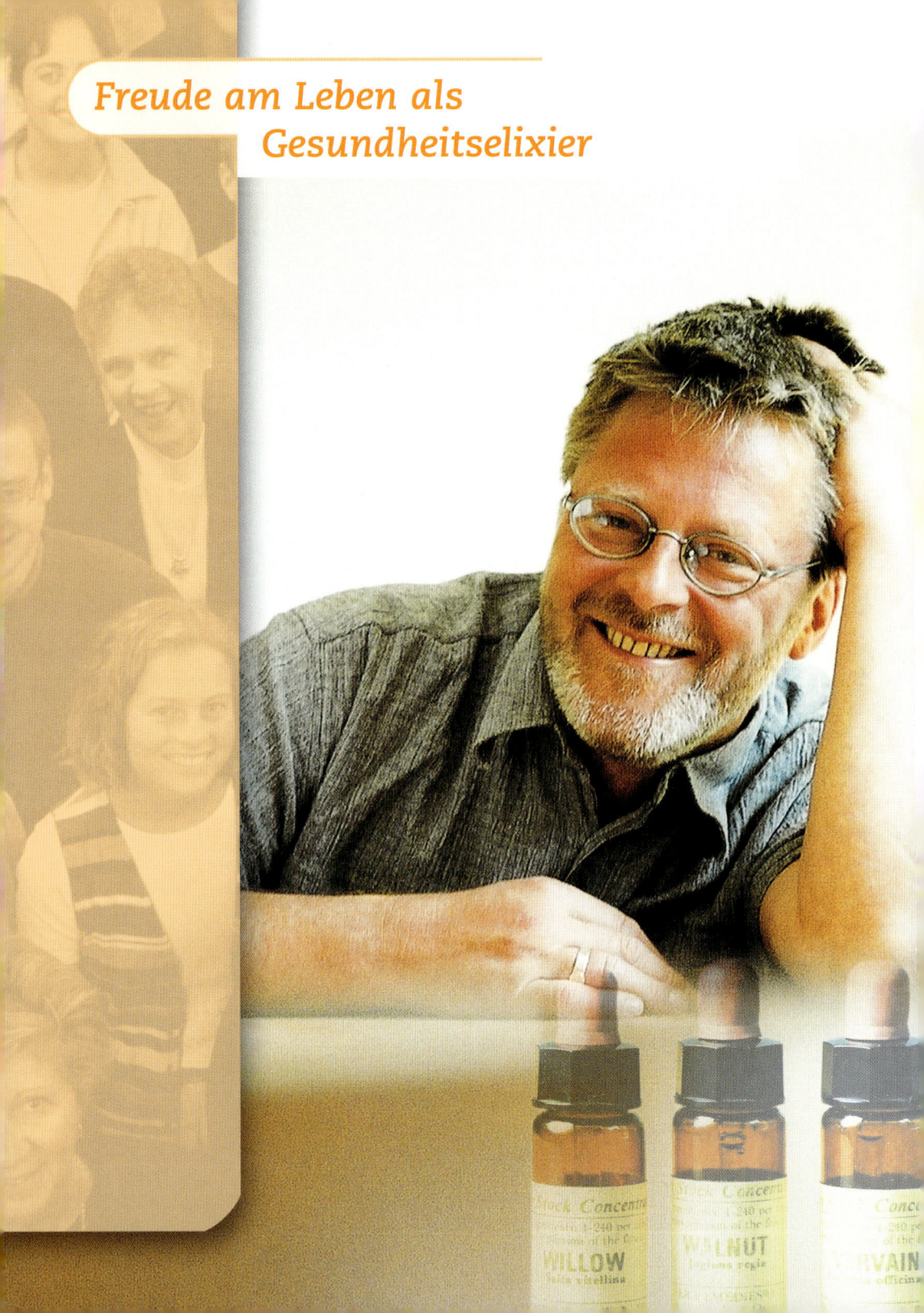

Freude am Leben als Gesundheitselixier

Heute schon gelacht?

LACHEN IST DIE BESTE Medizin, sagt der Volksmund. Viele Heilpraktiker und Ärzte stimmen dieser Ansicht zu. Deshalb finden Humor- und Lachtherapien immer mehr Verbreitung.

Nur 6 von 1440 Minuten eines ganzen Tages verbringt der Durchschnitts-Deutsche laut Statistik mit Lachen. Das ist viel zu wenig, sagen viele Ärzte und Wissenschaftler. Doch scheint die allgemeine Missmutigkeit wohl ein Ausdruck unserer Zeit zu sein. Der Mensch von heute vergisst häufig, was es alles gibt, über das man lachen und sich freuen kann. Heutzutage ist es „in", sich über Dinge zu ärgern und zu sorgen.

Dabei ist Lachen für uns Menschen lebenswichtig. Es hat eindeutig einen positiven Einfluss auf verschiedene Systeme unseres Organismus. Daher lassen sich Humor und Lachen auf verschiedene Art und Weise auch zur Behandlung von Krankheiten und zur Förderung des Wohlbefindens einsetzen.

Ein relativ bekanntes Beispiel dafür sind die so genannten Medizin- oder Klinikclowns. In bunter Kostümierung und Bemalung besuchen die Clowns kranke Kinder in Kliniken. Durch Späße, Witze und komische Spiele, Tricks und lustige Kunststücke werden die Kinder vom Klinikalltag und ihren Schmerzen abgelenkt. Sie lernen eine Möglichkeit kennen, sich auf humorvolle Weise mit ihrer Situation auseinanderzusetzen. Das tut vielen kleinen Patienten sichtlich gut.

Auch in der Krankenpflege zu Hause ist es wichtig, humorvolle Situationen zu schaffen. Mit kranken Kindern gelingt dies recht leicht, beispielsweise durch eine improvisierte Vorstellung des Kasperltheaters. Kranke Erwachsene sind dagegen wesentlich schwerer zum Lachen zu bringen.

Stärkt das Immunsystem

WENN MENSCHEN herzhaft lachen, werden sie nicht nur von ihrem Kummer abgelenkt und entspannen sich. Auch das Immunsystem profitiert von Heiterkeits-Ausbrüchen. Lachen kann nicht nur jeden Menschen erreichen, sondern es kann letztendlich in unserem Körper jede

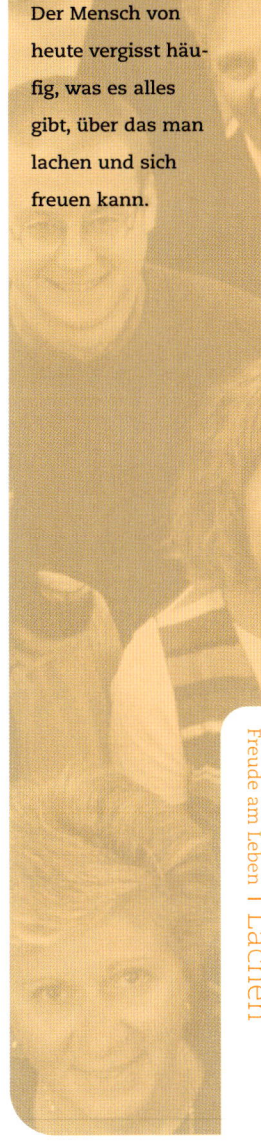

Der Mensch von heute vergisst häufig, was es alles gibt, über das man lachen und sich freuen kann.

Freude am Leben | Lachen

einzelne Zelle erreichen. Lachen regt die weißen Blutkörperchen, die Lymphozyten an, die für die körpereigene Abwehr von Krankheitserregern zuständig sind. Außerdem soll Lachen die Bildung von Endorphinen, den Glückshormonen, fördern und Stresshormone abbauen.

Lachen hilft bei vielen Erkrankungen, wie hohem Blutdruck, Herzerkrankungen, Angstzuständen, Depressionen, Schlafstörungen, nervösen Störungen, Magengeschwüren, Allergien und sogar bei Krebs.

Große Hoffnung auf die positiven Wirkungen des Lachens setzt beispielsweise Englands staatlicher Gesundheitsdienst. Dort werden Millionenbeträge aufgewendet, um Patienten in den Krankenhäusern zum Lachen zu bringen. Und das nicht aus Spaß, sondern mit dem Hintergedanken, den Genesungsprozess zu verkürzen, damit die Patienten früher entlassen werden können.

Lachen in der Gruppe

WIE SO EINE LACHTHERAPIE aussehen kann, zeigt ein Blick nach Indien. Dort hat Dr. Mandam Kataria eine Yoga-Lachtechnik entwickelt, das so genannte Hasya-Yoga. Dazu treffen sich Menschen morgens in Gruppen im Park. 20 Minuten wird unter Anleitung des Arztes gelacht, ohne dass allerdings Witze erzählt werden.

Die Lachtherapie beginnt mit einer Atemübung. Dann wird der Lachruf „Ho-Ho-Ha-Ha" in verschiedenen Lautstärken gerufen und geschrieen. Danach folgen anregende Übungen, beispielsweise herzhaftes Lachen, stilles Lachen, wohlwollendes Lachen, tanzendes Lachen, Cocktail-Lachen und aufschwingendes Lachen. Teilnehmer dieser Lachtreffen erzählen, dass sie sich nach der morgendlichen Lachübung den ganzen Tag gut fühlen würden.

Inzwischen gibt es in Indien weit über 100 Lachclubs. Gut anwenden lässt sich diese Art der Therapie nach Erfahrung von Dr. Mandam Kataria in Schulklassen. Seit die Kinder jeden Morgen den Unterricht mit Lachen beginnen, geht es bei ihnen den ganzen Tag über viel harmonischer zu.

Mittlerweile gibt es in vielen Ländern so genannte Lachclubs. Auch im deutschsprachigen Raum werden sie gegründet.

Sorgen wegkichern

WER GESUND LEBEN WILL, sollte einer Studie zu Folge täglich mindestens 20 Minuten lang gute Laune haben und lachen. So schwierig es

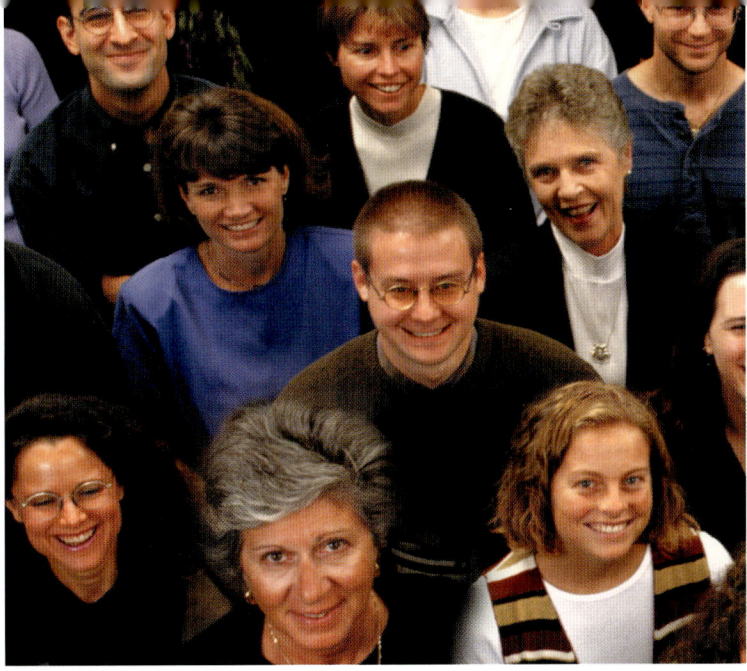

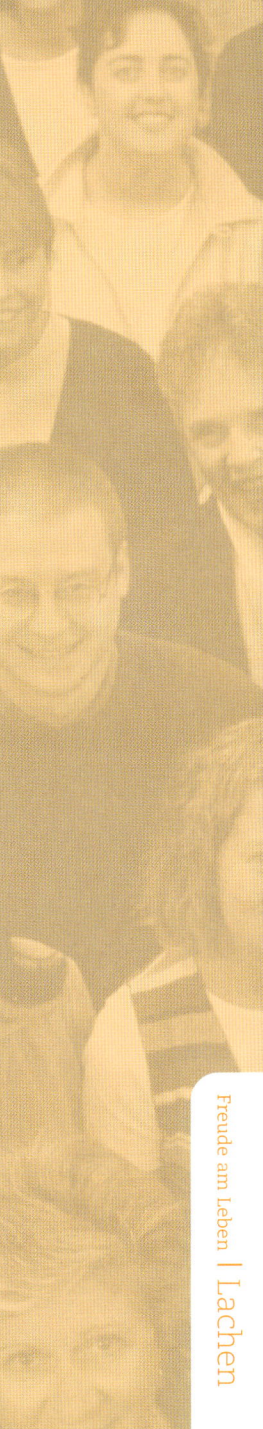

auch scheint: Wichtig ist es, sich die Sorgen des Alltags von der Seele zu kichern. Es kann schon helfen, sich einen lustigen Film anzuschauen oder eine Komödie im Theater. Man kann sich allerdings auch vor den Spiegel stellen und versuchen, sich selbst anzulächeln. Wissenschaftler haben herausgefunden, dass die typische Lachmimik über die Gesichtsmuskeln die Botschaft an das Gehirn sendet, ein Wohlgefühl zu erzeugen, ungeachtet dessen, in welcher Verfassung man gerade ist. Genutzt wird dieser Effekt übrigens auch beim professionellen Gesang: Mit einem leichten Lächeln auf den Lippen kommen die einzelnen Töne viel weicher und gefühlvoller als beim Singen mit trauriger oder ausdrucksloser Miene. Einen interessanten Weg der Lachbehandlung hat das Deutsche Institut für provokative Therapien eingeschlagen. Hier werden vor allem Menschen mit starken Minderwertigkeitsgefühlen oder Hemmungen behandelt. Normalerweise werden diese Patienten von ihrer Umwelt mit einer Mischung aus Mitleid, Verachtung oder Spott behandelt. In der Humorbehandlung übersteigern die Therapeuten die Leiden der Patienten bis ins Groteske. Dabei lernen die Patienten, über sich selbst zu lachen.

Humortherapeuten in anderen Ländern haben mit diesen Übersteigerungen ebenfalls gute Erfolge erzielt. Der amerikanische Arzt Patch Adams hat eine besondere Methode entwickelt. Wenn er ein Hospiz für

Schwerkranke besucht, dann am liebsten als Engel samt Harfe verkleidet. Er stellt sich dann den todkranken Patienten als bevorstehende Attraktion vor. Über den „Nutzen" dieser Art von Galgenhumor mögen die Meinungen auseinander gehen. Doch ist es so, dass Lachtherapeut Adams in den USA bereits eine so große Nummer ist, dass Hollywood ihn für den Film entdeckt hat. Der Streifen mit dem Titel „Patch Adams" mit Robin Williams wurde für einen Oscar nominiert.

„Heiliges Lachen"

Für uns Deutsche ist es schon fast lächerlich, wie Amerikaner und Kanadier mit der Lachtherapie umgehen. Hunderttausende schwören auf „Holy Laughter", das heitere Lachen. Sie gehen in die Kirche, um Tränen zu lachen. Der Siegeszug der Lachgottesdienste begann etwa 1987 in den USA und in Kanada. Ein Pastor bringt in seiner Kirche nahe dem Flughafen jeden Abend und sonntags sogar zweimal die Kirchgänger zum Lachen. Die glucksenden Gläubigen wälzen sich japsend auf dem Boden, sie bellen, quieken oder stoßen andere merkwürdige Laute aus, während ihre Gliedmaßen unkoordiniert zucken. Und die Anhänger dieser frommen und freudigen Tätigkeiten schwören, die Lachkrämpfe hätten ihr Leben verändert. Sie wurden von Ängsten und Sorgen befreit, erlebten spirituelle und religiöse Erfahrungen. Der Pfarrer beschäftigt inzwischen viele Angestellte, setzt weltweit Missionare ein und verdient viel Geld mit seinen Lachgottesdiensten.

Zum Schluss noch eine lustige Geschichte aus Japan: Der am meisten verehrte Heilige von Japan zog sein ganzes Leben lang durch das Land, soll niemals gesprochen, sondern nur gelacht haben. Er stellte sich in den Orten auf den Marktplatz und fing an zu lachen. Ohne auch nur ein Wort zu sprechen, half er den Menschen, veränderte ihre Stimmung und machte sie glücklich.

Singen hebt die Stimmung

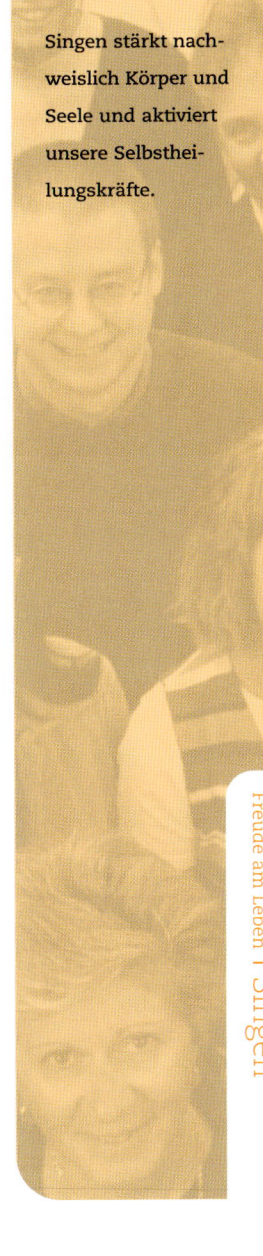

SINGEN MACHT FREUDE. Und es kann sogar heilende Wirkung haben. Denn unsere seelische Stimmung lässt sich durch Singen positiv beeinflussen. Auf die eigene Stimme zu hören, kann außerdem ein Weg sein, verstummte „Saiten" unseres Wesens wieder zum Klingen zu bringen.

Viele Menschen singen, wenn sie fröhlich und unbeschwert sind. Andere singen in Chören, um Gemeinschaft zu spüren und anspruchsvollere Lieder einzuüben.

Auch in der Naturheilkunde hat das Singen große Bedeutung. Die meisten Menschen kennen Situationen, in denen das Singen ihnen geholfen hat, mit Leid und Kummer leichter fertig zu werden. Schon der Volksmund rät: „Drückt's dich wo, sing dich froh!" Wie tröstend war es, wenn unsere Mutter am Krankenbett saß und uns ein Lied sang! Sie wusste, dass ihr Singen uns helfen würde, uns zu beruhigen, einzuschlafen und gesund zu werden. Und wenn wir uns als Kinder im Dunkeln fürchteten, dann brauchten wir nur zu singen oder zu summen, und schon fassten wir wieder Mut. Manche von uns haben auch die Erfahrung gemacht, dass schwere körperliche Arbeit mit einem Lied auf den Lippen leichter wird. Ein afrikanisches Sprichwort lautet sogar: „Eine Frau, die nicht singt, arbeitet nicht viel."

Viele verlieren das Singen

WENN WIR EINMAL auf die Traditionen unserer Vorfahren zurückblicken, dann sehen wir, dass das Wissen um die Bedeutung des Singens für den Menschen uralt ist. In allen Völkern der Welt hatte das Singen seit jeher wichtige körperliche, seelische und vor allem auch soziale Aufgaben. Singen war lebendige Alltagskultur. Es begleitete die Menschen auf ihrem gesamten Lebensweg – vom Wiegenlied bis zur Totenklage. In Griechenland werden heute noch bei Begräbnissen die Klageweiber gerufen. Ihr Gesang soll den Trauernden helfen, mit dem Schmerz leichter fertig zu werden. Bei einigen Naturvölkern werden sogar noch heilende Gesangsrituale durchgeführt. Den modernen, westlichen Industriekulturen scheint das Alltagssingen allerdings mehr und mehr verloren zu ge-

Singen stärkt nachweislich Körper und Seele und aktiviert unsere Selbstheilungskräfte.

Freude am Leben | Singen

hen! Speziell in Deutschland hat der Missbrauch des Singens für nationalsozialistische Propaganda-Zwecke im Zweiten Weltkrieg ein Misstrauen vieler Menschen gegenüber dem Singen ausgelöst. In den 60er Jahren wurde es aus dem Musikunterricht weitgehend gestrichen und heute stellen Kindergärtnerinnen und Pädagogen besorgt fest, dass viele Kinder nicht mehr singen wollen oder können. Aber auch die Erwachsenen kaufen sich lieber eine CD, als selbst ein Lied zu singen. Wir brauchen doch nur einmal in eine Kirche zu gehen: Wie viele kennen die Lieder noch? Und wie viele Jugendliche bleiben diesem Ort fern – nicht zuletzt, weil sie die Kirchenlieder als unzeitgemäß empfinden?

Stärkt Selbstheilungskräfte

GEHT UNS MIT dem Singen nicht eine wichtige Quelle der Freude, der Gemeinschaft, aber auch des körperlichen und seelischen Gleichgewichts verloren? Ist es sinnvoll, die altüberlieferte Singkultur unserer Vorfahren wiederaufzunehmen und weiterzuentwickeln? Mit diesen Fragen beschäftigt sich der münstersche Forscher und Psychologe Dr. Karl Adamek. In seiner Forschungsarbeit SINGEN ALS LEBENSHILFE hat er erstmals wissenschaftlich nachgewiesen, dass Singen ein „Gesundheitserreger" ist: Schon 20 Minuten Singen am Tag stärkt nachweislich Körper und Seele, aktiviert unsere Selbstheilungskräfte.

Die Durchblutung der Organe wird gefördert, durch Anregung der Blut- und Lymphgefäße werden die Versorgung und Entgiftung des Körpers begünstigt, Verspannungen lösen sich. Das Singen hilft uns außerdem, belastende Situationen wie Angst, Trauer oder Stress besser zu bewältigen. Aus dem Gleichgewicht geratene körperliche, seelische und geistige Kräfte werden wieder in Einklang gebracht.

Der Ton macht die Musik

„UNSERE SEELISCHE Stimmung", so Adamek, „schlägt sich, wie das Wort schon sagt, in unserer Stimme nieder. Wir hören, ob jemand traurig ist oder glücklich. Umgekehrt können wir durch unsere Stimme unsere Stimmung beeinflussen. Wir können uns durch Singen im wahrsten Sinne des Wortes umstimmen: Aus Traurigkeit kann Freude werden, aus Müdigkeit und Mutlosigkeit Kraft und Tatendrang."

Um Menschen den Weg zum Singen als Kraftquelle wieder zu eröffnen, hat Adamek zusammen mit der Musiktherapeutin Carina Eckes die Orpheusik-Stimmklangsynergetik entwickelt. Darunter ist Singen zum

Zweck der Selbstentfaltung und Selbstheilung zu verstehen, aber auch zum Zweck der Unterstützung anderer Menschen in Lebenssituationen wie zum Beispiel Krankheit oder Trauer. Im Mittelpunkt der Orpheusik steht das „Lauschende Singen".

„Beim Lauschenden Singen", so erklärt Adamek, „geht es nicht so sehr darum, gut oder richtig zu singen, sondern vor allem darum, aufmerksam auf den Klang der eigenen Stimme und die darin verschlüsselten Botschaften zu horchen. Denn unsere Stimme ist ein Spiegel der Seele. Wenn wir in sie hineinlauschen und ihr Gehör schenken, können wir verstimmte oder sogar verstummte ‚Saiten' unseres Wesens wieder zum Klingen bringen."

Das „Lauschende Singen", davon konnte ich mich beim Besuch eines Seminars bei Karl Adamek und Carina Eckes selbst überzeugen, ist ein außerordentlich freudvoller, effektiver und vor allem erlernbarer Weg der Selbstbegegnung und Selbstheilung. Aber auch das gemeinsame Singen mit anderen und der liebevoll geschützte Raum des Seminars sind wertvolle Erfahrungen. Die Kraft des Gesangs, so bestätigten mir andere Seminarteilnehmer, kann nachhaltig in den Lebensalltag einfließen und dort zu grundlegenden positiven Veränderungen führen.

Viele Gelegenheiten

Es GIBT VIELE Orte und Gelegenheiten zum Singen. Das Singen könnte auch uns wieder auf unserem Lebensweg begleiten – von der Geburtsvorbereitung und -hilfe bis hin zur Sterbebegleitung. Das hängt einzig von unserer Entscheidung ab. Gehören Sie auch zu den Menschen, die auf ihrem Lebensweg das Singen verloren haben? Singen Sie doch wieder einmal nur für sich selbst, bringen Sie sich ein Ständchen und Sie werden spüren, dass der Gesang Ihr Herz berührt. Singen Sie wieder gemeinsam mit anderen und Sie werden erleben, dass Gesang verbindet und die Menschen in friedlichen Einklang miteinander bringt. Singen Sie mit Ihren Kindern, denn als Eltern sind Sie die erste und wichtigste Instanz für die Entwicklung der Singfähigkeit Ihrer Sprösslinge. Singen Sie für Ihr ungeborenes Baby, denn Ihr Stimmklang kann die Entwicklung Ihres Kindes nachweislich bereits im Mutterleib positiv beeinflussen. Singen Sie für Menschen, die Ihren Beistand brauchen. Singen Sie wieder einmal in der Natur und erleben Sie, wie Sie wieder eins werden mit der Schöpfung.

Übersicht Bachblüten

Die Bachblüten sind im Text – wie üblich – im englischen Original wiedergegeben. Hier finden Sie die deutsche Bezeichnung und eine kurz gefasste Beschreibung, der „negativen Seelenzustände", mit denen die Bachblüten korrespondieren.

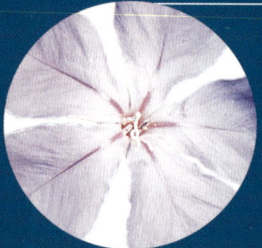

Cerato
(Bleiwurz)
Bei zu geringem Selbstvertrauen; man vertraut seiner eigenen Meinung nicht.

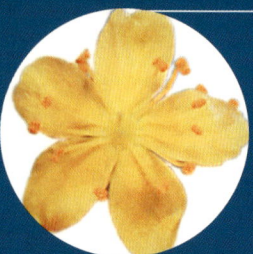

Agrimony
(Odermennig)
Man versucht, quälende Gedanken hinter einer Fassade von Fröhlichkeit zu verbergen.

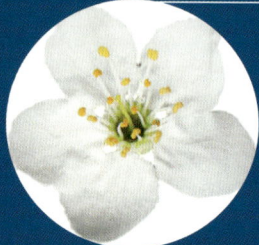

Cherry Plum
(Kirschpflaume)
Es fällt schwer, innerlich loszulassen. Bei unbeherrschten Temperamentsausbrüchen.

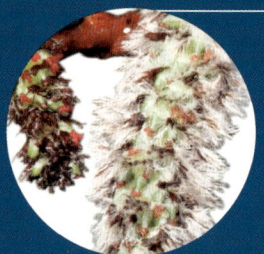

Aspen
(Zitterpappel)
Bei vager Angst, unerklärlicher Furcht vor drohendem Unheil.

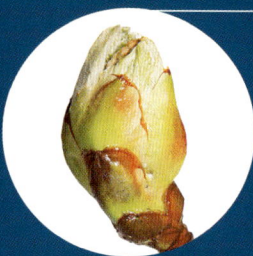

Chestnut Bud
(Rosskastanienknospe)
Bei Unfähigkeit, aus den eigenen Fehlern zu lernen und Erfahrungen zu verarbeiten.

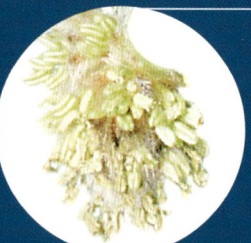

Beech
(Rotbuche)
Man verurteilt andere mitleidslos, ist überkritisch und intolerant.

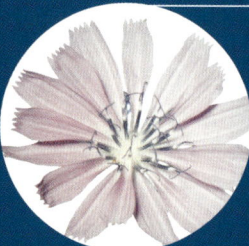

Chicory
(Wegwarte)
Bei Selbstmitleid; wenn man seinen Willen nicht bekommt, sich vernachlässigt fühlt.

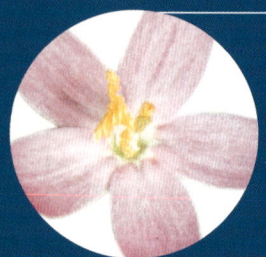

Centaury
(Tausendgüldenkraut)
Bei Unfähigkeit, Nein zu sagen; bei Willensschwäche.

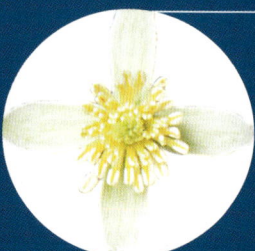

Clematis
(Weiße Waldrebe)
Man ist mit den Gedanken woanders; für Tagträumer.

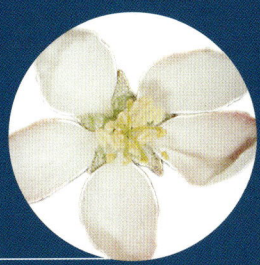

Heather
(Schottisches Heidekraut) Man ist selbstbezogen, braucht aber viel Publikum.

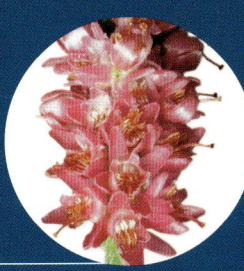

Larch
(Lärche) Bei Minderwertigkeitskomplexen, Mangel an Selbstvertrauen.

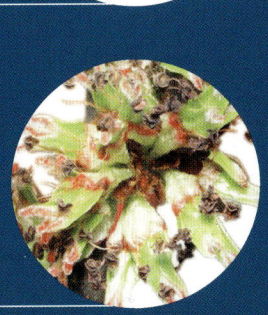

Gorse
(Stechginster) Man ist ohne Hoffnung, hat resigniert, „Alles hat keinen Sinn mehr."

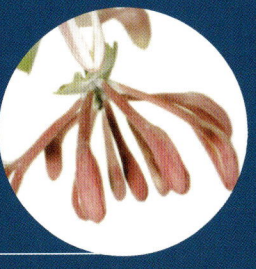

Impatiens
(Drüsentragendes Springkraut) Bei Ungeduld, Gereiztheit, überschießenden Reaktionen.

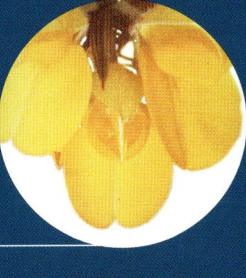

Gentian
(Herbstenzian) Bei Skepsis, Zweifeln, Pessimismus; man wird leicht entmutigt.

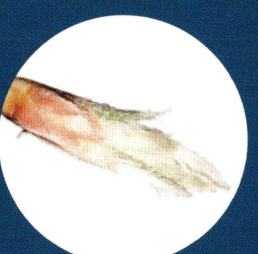

Hornbeam
(Weißbuche) Man glaubt, die täglichen Pflichten nicht bewältigen zu können, schafft es aber doch.

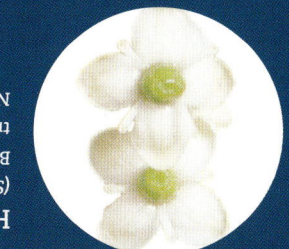

Elm
(Ulme) Man glaubt, seinen Aufgaben vorübergehend nicht gewachsen zu sein.

Honeysuckle
(Geißblatt/Jelängerjelieber) Bei Sehnsucht nach der Vergangenheit, Bedauern über Vergangenes, Flucht aus der Gegenwart.

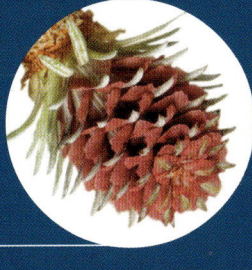

Crab Apple
(Holzapfel) Bei einem Gefühl von innerlicher oder äußerlicher Unreinheit, Beschmutzung.

Holly
(Stechpalme) Bei Eifersucht, Misstrauen, Hass- und Neidgefühlen.

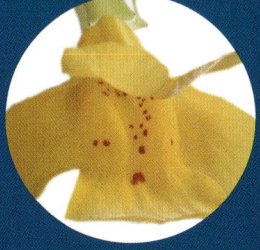

Mimulus
(Gefleckte Gauklerblume)
*Bei Schüchternheit,
Furcht, vielen kleinen
Ängsten.*

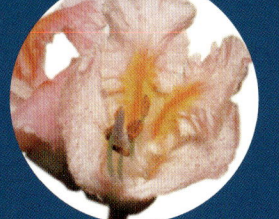

Red Chestnut
(Rote Kastanie)
*Man ist mehr um andere
besorgt als um sich.*

Mustard
(Wilder Senf)
*Man ist ohne erkennbare
Ursache plötzlich
tieftraurig.*

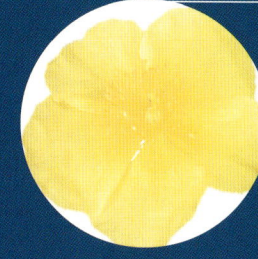

Rock Rose
(Gelbes Sonnenröschen)
*Bei innerer Panik,
Angstzuständen,
Terrorgefühlen.*

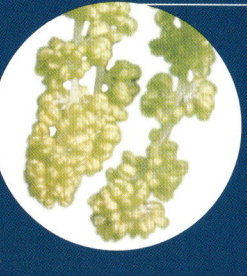

Oak
(Eiche)
*Man ist niedergeschlagen
und erschöpft, gibt aber
nicht auf.*

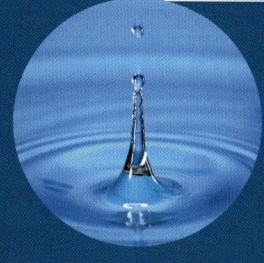

Rock Water
(Wasser aus heilkräftigen
Quellen)
*Man ist hart gegen sich,
hat zu strenge Ansichten.*

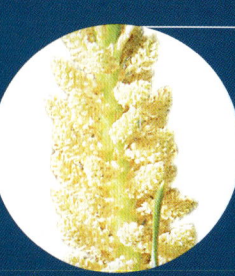

Olive
(Olive)
*Bei Erschöpfung und
Kraftlosigkeit.
„Alles ist zu viel."*

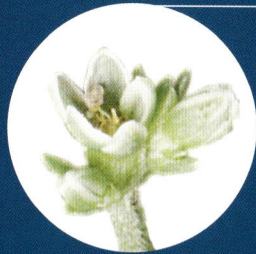

Scleranthus
(Einjähriger Knäuel)
*Bei Unschlüssigkeit,
Sprunghaftigkeit und
innerer Unausgegli-
chenheit.*

Pine
(Schottische Kiefer)
*Man macht sich Vor-
würfe, hat Schuldgefühle.*

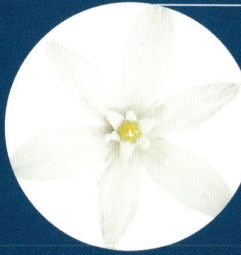

Star of
Bethlehem
(Doldiger Milchstern)
*Der Seelentröster. Nach
körperlichen oder seeli-
schen Schocks.*

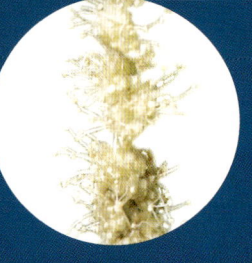

Sweet Chestnut
(Edelkastanie)
Bei innerer Ausweg-
losigkeit, tiefer Verzweif-
lung. Man glaubt, die
Grenzen seien erreicht.

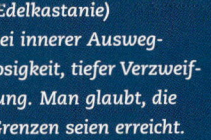
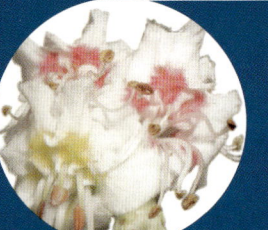

White Chestnut
(Weiße Kastanie)
Gedanken kreisen unab-
lässig im Kopf, man führt
darüber Selbstgespräche.

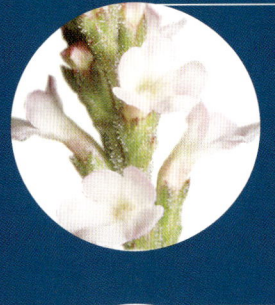

Vervain
(Eisenkraut)
Man ist reizbar,
fanatisch, treibt Raubbau
mit seinen Kräften.

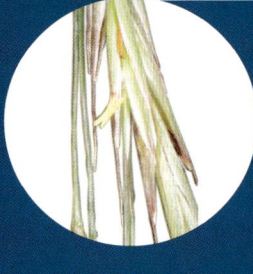

Wild Oat
(Waldtrespe)
Bei innerer Unzufrieden-
heit, Unklarheit über
Ziele; man findet die
Lebensaufgabe nicht.

Vine
(Weinrebe)
Für starke Persönlich-
keiten, die dominierend
und ehrgeizig sind.

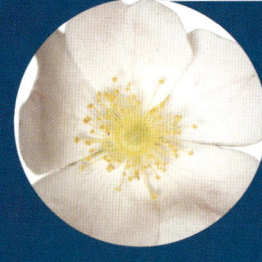

Wild Rose
(Heckenrose)
Bei Apathie, Teilnahms-
losigkeit, innerer Kapitu-
lation.

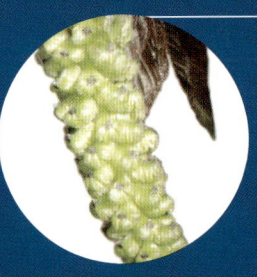

Walnut
(Walnuss)
Man ist leicht verunsi-
cherbar, wankelmütig in
Phasen des Neubeginns.

Willow
(Gelbe Weide)
Bei Verbitterung, Groll;
man fühlt sich als Opfer
des Schicksals.

Water Violet
(Sumpfwasserfeder)
Man zieht sich innerlich
zurück, fühlt sich dabei
den anderen überlegen.

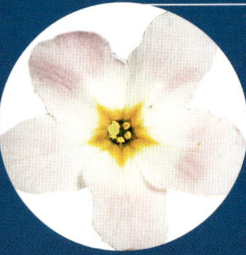
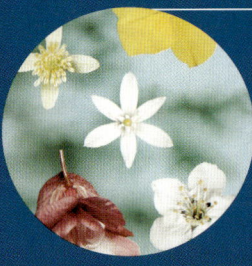

Rescue
(Notfalltropfen)
Nach Schrecken und
Schocks. Bei innerer
Anspannung vor
Aufregendem.

Landwirtschaftsverlag GmbH, 48084 Münster

© Landwirtschaftsverlag GmbH, Münster-Hiltrup, 2002

Gestaltung: high standArt, Münster

Lektorat: Dorothea Raspe, Münster

Gesamtherstellung: LV Druck im Landwirtschaftsverlag GmbH

Gedruckt auf chlorfrei gebleichtem Papier

Printed in Germany

ISBN 3-7843-3165-3